全国中医药行业高等教育"十三五"规划教材

全国高等中医药院校规划教材（第十版）

# 中医饮食养生学

（供中医养生学、中医学、针灸推拿学、中西医临床医学、
护理学等专业用）

**主　编**

方　泓（上海中医药大学）

**副主编**

施洪飞（南京中医药大学）　　　　　谢雪姣（湖南中医药大学）

唐华伟（河南中医药大学）　　　　　周步高（江西中医药大学）

陈丽娟（黑龙江中医药大学）

**编　委**（以姓氏笔画为序）

马凤丽（云南中医药大学）　　　　　王千怀（山西中医药大学）

王自润（山西大同大学）　　　　　　尹德辉（海南医学院）

田　露（天津中医药大学）　　　　　乔　铁（辽宁中医药大学）

刘跟莉（黑龙江中医药大学）　　　　李松涛（浙江中医药大学）

杨贵真（河北中医学院）　　　　　　吴大梅（贵州中医药大学）

吴玉泓（甘肃中医药大学）　　　　　辛　宝（陕西中医药大学）

张　琳（大连医科大学）　　　　　　张　聪（北京中医药大学）

陈　蓉（重庆医科大学）　　　　　　范丽丽（广西中医药大学）

林　雅（福建中医药大学）　　　　　周密思（湖北中医药大学）

钱占红（内蒙古医科大学）　　　　　蔡　骏（上海中医药大学）

黎　波（广东药科大学）　　　　　　戴　霞（山东中医药大学）

中国中医药出版社

·北 京·

**图书在版编目（CIP）数据**

中医饮食养生学 / 方泓主编 . —北京：中国中医药出版社，2020.4（2023.11重印）

全国中医药行业高等教育"十三五"规划教材

ISBN 978 – 7 – 5132 – 5645 – 2

Ⅰ . ①中… Ⅱ . ①方… Ⅲ . ①食物养生—中医学院—教材 Ⅳ . R247.1

中国版本图书馆 CIP 数据核字（2019）第 149608 号

---

**中国中医药出版社出版**

北京经济技术开发区科创十三街 31 号院二区 8 号楼

邮政编码　100176

传真　010–64405721

河北新华第二印刷有限责任公司印刷

各地新华书店经销

开本 850×1168　1/16　印张 14.5　字数 328 千字

2020 年 4 月第 1 版　2023 年 11 月第 7 次印刷

书号　ISBN 978 – 7 – 5132 – 5645 – 2

定价　50.00 元

网址　www.cptcm.com

**服 务 热 线　010–64405510**

**购 书 热 线　010–89535836**

**侵 权 打 假　010–64405753**

**微信服务号　zgzyycbs**

**微商城网址　https://kdt.im/LIdUGr**

**官 方 微 博　http://e.weibo.com/cptcm**

**天猫旗舰店网址　https://zgzyycbs.tmall.com**

如有印装质量问题请与本社出版部联系（010–64405510）

全国中医药行业高等教育"十三五"规划教材

全国高等中医药院校规划教材（第十版）

# 专家指导委员会

**名誉主任委员**

王国强（国家卫生计生委副主任　国家中医药管理局局长）

**主 任 委 员**

王志勇（国家中医药管理局副局长）

**副主任委员**

王永炎（中国中医科学院名誉院长　中国工程院院士）

张伯礼（教育部高等学校中医学类专业教学指导委员会主任委员
　　　　天津中医药大学校长）

卢国慧（国家中医药管理局人事教育司司长）

**委　　　　员**（以姓氏笔画为序）

王省良（广州中医药大学校长）

王振宇（国家中医药管理局中医师资格认证中心主任）

方剑乔（浙江中医药大学校长）

左铮云（江西中医药大学校长）

石　岩（辽宁中医药大学校长）

石学敏（天津中医药大学教授　中国工程院院士）

卢国慧（全国中医药高等教育学会理事长）

匡海学（教育部高等学校中药学类专业教学指导委员会主任委员
　　　　黑龙江中医药大学教授）

吕文亮（湖北中医药大学校长）

刘　星（山西中医药大学校长）

刘兴德（贵州中医药大学校长）

刘振民（全国中医药高等教育学会顾问　北京中医药大学教授）

安冬青（新疆医科大学副校长）

# 前　言

为落实《国家中长期教育改革和发展规划纲要（2010—2020年）》《关于医教协同深化临床医学人才培养改革的意见》，适应新形势下我国中医药行业高等教育教学改革和中医药人才培养的需要，国家中医药管理局教材建设工作委员会办公室（以下简称"教材办"）、中国中医药出版社在国家中医药管理局领导下，在全国中医药行业高等教育规划教材专家指导委员会指导下，总结全国中医药行业历版教材特别是新世纪以来全国高等中医药院校规划教材建设的经验，制定了"'十三五'中医药教材改革工作方案"和"'十三五'中医药行业本科规划教材建设工作总体方案"，全面组织和规划了全国中医药行业高等教育"十三五"规划教材。鉴于由全国中医药行业主管部门主持编写的全国高等中医药院校规划教材目前已出版九版，为体现其系统性和传承性，本套教材在中国中医药教育史上称为第十版。

本套教材规划过程中，教材办认真听取了教育部中医学、中药学等专业教学指导委员会相关专家的意见，结合中医药教育教学一线教师的反馈意见，加强顶层设计和组织管理，在新世纪以来三版优秀教材的基础上，进一步明确了"正本清源，突出中医药特色，弘扬中医药优势，优化知识结构，做好基础课程和专业核心课程衔接"的建设目标，旨在适应新时期中医药教育事业发展和教学手段变革的需要，彰显现代中医药教育理念，在继承中创新，在发展中提高，打造符合中医药教育教学规律的经典教材。

本套教材建设过程中，教材办还聘请中医学、中药学、针灸推拿学三个专业德高望重的专家组成编审专家组，请他们参与主编确定，列席编写会议和定稿会议，对编写过程中遇到的问题提出指导性意见，参加教材间内容统筹、审读稿件等。

本套教材具有以下特点：

**1. 加强顶层设计，强化中医经典地位**

针对中医药人才成长的规律，正本清源，突出中医思维方式，体现中医药学科的人文特色和"读经典，做临床"的实践特点，突出中医理论在中医药教育教学和实践工作中的核心地位，与执业中医（药）师资格考试、中医住院医师规范化培训等工作对接，更具有针对性和实践性。

**2. 精选编写队伍，汇集权威专家智慧**

主编遴选严格按照程序进行，经过院校推荐、国家中医药管理局教材建设专家指导委员会专家评审、编审专家组认可后确定，确保公开、公平、公正。编委优先吸纳教学名师、学科带头人和一线优秀教师，集中了全国范围内各高等中医药院校的权威专家，确保了编写队伍的水平，体现了中医药行业规划教材的整体优势。

**3. 突出精品意识，完善学科知识体系**

结合教学实践环节的反馈意见，精心组织编写队伍进行编写大纲和样稿的讨论，要求每门教材立足专业需求，在保持内容稳定性、先进性、适用性的基础上，根据其在整个中医知识体系中的地位、学生知识结构和课程开设时间，突出本学科的教学重点，努力处理好继承与创新、理论与实践、基础与临床的关系。

**4. 尝试形式创新，注重实践技能培养**

为提升对学生实践技能的培养，配合高等中医药院校数字化教学的发展，更好地服务于中医药教学改革，本套教材在传承历版教材基本知识、基本理论、基本技能主体框架的基础上，将数字化作为重点建设目标，在中医药行业教育云平台的总体构架下，借助网络信息技术，为广大师生提供了丰富的教学资源和广阔的互动空间。

本套教材的建设，得到国家中医药管理局领导的指导与大力支持，凝聚了全国中医药行业高等教育工作者的集体智慧，体现了全国中医药行业齐心协力、求真务实的工作作风，代表了全国中医药行业为"十三五"期间中医药事业发展和人才培养所做的共同努力，谨向有关单位和个人致以衷心的感谢！希望本套教材的出版，能够对全国中医药行业高等教育教学的发展和中医药人才的培养产生积极的推动作用。

需要说明的是，尽管所有组织者与编写者竭尽心智，精益求精，本套教材仍有一定的提升空间，敬请各高等中医药院校广大师生提出宝贵意见和建议，以便今后修订和提高。

国家中医药管理局教材建设工作委员会办公室
中国中医药出版社
2016 年 6 月

# 编写说明

　　《中医饮食养生学》是全国中医药行业高等教育"十三五"规划教材（中医养生学专业）之一，按照本课程教学大纲的要求，向学生讲授中医饮食养生学的基本理论、基本知识与基本技能。本教材由上海中医药大学等二十余所相关单位编写，供中医养生学、中医学、针灸推拿学、中西医临床医学、护理学等专业使用。

　　中医饮食养生学是在中医药理论指导下，研究饮食防治疾病的一门学科，是中医养生学的重要组成部分，在中医治未病、康复医学、老年医学、养生保健、预防医学等领域也占有重要的地位。正确使用中医饮食养生能改善人体的体质，未病先防，已病防变，瘥后防复，故提高中医养生学等专业人才的中医饮食养生水平成为当务之急，将本教材列为中医药行业规划教材意义重大。

　　本教材的编写遵循突出中医养生、中医治未病、药食同源及重视临床实践的原则，注重科学性、实用性，充分体现中医饮食养生的特点，主要内容为按中医治未病的未病、欲病来介绍饮食养生应用，已病内容参照《中医食疗学》。

　　本教材分为上、中、下三篇。上篇总论主要阐述中医饮食养生学的基本理论和知识，分两章介绍中医饮食养生学的概念及内容、中医饮食养生学发展简史、中医饮食养生学与中医治未病、中医饮食养生学与现代营养学、饮食养生的基本原则、食物的性味归经、食物的配伍禁忌、饮食养生方的设计原则。中篇分三章，介绍常用的食养食物。第三章常用食物，分别介绍五谷类、五畜类、五菜类、五果类及其他类；第四章药食同源食物，分别介绍寒性食物、热性食物、温性食物、凉性食物、平性食物；第五章常用食物加工方式，分别介绍粥品、汤羹、菜肴、茶饮、酒剂、米面点心及膏滋。下篇饮食养生应用，第六章因时饮食养生按春季、夏季、长夏、秋季、冬季饮食养生顺序介绍；第七章因地饮食养生按东北地区、东南地区、西南地区、西北地区顺序介绍；第八章辨体饮食养生按平和质、气虚质、阳虚质、阴虚质、痰湿质、湿热质、血瘀质、气郁质、特禀质顺序介绍；第九章不同人群饮食养生按育龄妇女（孕前调理）、男性（育前保健）、老年人（延年益寿）、小儿（顺势养育）顺序介绍；第十章亚健康人群饮食养生按疲劳状态人群、易感冒人群、睡眠紊乱状态人群、心理障碍状态人群、胃肠功能紊乱人群顺序介绍；第十一章病前状态人群饮食养生按痛风高危人群、糖尿病高危人群、血脂异常易发人群、临界高血压人群、超重状态人群的顺序介绍。

　　编写分工上，总论由方泓、陈蓉、黎波、施洪飞、尹德辉编写；五谷类、五畜类由林雅编写；五菜类、五果类由马凤丽编写；其他类由李松涛编写；寒性食物、热性食物、温性食物、凉性食物、平性食物由张琳、吴玉泓编写；粥品、汤羹由周步高编写；茶饮、酒剂、菜肴由乔铁编写；米面点心、膏滋由吴大梅编写；春季、夏季、长夏饮食养生由蔡骏编写；秋季、冬季饮食养生由田露编写；东北地区、东南地区饮食养生由刘跟莉编写；西北地区、西南地区饮食养生由辛宝编写；平和质、特禀质由王大干编写；气虚质、血瘀质由陈丽娟编写；阳虚质、痰湿质由戴霞编写；阴虚质、湿热质由周密思编写；气郁质由黎波编写；育龄妇女（孕前调理）、男性（育前保健）由谢雪姣编写；小儿（顺势养育）、老年人（延年益寿）由张聪编写；疲劳状态人群、易感冒人群由唐华伟编写；睡眠紊乱状态人群、心理障碍状态人群由杨贵真编写；胃肠功能紊乱人群、痛风高危人群由范丽丽编写；糖尿病高危人群、超重状态人群由王自润编写；血脂异常易发人群、临界高血压人群由钱占红编写；食疗方整理由方泓完成。

本书在编写过程中，参照了《中华人民共和国药典》《中药大辞典》及中华中医药学会发布的《中医治未病实践指南（一、二、三）》，参考了翁维健主编的《中医饮食营养学》、倪世美等主编的《中医食疗学》、谭兴贵主编的《中医药膳学》、施洪飞、方泓主编的《中医食疗学》等，李少滨、唐凌等也付出了辛勤劳动，在此表示衷心的感谢！在教材的编写中，全体参编人员付出了辛勤的劳动，并对教材做了反复的校对及修改。不足之处，恳请广大师生提出批评和建议，以便再版时进一步完善。

《中医饮食养生学》编委会

2019 年 10 月

# 目录

# 上篇 总论

扫一扫，看课件

# 第一章 概述

## 第一节 中医饮食养生学的概念及内容

中医饮食养生学，又称"中医食养学"，是在中医理论指导下，应用食物强身、预防疾病、促进机体康复及延缓衰老的一门学科。它是中医养生学的重要组成部分，在中医治未病、预防医学、康复医学、老年医学等领域占有重要的地位。中医饮食养生学的研究内容分食养和食疗两大部分，分别立足于人体健康与疾病两种状态。为了避免学科间的交叉和重叠，本书中涉及的饮食养生以食养为主，食疗部分参考《中医食疗学》。

"饮食养生"，顾名思义，"饮食"就是用以维持人体生命活动的物质，"养生"就是保养生命的意思。根据人的不同体质、年龄、性别，以及气候、地理等环境因素的差异，选择适宜的饮食以调节人体脏腑功能，滋养气血津液，强身健体和预防疾病。食疗，又称食治，即饮食治疗，它是以疾病为研究对象，包括不同疾病的饮食治疗，具有安全无毒、副作用小、简便易行、行之有效、易为人们接受的特点。特别是在一些慢性疾病、孕期疾病、小儿疾病等方面，更是具有不可替代的治疗作用。早在"食疗"一词出现之前，《黄帝内经》中已有"食养"的概念，即用食物调养身体。《素问·五常政大论》提出："大毒治病，十去其六……谷肉果菜，食养尽之；无使过之，伤其正也。"这是"食养"概念较早的记载。《淮南子·修务训》也有关于食物养生的记载：神农"尝百草之滋味……令民知所避就。采食物以养生，采药物以治病"。张仲景在《金匮要略·禽兽鱼虫禁忌并治》中提出："凡饮食滋味，以养于生，食之有妨，反能为害。"清·费伯雄沿用"食养"之名，编成《费氏食养三书》，共收入 3 本食疗著作，分别是《食鉴本草》《本草饮食谱》和《食养疗法》。《中医药学名词》（2004）中也收录"食养"一词，即"选择适宜的食物以养生的方法"。饮食是为机体提供营养物质，维持人体生长、发育不可缺少的条件。中国古代养生家、医家从长期的实践中认识到，人们只要能根据自身的需要，选择适宜的食物进行调养，就能保证健康，益寿延年。中医学历来强调饮食调养，重视饮食的养生保健作用，认为"食治则身治"。就是说饮食调养得宜，身体就会健康，也就防止了疾病的发生和发展。唐代《备急千金要方》中指出："安生之本，必资于食。不知食宜者，不足以存生也。"辨体施食和辨证施食是中医食疗的特点之一，食养同样应当遵循这一原则。

食养、食疗和药膳有不同的内涵，应用于不同的人群。食养和食疗均在中医药理论指导下，研究食物预防疾病和治疗疾病，同属于中医饮食养生的范畴。食养重在"养"，主要应用于健康人群、亚健康人群及疾病高危人群，以达到养生的目的，或应用于疾病恢复期的人群，以促进健康的恢复；而食疗重在"疗"，主要应用于患病人群，以达到治疗疾病的目的，正确使用食疗能提高临床疗效。药膳是在中医药理论指导下，将不同药物与食物进行辨证组方配伍，制作成具有独特的色、香、味、美、形、效，有养生保健、防病治病效果的特殊膳食。

按历代中医药有关文献统计，常用的近百种食物的补益养生作用，计有聪耳、明目、乌发、生发、增力、益智、安神、健肤、美容、轻身、固齿、肥人、强经、壮阳、种子（助孕）、益寿等二十余种。这些作用在维护身体健康及预防保健方面有重要意义。中医饮食养生讲究五味调和、营养均衡、饮食有节，还注意饮食宜忌及疾病禁忌。

**1. 首先是讲究营养**　《素问·脏气法时论》载："五谷为养，五果为助，五畜为益，五菜为充，气味和而服之，以补精益气。"《难经》载："人赖饮食以生，五谷之味，熏肤，充身，泽毛。"讲究饮食结构合理。《素问·生气通天论》说："味过于酸，肝气以津，脾气乃绝；味过于咸，大骨以劳，短肌，心气抑；味过于甘，心气喘满，色黑，肾气不衡；味过于苦，脾气不濡，胃气乃厚；味过于辛，筋脉沮弛，精神乃央。"

**2. 饮食养生的方法**　按照食材分为饮、食两种方法。饮包括饮水、饮茶、饮酒等；食包括粥食、饭食、菜肴、水果等。不同的养生方法均有其适应证和禁忌证。

**3. 饮食养生的现代化研究**　分为单味食物和食养方的研究。单味食物研究多注重营养素及其对代谢的影响；对免疫功能的影响；调节内脏功能；延缓衰老、美容、备孕等。食养方的研究则注重饮食搭配、互补，以提高食养的功效。

**4. 饮食养生的宜忌**　讲究饮食卫生及饮食宜忌。"饮食自倍，肠胃乃伤""勿使过之，伤其正也"。

总之，中医饮食养生学是一门新生学科，它的理论及实践有待进一步完善，同时它又具有广阔的发展前景，对现代养生保健事业的发展，对提高人们的科学饮食观念，即合理饮食、合理营养、增进健康起着重要的作用。中医饮食养生为健康人群、亚健康人群等各类人群的饮食干预提供了科学依据，对于中医养生学具有重要的指导意义，有利于减轻国家和个人的医疗负担，提升全民预防保健的水平。

# 第二节　中医饮食养生学发展简史

## 一、夏、商、周时代

此阶段是中医饮食养生学的萌芽阶段。远古时期，人类为了生存与繁衍，发现并总结出许多既可饱腹充饥，又能治疗疾病的食物，并将其中具有显著治疗作用者分离出来，称为药物，故有"药食同源"之说。"燧人氏钻木取火，炮生为熟，令人无腹疾，有异于禽兽"。火的应用，在人类文明发展史上有极其重要的意义。由生食到熟食，缩短了消化食物的过程，减少了胃肠道疾病；扩大了食物的范围，使人们能够得到更多的营养素，增强了体质，促进了智力的发展，还治愈了许多疾病。酒的发明和使用在古代已相当广泛，少量饮酒可通经活血，兴奋精神，并作为烹饪食物时调味之用。

殷商时代，宰相伊尹著有《汤液经》一书，记录了采用烹调技术制药疗疾的过程。《吕氏春秋·本味》记载伊尹与商汤谈及"调和之事，必以甘、酸、苦、辛、咸，先后多少，其齐甚微，皆有自起"。其"阳朴之姜，招摇之桂"不仅描述了烹调技艺，还指出姜、桂既是食物，又是药物，不仅为调味佳品，还可辛温发散风寒、通阳气、温胃止呕。

在周代，随着生产力的发展，各行各业的分工也较细。据《周礼·天官》记载，医生又称医工，分为4种，即食医、疾医、疡医、兽医。食医的任务是根据当时帝王的身体状况，随时调配膳食，选用珍禽异兽、鲜果时蔬，与各种滋补药物一起，烹饪制成色香味俱美的佳肴，供帝王食用。而疾医负责万民之疾病，可用"五味、五谷、五药养其病"。《诗经》收录药用植物60味，如葛根、车前子、黄芩等；《山海经》一书中载有药品120多种，其中不少既是食物，也是药物。在湖南马王堆三号汉墓出土的《五十二病方》中，食物类药品占1/4，如乳汁、蜜、猪脂、牛脂、食盐等，书中所载50余种疾病，有一半左右可行食疗。这说明用五味与五谷从饮食方面治疗疾病，是当时治病的首选方法，可见古人对饮食养生的重视程度。另外，周朝还设有监督饮食卫生的"内饔"官职，"辨腥臊膻香之不可食者"，以确保饮食清洁卫生，对中医饮食养生学的发展也有积极意义。

## 二、春秋战国时代

我国第一部医理论著《黄帝内经》，对饮食养生就有不少精辟的论述。如《素问·脏气法时论》说："毒药攻邪，五谷为养，五果为助，五畜为益，五菜为充，气味合而服之，以补精益气。"《素问·五常政大论》又说："谷肉果菜，食养尽之。"以上既说明了用药的同时辅以饮食养生的重要性，也说明了摄取各类不同食物的必要性，符合现代平衡膳食的基本观点。《黄帝内经》为饮食养生学的发展奠定了理论基础，它论述了脏腑生理特性和食物性味的关系，以及饮食性味的选择与配合等，为饮食养生确定了基本原则。并指出了饮食过量或偏嗜可以致病，如《素问·痹论》谓"饮食自倍，肠胃乃伤"。食物的五味对人的生理病理均有一定的影响。《素问·宣明五气》指出："辛走气，气病无多食辛；咸走血，血病无多食咸；苦走骨，骨无多食苦；甘走肉，肉病无多食甘；酸走筋，筋病无多食酸。"《灵枢·五味论》说："酸走筋，多食之令人癃；咸走血，多食之令人渴；辛走气，多食之令人洞心；苦走骨，多食之令人变呕；甘走肉，多食之令人悗心。"又说："五脏之病如以食治则随五味所宜，而五脏之病又随五味所禁。"《灵枢·五味》："脾病者，宜食粳米饭、牛肉、枣、葵；心病者，宜食麦、羊肉、杏、薤；肾病者，宜食大豆黄卷、猪肉、粟、藿；肝病者，宜食麻、犬肉、李、韭；肺病者，宜食黄黍、鸡肉、桃、葱。"同时强调食物必须合理调和，配伍恰当，食物的使用与五脏相应，亦常以五味分类。另外，在药治与食疗的关系上，指出食疗更倾向于调养，如《素问·五常政大论》说："大毒治病，十去其六；常毒治病，十去其七；小毒治病，十去其八；无毒治病，十去其九。谷肉果菜，食养尽之，无使过之，伤其正也。"《黄帝内经》共载有13首治疗方剂，其中食疗方占6首。战国至秦汉时期，人们对应用饮食养生已有较为广泛的研究，包括食疗配伍规律、饮食禁忌及中药联合治疗等。

### 三、秦汉时代

东汉出现了我国第一部药物专著《神农本草经》。书中记载药物365种，其中食物多达50余种，如薏苡仁、枸杞、大枣、茯苓、鸡、蜜、藕、莲子、胡麻、葡萄等。张仲景所著《伤寒杂病论》中确立的辨证论治原则对食养的具体运用有重要的指导价值。书中载有不少食疗方剂，如桂枝汤、百合鸡子黄汤、当归生姜羊肉汤等。书中记载外感风寒，表虚自汗，服桂枝汤后啜热稀粥以助药力的方法，则是很好的饮食调理。另外，书中还列"禽兽鱼虫禁忌并治"和"果实菜谷禁忌并治"两篇，讨论了"食禁"的问题。

### 四、魏晋南北朝及隋代

此阶段对于饮食防治疾病的认识有了明显的进步。晋代医家王叔和提出食不欲杂，杂则或有所犯，当时虽无灾患，积久为人作疾。寻常饮食，每令得所，多食则令人彭亨短气，或致暴疾。这种"食不欲杂"，即强调饮食调护的观点，在饮食养生方面很有实用意义。晋代葛洪《肘后备急方》记载的许多简、便、验方，不仅使用广泛，而且价值较高。他在"治风毒脚弱痹满上气方第二十一"中指出："取好豉一升，三蒸三曝干，以好酒三斗渍之，三宿可饮，随人多少，欲预防不必待时，便与酒煮豉服之……"同时书中还载有3个"食禁"专篇，即卷七中之"治食中诸毒方""治防避饮食诸毒方""治卒饮酒大醉诸病方"。对饮食卫生与禁忌的记载也较详细。南朝陶弘景著《本草经集注》，充分注意了食物的特殊性。在分类上，他把果、菜、米等食物与草、木等并列。在该书"诸病通用药"中列有食物的也不少见，如在"大腹水肿"项下就列举了海藻、昆布、小豆、大豆、苦瓜、鲤鱼、鳢鱼等；在"消渴"项下列举了白茅根、冬瓜、牛乳、马乳、小麦等，对中医食养学都有重大贡献。《汉书·艺文志》中所载《神农黄帝食禁》说明，先秦时期人们极其重视饮食宜忌，并且总结出一些中医食疗规律。

### 五、唐代

唐代的中医饮食养生学有了长足的发展，并形成了独立的学问，进入基本成熟阶段。唐代医药学家孙思邈的《备急千金要方》首先将"食治"立为专篇，指出："安身之本，必资于食……食能排邪而安脏腑，悦神爽志以资血气。若能用食平疴释情遣疾者，可谓良工。"强调在一般情况下，应把食养放在首位，书中还对各种食物做了分类介绍。其后又有孟诜的《食疗本草》和咎殷的《食医心鉴》等专著问世。孙思邈把食疗作为治疗疾病的首选方法，详细介绍了谷、肉、果、菜等食物的治病作用，提出了"以脏补脏"的原则。如用动物肝（羊肝、牛肝）治疗夜盲症，用赤小豆、黑豆、大豆等治疗脚气病，用谷皮（褚树皮）煮粥，常食以预防脚气，并将能否正确应用食疗治病作为衡量医者技术良莠的重要标准之一。孟诜在《备急千金要方》的基础上，广搜民间之所传、医家之所创，加以己见，著成《食疗本草》，为我国第一部食疗专著。该书不仅重视食物的营养价值，而且特别重视食物的治疗作用，详细分析了食物的性味、配伍、功效、禁忌等，对食物的加工、烹调皆有明确论述。王焘所撰《外台秘要》记述的食疗方非常丰富，如治寒用生姜汁合白蜜，谷皮煮粥防脚气病，治咳嗽时忌食葱、蒜，治痔疮时忌饮酒及生冷等。南唐陈士良收集神农、陶弘景、苏恭、孟诜、陈藏器等诸家经验，对饮食以类归之，附以食医诸方及四时调养脏腑之法，撰成《食性本草》十卷，为中医饮食养生的发展做了系统的总结。

## 六、宋代

此阶段以食物防治疾病已很普遍。官修大型方书《太平圣惠方》《圣济总录》均专门设有"食治"门，所载食疗方都在百首以上。《太平圣惠方》中，将饮食养生保健的作用总结为"病时治病，平时养身"，具有食疗与食养两方面作用，并且列举了多种保健食品，如软食之粥、羹，硬食之素饼，饮料之酒、浆、茶、乳，菜肴之肝、肚，点心之灌藕等，对后世食疗学发展影响很大。《圣济总录》记有食治方285个，食膳类型又增加了散、饮、汁、煎、饼、面等。此期陈直的《养老奉亲书》专门记述了老年疾病的食物疗法，内载老年食疗方162首，对老年人的饮食养生颇有贡献。陈达叟著《本心斋蔬食谱》，载蔬食二十谱，别具一格。林洪撰《山家清供》，载各种食品102种，读来赏心悦目，促进食欲，以达饮食养生之意。

## 七、金元时代

金元时期，饮食养生又有进一步发展。除吴瑞的《日用本草》和贾铭的《饮食须知》外，尤以朝廷饮膳太医忽思慧的《饮膳正要》最有价值。该书十分注意日常食物的合理调配和添加适当的药物，以达到强身、防病治病的目的，是我国现存第一部营养学专著。它超越了食疗的旧概念，从营养的观点出发，认为病后服药不如在病前注意营养以预防疾病。《饮膳正要》全书共3卷，它继承了食、养、医结合的传统，对每一种食品都同时注意它的养生和医疗效果。所载的基本上都是保健食品，且对各种食品均详述其制作方法、烹调细则。《饮膳正要》将我国食物本草研究从着重于"食治"推进到着重于"食补"的新阶段，可以说是中医食养学发展史上的一座里程碑。它标志着中医食养学的日趋成熟和高度发展。此外，娄居中的《食治通说》、吴瑞的《日用本草》、郑樵的《食鉴》等，都从不同侧面论述了中医饮食养生学的发展。

## 八、明代

由于药学和食疗的发展，载入"本草"中的食物数量也大为增加。李时珍的《本草纲目》所载谷、菜、果、鳞、介、禽、兽等食物就有500种左右。各种食物的应用，多数附有验方。收集的食物资料丰富；保存了有关饮食养生内容的佚文；收集了大量的饮食养生方法。《本草纲目》就是饮食养生学形成的代表性著作，它以"药食同源"为根据，在阴阳五行学说的指导下，从整体观念出发，详细地记述了食物的效用。

高濂的《遵生八笺》是一部养生学专著，在食养部记有汤类32种、粥类35种，书中强调食疗养生保健的原则。此外，还有卢和的《食物本草》、宁源的《食鉴本草》、吴禄的《食品集》等。龚廷贤的《寿世保元》着重阐述了饮食失节的危害性。他指出："伤在五味，谷肉菜果中嗜而欲食之，必自裁制，勿使过焉，则不伤其正矣。或有伤于食者，必先问其人。或因喜食而多食之耶，或因饥饿而急食之耶，或因人勉强劝而强食之耶，或因病后宜禁之物而误食之耶……"

## 九、清代与民国

饮食养生学的理论和实践在清代都得到了很大发展，对于食养学内容的认识也渐趋完善。

如康熙年间沈李龙编纂的《食物本草会纂》，可谓广辑群书，书中精选了唐代至清代的食疗内容，共 12 卷，卷一至卷十将食物分为水部、火部、谷部、菜部、果部、鳞部、介部、禽部、兽部等。著名温病学家叶天士、吴鞠通总结的五汁饮、牛乳饮等食疗方在急性热病中得到广泛应用。王孟英撰写的《随息居饮食谱》一书，专论食疗，是一部指导食疗的专著，在序中他指出："颐生无元妙，节其饮食而已。食而不知其味，已为素餐；若饱食无教，则近于禽兽。"

章穆的《调疾饮食辨》将食疗方按功用分为发表方、温中方、行气方等 56 种。费伯雄的《费氏食养三种》则将食疗方按风、寒、暑、湿、燥、气、血、痰、虚进行了分类，便于临床应用时寻找。其他尚有叶盛繁编著的《古今治验食疗单方》、文晟编著的《本草饮食谱》等，都有很高的学术价值。

### 十、中华人民共和国成立后至今

在前人丰富经验的基础上，饮食养生学得到了进一步的发展，现已作为一门学科，反映出饮食养生在理论和应用方面已经成熟。

近年来，关于食养和食疗的著作大量问世，饮食养生在临床上也得到了广泛应用。许多医药学家、营养烹饪工作者都投身于饮食养生的科学研究，使中医饮食养生进一步科学化和规范化。叶橘泉的《食物中药与便方》、窦国祥的《饮食治疗指南》、钱伯文等的《中国食疗学》、施奠邦的《中医营养食疗学》、翁维健的《中医饮食营养学》、倪世美的《中医食疗学》等，都对中医营养理论、保健膳食的制作，以及各种疾病的饮食治疗方法进行了系统整理和研究。特别是党的十一届三中全会以后，我国的经济迅速发展，人民生活水平不断提高，多种饮食养生和药膳书籍纷纷出版，如《中国药膳学》《药膳大全》《家庭药膳》《中国食疗大全》《中医食疗方全录》等。有的学校还开设食疗、药膳专业，为饮食养生事业的发展培养了大量人才。各地还成立了食疗、药膳协会等群众组织，为推动我国的饮食养生事业作出了积极贡献。

## 第三节　中医饮食养生与中医治未病

治未病是中医养生保健的特色和优势，是中医健康文化的核心理念之一。治未病理念早在 2000 多年前的《黄帝内经》中就有记载，此后，治未病的思想经过历代医家的发展与完善，成为中医药理论体系不可或缺的组成部分，逐步构成了"未病先防、已病防变、瘥后防复"的理论体系，并形成了独具特色而丰富多样的技术方法。饮食养生是治未病的重要举措之一，即采用饮食保养身体，以增强体质、维护健康、预防疾病、延缓衰老。

### 一、中医饮食养生与治未病的发展

汉代以前的文献粗略地记录了人们对卫生保健的一些认识，表明当时人们已经开始采取主动或被动的方法以适应环境，保持健康，是治未病的萌芽。《诗经》虽不是一部医药著作，但对医药卫生内容有不少记载，如"七月食瓜""八月剥枣""八月断壶""十月获稻"，可避免在不恰当的时间采集食物食用而生病。这是饮食养生在未病先防的最早认识，提倡防患于未然的思想。与《山海经》差不多同时期的《礼记》主要记述古代社会的各种礼节制度，但也记载了医药卫生方面的内容，如"饮食必时""春多酸，夏多苦，秋多辛，冬多咸"，说明饮食要与四时、季节的变化相适应。

《黄帝内经》奠定了中医学的理论基础，也是中医治未病理论形成的标志。书中有大量关于治未病的记载，此外，《素问·八正神明论》记载："上工救其萌芽，必先见三部九候之气，尽调不败而救之，故曰上工。下工救其已成，救其已败。"强调机体在未发生疾病，或者邪气内伏而未发病之前，即采取积极的措施预防疾病的发生。这一思想对后世养生学发展影响颇为深远，后世医家纷纷以此为典范，并进一步阐发，丰富了治未病的思想内涵。

唐代的《备急千金要方》在论述治未病方面，主要从养生防病和欲病早治着眼，将疾病分为"未病""欲病""已病"三个层次，如"上医医未病之病，中医医欲病之病，下医医已病之病"。且反复告诫人们要"消未起之患，治未病之疾，医之于无事之前"，创造了一套养生延年的方法。

金元时期学术争鸣，对治未病理论和方法的认识更趋完善。《太平圣惠方》在治未病理论上重视食疗和药饵，强调"安人之本，必资于食。救疾之道，乃凭于药。故摄生者，先须洞晓病源，知其所犯，以食治之。食疗不愈，然后命药"。《养老奉亲书》在治未病方面重视饮食调治和性情调摄，主张怡情悦性，顺应四时，节制饮食，安不忘危，以保全元气，以预防疾病的发生。《礼纬含文嘉》载"燧人始钻木取火，炮生为熟，令人无腹疾"，说明熟食可预防消化系统疾病。《脾胃论》在防治疾病上强调脾胃元气为根本，因而重视脾胃的调养，如"若胃气之本弱，饮食自倍，则脾胃之气既伤，而元气亦不能充，而诸病之所由生也"。《格致余论》和《丹溪心法》在治未病方面强调独重阴精，平时应该戒色欲、节饮食。

随着中医学的进步，治未病理论在明清时期得到长足的发展，饮食养生的理论和实践也得到了很大发展，对于食养学内容的认识也渐趋完善。中华人民共和国成立后至今，饮食养生已发展成为一门学科，反映出饮食养生在理论和应用方面已经成熟。

## 二、中医饮食养生的作用

**1. 未病先防** 通过食养，可以未病先防，提高机体免疫力。合理安排饮食，可保证机体营养的供给，使五脏功能旺盛，气血充实，提高适应自然界变化的能力，增强抵御外邪的力量。中医多以"谷气""水谷精气""精气""气味"称食物的物质成分。只有"正气存内"，才能"邪不可干"。而食养发挥了食物的特异性作用，可达到预防疾病的目的。如葱白、生姜、芫荽可预防感冒，绿豆汤防中暑，山楂降脂，预防动脉硬化，大蒜杀菌，防治呼吸道感染和胃肠感染等，枸杞猪肝汤预防夜盲症，海带鲫鱼汤预防甲状腺肿大，番薯玉米羹预防脚气病等。《黄帝内经》认为，口渴时服兰草汤，以阻截消渴病的发生。后世医籍不乏其例，如天麻肉片汤预防中风，龙眼粥、柏子仁炖猪心预防阿尔茨海默病等。

**2. 既病防变** 疾病的发展都有其规律可循，食养作为重要的辅助治疗，根据其传变规律，辨证食养可防止其传变。根据叶天士"务在先安未受邪之地"的预防思想，食养可使已病脏腑功能增强，防止疾病的进一步进展。如患者在感受温热病邪时，服用养阴生津之品，如二参粥、沙参玉竹粥、梨汁粥、橄榄茶、牛奶滋补粥等，可以防止阴液耗伤，发生肺肾阴虚或肝肾阴虚之变。所以食养对防止疾病的发展和传变有着重要意义。

**3. 瘥后防复** 近年来随着疾病谱的改变，慢性病的比例不断增加，复发率亦随之增高。如瘥后再加以饮食调养，对巩固疗效及防止复发有显著效果。如丹参粥、首乌大枣汤、桑葚茶等对预防高血压病、心绞痛、脑中风等复发有一定效果。当归生姜羊肉汤可用于防治虚寒所致的产后恶露不净、腹中绞痛等。

## 三、中医饮食养生的特点

**1. 体质学说与治未病理论是中医饮食养生的理论基础**　体质学说与治未病理论的有机结合，是中医整体辨证与个性化养生保健理论相结合的体现，是三因治宜原则中因人治宜原则在预防、营养医学领域具体应用的体现。目前对非病状态下的正常体质与偏颇体质，大致可归纳分为平和质、气虚质、阳虚质、阴虚质、痰湿质、湿热质、瘀血质、气郁质、特禀质九种类型。体质辨识是实施食养的基础。王琦教授提出"体质可分，体病相关，体质可调"，并提出个体化诊疗，即结合个体体质防治未病，体质和证结合辨未病，辨别体质施食治未病。如通过体质辨识获得阳虚质辨识信息者，可以采取如下养生方法：饮食方面，应忌食生冷，多吃温热食物；夏勿贪凉，冬宜温补等。

**2. 中医饮食养生注重食材学**　食材学的建立是基于体质与治未病理论的具体应用，以研究食材的起源、发展、性能及实践应用，用来指导个体按体质特征合理选择饮食，改变人们盲目食疗、食补的饮食习惯。孙思邈在著作中列食养、食疗食物154种，指出"夏六十二日，省苦增辛，以养肺气""秋气燥，宜食麻以润其燥，禁寒饮"；同时亦提出了"安身之本，必资于食，是故食能排邪而安脏腑，悦神爽志以资血气，若能用食平疴、释情、遣疾者，可谓良工"。

食材学所研究的食材多取于天然，遵循治未病理念，针对食材对脏腑、气血、阴阳的选择作用，以及寒、热、温、凉、酸、苦、甘、辛、咸等来调整脏腑、气血及阴阳，使未病脏腑机能提高，抵御外邪的能力增强，已病脏腑活力增加，康复能力提高；通过选择悦神爽志的食材，使健康、亚健康及疾病状态的人体，处于乐观而健康的心理状态；增强对外界环境变化的适应能力。

## 四、中医饮食养生的临床和实验研究

目前食养临床干预主要是对体质偏颇人群、亚健康人群、慢病高危人群及特殊人群，临床研究较少。而肿瘤术后放化疗、心血管疾病、糖尿病、便秘等临床常见疾病在食疗及药膳领域研究颇多。

中医食养学开展了一定的实验研究，研究对象主要为大鼠，分析食养的作用主要从机体的免疫功能着手，比如富硒茶叶硒的相对生物利用率及其对大鼠吞噬细胞功能的影响，其研究结果说明富硒茶可提高大鼠吞噬细胞数量，增强吞噬细胞的吞噬能力，具有促进机体免疫、加强大鼠的非特异性免疫功能的作用。再比如早期食材喂养对烫伤大鼠肠道免疫屏障的保护作用，其研究结果表明，早期食材喂养可促进烫伤大鼠肠道黏膜的恢复，降低血浆内毒素含量，促进SIgA分泌，改善肠道免疫状况。

饮食养生既是中医养生的重要组成部分，也是我国最具自主知识产权优势和自主创新潜力、最具原创性的学术领域之一。我们应该传承与创新并重，继承和保护好这份遗产，使人民通过日常餐饮能够养生保健、益寿延年。未来中医食养应在辨体、辨证施养的基础上，充分利用和借鉴现代科学技术和西医学的经验，建立高新技术平台，包括从作用机理、技术创新到商业开发等各环节的研究，解决中医食养现代化中的关键科技问题，研究创新，实现中医食养的产业化，并充分利用全球科技资源，推进中医食养的国际化进程。

# 第四节　中医饮食养生学与现代营养学

中医饮食养生学是在中医学理论的指导下，从药食同源、同用的思想观念出发，研究饮食与保持和增进人体健康、防治疾病关系的理论和方法，并用这些理论和方法指导人们饮食活动的一门应用性学科。作为中医养生学的重要组成部分，中医饮食养生学在指导人们饮食生活和增进健康方面做出了重要贡献。西方近代营养学又称现代营养学，是研究人体对食物的消化、吸收、利用与代谢规律，以及确定人体对各种营养需求量的科学。

中医饮食养生学与现代营养学分属于两个不同的医学体系。除了在医学模式等方面存在着显著的差异外，在医学观、方法论上也有明显的不同，各具自身特色和优势，也各有其缺陷和不足。它们的共同之处在于：都以研究饮食与保持和增进人体健康为主要内容和目的，都强调平衡膳食的重要性，都强调脾胃的重要性。它们的不同之处在于：背景范畴不同，研究角度不同，表现形式不同，特色不同。此外，由于东西方民众的身体素质和人文观念的不同，中医饮食养生学更适合我国的国情。因此，我们需要发挥中医饮食养生学的优势，同时也需要深入了解中西方营养学的差异，继承并发扬我国传统饮食文化，将中西方营养学在不同层面上进行统一，取长补短，结合我国国情，成为带有时代特征的现代中医饮食养生学。

## 一、中医饮食养生学包含现代营养学的观点

中医饮食养生学包含了现代营养学的观点。

**1. 注重食物营养素利用**　中医学认识到每一种食物中都含有"精微"物质，类似于现代营养学的营养素，如蛋白质、脂类、糖类、水、无机盐、维生素等。食养方法和食养方逐渐被现代科学所证实。如芹菜、茄子、大枣含有较多的维生素 P 和维生素 C，对于预防和治疗高血压、动脉硬化有益；动物肝脏含有丰富的维生素 A 和维生素 $B_{12}$，可防治夜盲、贫血；山楂富含维生素 C 和柠檬酸等，能开胃消食；小麦麸含有较多的维生素 $B_1$，可防治脚气病；米面等主食可提供淀粉；肉蛋类供给脂肪和蛋白质；蔬菜、水果主要补充各种维生素和矿物质。

**2. 强调营养成分的配伍**　中医饮食养生的营养观正如"五谷为养，五果为助，五畜为益，五菜为充，气味合而服之，以补精益气""谷肉果菜，食尽之"所提倡的平衡膳食模式。现代营养学认为，食物中谷物类主要含有碳水化合物，提供人类热量，食用数量上相对较大，但是蛋白质含量不高，所以是目前人类植物性蛋白质的主要来源，由于含赖氨酸、蛋氨酸相对较少，所以其生物价值及利用率不及蛋、奶、肉类。中医饮食养生注重各种营养成分的配伍，如谷物、豆、肉搭配的"羊肚羹"（《饮膳正要》，羊肚、粳米、葱白、豆豉、蜀椒、生姜），对胃气虚弱者甚为适宜。

**3. 重视物质代谢的平衡**　中医饮食养生的根本原则也是运用食物来调整机体阴阳，使其恢复平衡，保持物质代谢即合成与代谢的平衡。《素问·至真要大论》提出"谨察阴阳所在而调之，以平为期"的原则，并据此提出了"寒者热之""热者寒之""虚者补之""实者泻之"等

一系列治则。如蔬菜、瓜果性质多寒，能清热解渴，根据"热者寒之"的治则，适用于热性体质，症见发热、咽喉红痛、大便燥结等。由于这些食物多属生冷、性寒，容易使胃肠功能受损，故对虚寒之体及虚寒型肠胃病均应禁忌。生姜、辣椒、大蒜、酒等多属辛热，少食有通阳健胃作用。根据"寒者热之"的治则，适用于寒性疾病，如胃脘冷痛等。如多食则易生痰动火，损害视力，故对热性体质、目疾、热病等均须禁忌。

**4. 提倡营养功能的恢复**　营养是指机体消化、吸收和利用食物，用以维持正常生命活动的过程。早在两千年前，中医学就认识到饮食对人体的作用，认为饮食是人体必不可缺的营养物质。如《素问·平人气象论》指出："人以水谷为本，故人绝水谷则死。"食物的营养价值，中医学概括为"水谷精微"，对于其来源、生成、作用，以及在人体内的输布过程都有深刻的论述。如《素问·经脉别论》载："食气入胃，散精于肝，淫气于筋……""饮入于胃，游溢精气，上输于脾，脾气散精，上归于肺，通调水道，下输膀胱。水精四布，五经并行……"中医饮食养生尤其注重肺脾肾三脏的调理，不局限于饮食的补充和摄入，旨在恢复精微物质的营养功能，尤以调理脾胃为主要目的。

## 二、中医饮食养生学和现代营养学各有特点

中医饮食养生学和现代营养学均以饮食为基本对象，研究饮食的合理性与科学性。中医饮食养生学所倡导的食养相当于现代的生理营养学，两者均强调饮食结构的平衡性，相辅相成；中医饮食养生重视脾胃功能，强调饮食有节，与现代营养学重视消化道的正常运转一样，均是保证营养素消化、吸收和利用的关键，必须充分考虑到各种营养素吸收和相互拮抗的问题，共同指导着现代人的饮食养生。

合理营养是保证人体健康的基本条件，不合理的营养会导致疾病、加重病情或影响疾病的治疗。每种食物既有其自身的营养价值特点，又有四气五味及归经的区别。在饮食安排上，只考虑食物的营养价值来选择食物，可能会出现与中医基础理论相悖的情况；只考虑食物的性味归经来辨证选食，又忽视了人作为一个整体对食物的全面需求。由于中西方文化的母体和主流医学不同，中西方营养学发展和成熟的土壤也不同，因此，出现了存在众多差异的中西方传统营养学，如营养素与注重整体、实验和实用、"微量"与"常量"营养素、"标准化"与"个体化"、服"药"与"生活化"，以及体系的开放与否等。中医饮食营养在辨体食养原则的指导下，更多地强调运用和实用，经验的形成更多依赖的是食用后的效果反馈，属于典型的经验积累，是反复食用后效果的归纳、总结与调整。现代营养学以实验科学为依托，以生理学、病理学、生物化学等多学科为基础，认为生命的维持可以用化学的方式来校正和完善。现代营养学从动物实验上获得启示，并以此为准绳，广泛推行；现代营养学从微观着眼，以营养素为本，注重不同群体营养素的供给缺失，强调平衡膳食和营养素对人体健康及疾病治疗的作用，但存在宏观研究不够、在应用性和实践方面还存在着许多局限性等问题。中医饮食养生学在其自身发展演变过程中，由于受到历史、社会条件的限制，在微观研究即定量研究，特别是利用现代科学技术进行实验研究、确立量化指标，吸收近现代科技发展的最新成果、赋予近现代科学内涵等方面还很匮乏，这是中医饮食养生学在未来发展中有待解决的问题。西方近代营养学虽然注重微观研究，但宏观研究不够，且在实践性研究和应用性研究方面还存在着局限，这是西方近代营养学在未来发展中有待解决的问题。因此，将二者结合，相互取长补短，建立一个全新的中医饮食营养养生学科，将是未来发展的方向。

# 第二章　中医饮食养生基础理论

## 第一节　饮食养生的基本原则

### 一、调和阴阳　阴阳并重

法于阴阳的养生之道自古有之。《素问·上古天真论》说："上古之人，其知道者，法于阴阳，和于术数，食饮有节，起居有常，不妄作劳，故能形与神俱，而尽终其天年，度百岁乃去。"阴阳是概括人体生理、病理的基础理论，其在正常情况下是处于一种平衡状态，即所谓"阴平阳秘"。人体是一个有机整体，健康状态从根本上来说是阴阳变化之动态相对平衡的结果，该平衡一旦遭到破坏，就会成为一种病理状态，而导致诸多疾病的发生。因此，中医饮食养生学以调和阴阳、阴阳并重为基本原则，遵循《黄帝内经》"谨察阴阳所在而调之，以平为期"，即审明阴阳的虚实盛衰，施以适宜的饮食养生之法，具体原则就是有余者损之、不足者补之，最终达到阴阳变化动态平衡的目的。

### 二、审因施养　三因制宜

时令节气、地域环境、体质差异、生命周期等对人体的生理、病理均会产生一定的影响，故自古中医在治疗疾病时，就强调三因制宜的诊疗原则。中医饮食养生学作为中医学的重要组成部分，在"辨体、辨证施养"时也同样需要注意"审因施养"，因时、因地、因人而采取相应的饮食养生措施，以更好发挥其保健强身、防病治病、促进健康及延年益寿的作用。

（一）因时施养

因时施养指根据时令节气的特点及其与人体脏腑、阴阳、气血的密切关系而选用适宜的食养方法。人生活在自然界中，与万事万物都息息相关，自然界四时气候的变化对人体的生理、病理均有一定的影响。因此，在进行饮食养生的过程中必须因时制宜，以最大限度地减少时令节气变化对机体的影响。如《素问·六元正纪大论》曰："用寒远寒，用凉远凉，用温远温，用热远热，食宜同法。有假者反常，反是者病，所谓时也。"不同时令的饮食调养应遵循《黄帝内经》中"春夏养阳，秋冬养阴"的原则。春夏季节阳气在外，易动而发泄受损，可食用甘寒之类的果蔬，以降低阳气的过旺；长夏时节，湿为主气，人体易为湿邪所困，湿为阴邪，易阻滞气机、损伤阳气，尤其易损伤脾阳，在强调祛湿的同时，还应佐以行气和振奋体内阳气之法，可食用冬瓜、薏苡仁、扁豆、山药、核桃仁、香菜、刀豆等；秋冬季节阳气潜藏，而阴气外张，可选择血肉有情之品，以填精补髓，温调内脏。食材的选择多以应季之品为宜。

## （二）因地施养

因地施养指根据所处的地域环境而合理地选择饮食养生方法。我国幅员辽阔，地域之间的差别明显。不同的地域，由于气候条件、水质、土质等的差异，加之生活环境、风俗习惯、生活方式、饮食结构等的不同，人体的生理活动和病理变化亦是各有特点，所谓一方水土养育一方人。因此，在进行饮食养生的过程中必须因地制宜，以尽可能减少地域环境对机体的影响。如东南沿海地区，气候炎热且潮湿多雨，湿与热常相夹侵袭机体，故在饮食养生方面尤为注重清热利湿，饮食上宜选清化之品，如薏苡仁、赤小豆、莲藕、绿豆、大白菜、鸭肉、莲子、茯苓等，而忌食肥甘厚味等助湿生热之品；而西北地区，气候寒冷且干燥少雨，机体易被燥寒之气所侵，故在饮食养生上要注重温补阳气和滋润生津，饮食上宜选辛润之品，如海参、胡桃仁、银耳、牛奶、白萝卜、蜂蜜、百合等，而忌食辛燥的花椒、胡椒、辣椒等。

## （三）因人施养

因人施养指根据自然人的性别、年龄、体质、生命周期等而选择适宜的食养方法。不同个体的素体禀赋、体质强弱、性格类型各不相同，即使是同一个体，在不同时期其体质及气血盛衰也会有变化。因此，在进行饮食养生的过程中必须因人制宜，这样才能达到最佳的养生保健和防治疾病的效果。如"肥人多痰"，故饮食上宜清淡化痰之品，而避免肥甘厚味助湿生痰之品；"瘦人多火"，故饮食上应以滋阴生津之品为主，而不宜用辛温燥热之品以防助火伤津；妇人在经、胎、产等特殊生理期，气血多亏虚，故饮食养生应以补益气血为主；老年人的各项生理机能均减退，多以虚证为主，饮食养生应以平补为主；小儿为"纯阳"之体，具有"稚阳未充，稚阴未长""心肝有余，肺脾肾不足"等生理特点，故饮食养生应以调养后天为主，以促进其正常生长发育。

## 三、协调脏腑　首重脾肾

人体是以五脏为核心的一个有机整体，通过经络系统，把五脏、六腑、四肢百骸等全身组织器官有机地连接成一个统一的功能系统，生理上存在相互滋生、相互制约的联系，病理上亦相互影响。脏腑功能正常及相互之间关系的协调是人体健康的生理基础，反之其功能异常及相互之间关系的失调则是疾病产生的病理基础，可见协调脏腑对机体健康而言至关重要。协调五脏，宜补虚泻实，协调六腑，则以通为用。中医学认为，脾为"后天之本""气血生化之源"，肾为"先天之本"，主藏"先天之精"和"后天之精"，且主一身之阴阳，是人体阴液和阳气之根本，足见脾肾在调和机体阴阳、促进气血运行及协调脏腑功能中的核心地位。因此，中医饮食养生学进行"辨体、辨证施养"时，应首重调补脾肾功能，以达到全面的、整体的养生保健和防治疾病的功效。

# 第二节　食物的性味归经

中医饮食养生的性味归经理论，源于古代对"药食同源""药食同性"的认识。在药食同源方面，早在远古时期，人类在艰难谋求生存的觅食与防病治病的摸索实践过程中，对于药与食，开始并没有严格的区分。经过长期的尝试，人类逐渐发现有些食物既可以充饥饱腹，又有治病强身作用，具有药食皆宜的特性。按照药食同性之观点，药物与食物之间具有某些相同的性能特点，便有相近的功效；食物与食物之间，或食物与药物之间相互配合，用以治疗某些病证，相得益彰。食物的性味归经是古代医家在长期实践中，逐渐积累并加以概论和总结出来的，只不过食物的偏性（即性能）不如药物那么显著，具有可食可药的双重性，如山药、山楂等。

## 一、食物的四气五味

食物与药物一样，具有四气、五味的特性，通常简称为气味或性味。性与味是食物性能的两个方面。自古以来，各种书籍在论述食物时，都首先标明其性味，这对于认识食物的共性和个性均有实际指导意义。

### （一）四气

四气又称四性，是指食物具有寒、凉、温、热四种性质。温热与寒凉属于两类不同的性质。温与热、寒与凉则分别具有共同性，温次之于热，凉次之于寒，即在共同性质中又有程度上的差异。四气是古人根据食物作用于人体所产生的反应归纳总结出来的，是从内在性质方面对食物多种疗效的高度概括。

凡属于寒凉性食物，多具滋阴、清热、泻火、凉血、解毒等作用，主要用于热性体质和热性病证，如苦瓜、香蕉、西瓜、马齿苋、鱼腥草等。凡属温热性食物，多具有温经、助阳、活血、通络、散寒等作用，主要用于寒性体质和寒性病证，如姜、胡椒、韭菜、狗肉、鹿茸等。此外，还有一类食物在四气上介于寒凉与温热之间，即寒热之性不明显，称为平性，如乌骨鸡、怀山药、薏苡仁、莲子等。平性食物性质平和，不仅平常养生时多用，而且在食疗上也可根据不同情况配伍使用。

由上可知，四气实际上是把食物分为寒、凉、温、热及平性五大类。在常用食物中，平性食物居多，温热性食物次之，寒凉性食物最少。

### （二）五味

食物的五味，是指食物具有酸、苦、甘、辛、咸五种不同的味道，此外，还有涩味和淡味，但一般统称为五味。五味是历代医家在长期实践过程中，以脏腑经络理论为基础，采用五行学说理论总结归纳而成。食物的味最早是以味觉来确定的，随着对食物认识的不断深入，逐步发展成抽象的概念，即以食物的性质和作用来确定性能理论上所属的味。正如《本草备要》所说："酸者能涩能收，苦者能泻能燥能坚，甘者能补能缓，辛者能散能润能横行，咸者能下能软坚，淡者能利窍能渗泄，此五味之用也。"概括而言，辛散、酸收、甘缓、苦坚、咸软。滋味相同者，作用相近；滋味不同，作用相异。

**1. 酸**　能收、能涩，有收敛、固涩的作用。如治自汗、盗汗、久咳的乌梅，即具有酸味。另外，酸能生津、安蛔，如木瓜、醋等。酸味食物大多能收敛邪气，凡邪未尽之证均当慎用。

**2. 苦**　能泄、能燥，具有清热、降泄、燥湿等作用。如苦瓜味苦能清泄热邪，善治火热内盛、痈肿丹毒；橘皮味苦能燥，善治湿痰内阻之咳嗽、咯痰。苦味药大多能伤津、伐胃，津液亏虚及脾胃虚弱者不宜大量使用。

**3. 甘**　能补、能缓、能和，有补虚、和中、缓急、调和等作用。诸如用于补虚的核桃仁、枸杞子、芝麻；用于和中缓急、解药食之毒的蜂蜜等。此外，甘味食物多质润而善于润燥，甘味肥腻食物大多腻膈碍胃，令人中满，凡湿阻、食积、中满气滞者应当慎用。

**4. 辛**　能散、能行，有发散、行气、活血作用。如用于发散的葱、薄荷、姜，用于散寒的辣椒，用于行气的洋葱，用于活血的酒等，都具有辛味。辛味食物大多能耗气伤阴，所以气虚阴亏者慎用。

**5. 咸**　能软、能下，具有软坚、润下、养血等作用。用于瘰疬、痰核的海带、海藻，擅治癥瘕的鳖甲等，均具咸味。咸味食物不宜多食，脾虚便溏者慎用。

**6. 淡**　能渗、能利，有渗湿、利水作用，如治水肿、小便不利的冬瓜、薏苡仁等。淡味食物过用，亦能耗伤津液，故凡阴虚津亏者慎用。

**7. 涩**　具有收敛固涩作用，与酸味食物的作用基本相同。如用于小儿泄泻的石榴皮，治崩漏的花生红衣等，均具涩味。涩味食物易于敛邪，邪气未尽者应当慎用。

除此之外，尚有芳香之味，芳香性食物大多具有醒脾、开胃、行气、化湿、化浊等作用，如柑、佛手、芫荽、芹菜等。每种食物所具有的味可以是一种，也可以兼有几种，如萝卜、芹菜既是甘味食物，又是辛味食物，柚子、杨梅既是甘味食物，又是酸味食物，这也是食物作用具有多样性的重要原因。

每一种食物都有性和味。性与味各从一个侧面反映食物的性能，而每一种食物既有特定的性，也有一定的味，例如，同为寒凉之性的白萝卜和苦瓜，前者味辛甘，可以健胃消食、下气宽中；而苦瓜味苦，清降火热的能力较强，可清暑、涤热、解毒。因此，全面而准确地认识和使用食物时，气和味必须综合起来考虑，才能达到理想的食疗效果。

## 二、食物的归经

食物的归经是指食物对人体某些脏腑、经络具有明显选择性的特异作用，而对其他经络或脏腑作用较小或没有作用。例如，梨、香蕉、桑葚、猕猴桃等都具有生津清热的作用，而梨侧重于解肺热，香蕉侧重于清大肠之热，桑葚侧重于清肝之虚热，猕猴桃侧重清膀胱之热。此外，食物的归经与五味有关，五味入五脏，即酸味入肝经、苦味入心经、甘味入脾经、辛味入肺经、咸味入肾经。如乌梅、山楂等酸味食物能治疗肝胆疾病；苦瓜、绿茶等苦味食物能够治疗心火上炎或移热大肠；红枣、山药等甘味食物能缓解贫血、体弱症状；生姜、芫荽等辛味食物能治疗肺气不宣的咳喘症状；甲鱼、鸭肉等咸味食物能滋补肾阴。所以，中医进行饮食调理时，首先要根据脏腑、经络所表现的不同"证"，来确定病变所在，然后选用相应归经的食物加以治疗。如见气喘、咳嗽的肺经病变，可选用杏仁、梨等能治肺经病变的食物为君药；若见心悸、失眠的心经病变，则须选用茯苓、玫瑰花等能治心经病变的药食为君药加以治疗。食物归经理论对指导中医食疗配方具有重要意义，熟悉并掌握食物性能、归经等特点，是正确使用中医膳食食疗的前提条件。

食物归经举例：

**1. 归心经的食物**　小麦、莲子、百合、龙眼肉、酸枣等。

**2. 归肺经的食物**　梨、苹果、甘蔗、荸荠、枇杷、白果、牛奶等。

**3. 归脾经的食物**　粳米、粟米、黄豆、莲藕、大枣、猪肉、牛奶等。

**4. 归肝经的食物**　芹菜、油菜、胡萝卜、茴香、龙眼肉、黑芝麻等。

**5. 归肾经的食物**　山药、桑葚、黑芝麻、核桃仁、乌骨鸡、海参等。

**6. 归胃经的食物** 粳米、糯米、扁豆、土豆、牛肉、牛乳等。

**7. 归膀胱经的食物** 刀豆、玉米、玉米须、冬瓜、鲤鱼等。

**8. 归小肠经的食物** 赤小豆、冬瓜、苋菜、食盐等。

**9. 归大肠经的食物** 荞麦、马齿苋、茄子、苦瓜、木耳等。

# 第三节 食物的配伍和饮食禁忌

不同食物均有各自的特性或偏性，因此在防治疾病时，应根据辨证施食的原则有针对性地选择营养与功效显著的食物。如果应用不恰当或滥用，不但于治疗疾病无益，而且可产生不良反应。《金匮要略·禽兽鱼虫禁忌并治》中告诫："所食之味，有与病相宜，有与身有害，若得宜则益体，害则成疾。"故用相宜食物治病养病，称为食疗或食养，而不相宜食物则应禁之，称为禁口或忌口。中医饮食养生的配伍和禁忌，是在中医基础、中药学、方剂学等理论指导下，认真选择食物配伍的中医治法，依照中医食疗配伍的宜忌，辨体辨证选食，合理搭配。

## 一、食物的配伍

在生活和临床中单独应用一种食物食养或食疗的情况比较少，常常是几种食物混合在一起搭配使用。将两种及以上的食物调配在一起称为配伍。

（一）中医饮食养生配伍原则

中医饮食养生中的食物配伍，包括食物与食物之间、食物与药物之间两个方面。配伍既要遵循方剂学中的"君、臣、佐、使"配伍原则，又应考虑食疗方或药物与食物的主次关系，遵循中医饮食养生的治法，合理搭配。

**1. 主要食材** 是中医饮食调理套餐中的主要原料，为"君"，是发挥主要养生保健作用的食物。

**2. 辅助食材** 是辅助主料发挥作用的原料，以及为均衡阴阳和均衡营养的辅助原料，为"臣"。

**3. 佐使食材** 是套餐中针对次要症状使用的食物和引经食物，以及调味品。

（二）中医饮食养生配伍选料

食物的配伍与药物的配伍一样，均要遵循相生相克理论。《神农本草经·序例》将各种配伍关系归纳为"有单行者，有相须者，有相使者，有相畏者，有相恶者，有相反者，有相杀者，凡此七情，合和视之"。这"七情"之中除单行者外，都是谈配伍关系。其中"相须"和"相使"均为协同作用，"相畏""相杀""相恶"和"相反"均为拮抗作用。

**1. 单行** 指单独使用食物。如煮白稀饭、清炒菠菜等。

**2. 相须** 指同类食物同时食用，产生协同作用，可以增强原有食物的功效，使其作用进一步加强。如粳米与甘薯同煮粥食用，共同起健脾和胃之功效；百合和秋梨同时食用，可奏清肺热、养肺阴的功效。

**3. 相使** 即一类食物为主，另一类食物为辅，使得主要食物的功效得到进一步加强。如猪血养血补血，韭菜温胃行气，两者同食可使猪血补而不滞，增强其补血效果；姜糖饮中，红糖温中和胃，能加强生姜温中散寒的作用。

**4. 相畏**    即一种食物的不良作用，能被另一种食物减轻或消除。如螃蟹大寒，食后容易引起腹痛、腹泻，能够被生姜所减轻。

**5. 相杀**    即一种食物能减轻或消除另一种食物的不良作用。如生姜能减轻或消除螃蟹的大寒之性。由此可知，相畏、相杀属于同一配伍关系，只是不同角度的两种说法。

**6. 相恶**    即两种食物合用，一种食物能够降低另一食物的功效。如萝卜能降低补气类食物（大枣、山药等）的功效。

**7. 相反**    是指两种食物同时食用会产生毒性或严重的副作用，又称之为相克。如柿子忌茶、葱忌蜂蜜等。对此古代记载颇多。如猪肉忌荞麦、鸽肉、鲫鱼、黄豆；羊肉忌醋；狗肉忌蒜；鲫鱼忌芥菜、猪肝；猪血忌黄豆；猪肝忌荞麦、豆酱、鲤鱼肠子、鱼肉；鲤鱼忌狗肉；龟肉忌苋菜、酒、果；鳝鱼忌狗肉、狗血；雀肉忌猪肝；鸭蛋忌桑葚子、李子；鸡肉忌芥末、糯米、李子；鳖肉忌猪肉、兔肉、鸭肉、苋菜、鸡蛋等。古代这些相反的记载，目前尚缺乏科学实验的论证，有待今后进一步研究和探讨。

## 二、饮食禁忌

饮食禁忌是指食"非所宜"的诸般情况。元代《饮食须知》中说："饮食藉以养生，而不知物性有相宜相忌，纵然杂进，轻则五内不知，重则立兴祸患。"饮食禁忌对于身体的健康，对于疾病的预防、治疗和转归都有十分重要的影响，应引起重视。

（一）食物禁忌

食物禁忌，习称食忌、忌口，指在某种情况下某些食物不能食用，否则会导致身体出现偏差，甚至引起病变。不同食物性能有差异，尽管都有可食性和营养功能，但在防治疾病时，是有一定适用范围的，如果滥用可能产生不良反应和副作用。食物禁忌有如下几项：

**1. 配伍禁忌**    一般情况下，食物都可以单独食用，有时为了矫味或提高某方面的作用，常将不同食物搭配起来食用，其中有些食物不宜在一起配合食用，即配伍禁忌。据文献记载，柿子忌螃蟹、葱忌蜂蜜、鳖鱼忌苋菜等。关于食物配伍禁忌，《金匮要略》及历代本草著作中都有不少记载，但古人对某些食物禁忌经验性成分较多，故应客观分析看待，并有必要运用现代科学技术做进一步研究。

**2. 胎产禁忌**    妇女胎前产后饮食应有不同。妊娠期由于胎儿生长发育的需要，机体的阴血相对不足，而阳气偏盛，因此凡辛热温燥之物不宜食用，即所谓"产前宜凉"。若有妊娠恶阻者，则更应忌油腻、腥臭及不易消化的食物。产后随着胎儿的娩出，气血均受到不同程度的损伤，机体常呈虚寒状态，同时多兼瘀血内停，此时凡属寒凉、酸收、辛酸、发散之品均应忌食，故有"产后宜温"之说。

**3. 偏食当忌**    五味各有所偏，适时适量搭配食物有益于身体，过食易致弊，如经常食用猪肉易发胖、多痰，偏食鱼易出现火旺证，所以有"肉生痰，鱼生火"之说。食物品种应多样化，也就是前面所说的平衡膳食的原则。

（二）药食同用禁忌

中医食疗中常将食物与药物一起应用，是取药物之性，用食物之味，食借药力，药助食威，二者相辅相成，相得益彰。但部分食物与药物同用会降低中药原有的疗效（如人参与萝卜、茶叶），甚至产生毒副作用（如鲫鱼与厚朴、海藻与甘草等）。

服药期间也要注意饮食禁忌。清代医学家章杏云在《调疾饮食辩》中云："病人饮食，借以滋养胃气，宜行药力，故饮食得宜足为药饵之助，失宜则反与药饵为仇。"《伤寒论》《金匮要略》中也指出服药时忌生冷、黏腻、肉、面、五辛、酒、酪、臭物等。

### （三）四时进食禁忌

一年四季，春夏秋冬，气候交替，周而复始。人类为了适应自然界的变化，必须"顺四时而适寒暑"。《素问·四气调神大论》提出"春夏养阳，秋冬养阴"的四时顺养原则。根据中医学理论，四时进食应考虑五脏功能。《饮膳正要》载："春气温，宜食麦以凉之，不可一于温也，禁温饮食及热衣服……夏气热，宜食菽（绿豆）以寒之，不可一于热也，禁温饮食，饱食，湿地，濡衣服……秋气燥，宜食麻（芝麻）以润其燥，禁寒饮食，寒衣服……冬气寒，宜食黍，以热性治其寒，禁热饮食，温炙衣服。"

早春时节，乍暖还寒，要少吃黄瓜、冬瓜、茄子、绿豆芽等寒性食物，多吃葱、姜、蒜、韭菜、芥菜等温性食物。暮春气温日渐升高，应以清淡饮食为主，可饮用绿豆汤、酸梅汤、绿茶等，不宜进食羊肉、狗肉、麻辣火锅，以及辣椒、花椒、胡椒等大辛大热之品。

夏日炎热，忌食狗肉、羊肉、辣椒等辛温之品，宜食用绿豆、金银花、西瓜、梨等清热养阴之品。

秋天气候干燥，易伤肺金，故忌辛辣、干燥的食物及炒货等，宜进食梨、蜂蜜、芝麻等滋润之品。

冬天气候寒冷，寒邪易伤肾阳，因此不宜过食生冷瓜果及偏寒凉性的食物，宜进食温热性的食物如核桃、羊肉等。

### （四）病中禁忌

病中禁忌是指在患病的过程中不宜食用或禁用某些食物。阳虚忌寒凉，阴虚忌温燥。如寒性病患者，应忌食寒凉、生冷食物等；热性病患者，应忌食温燥、伤阴食物及烟、酒等；失眠患者，忌喝浓茶、咖啡类易兴奋的饮品；水肿患者，忌咸食；消渴者，忌食糖及含糖量高的食物等；脑血管病、心脏病、高血压患者，应忌食肥肉、脂肪含量高的食物及动物内脏等；黄疸胁痛者，应忌食动物脂肪、辛辣食物及烟、酒等；皮肤病患者，应忌食鱼、虾、蟹等腥膻发物及辛辣刺激性食物等。

## 第四节 饮食养生方的设计原则

中医饮食养生学中所用的食养方都有其独特的养生保健功效，食养方组方配伍是否科学、合理，直接影响其在实际应用过程中功效的发挥。

### 一、确定食养功效

根据个人的体质、禀赋、饮食习惯及养生需求，借鉴方剂学"以法统方"之分类法的基础上，结合食养方的自身特点，可将食养方按照其主要功能加以分类，如美容食养方、减肥食养方、聪耳明目食养方、体质调理食养方等，以更切合实际应用。

## 二、组方配伍应遵循"君、臣、佐、使"的法则

根据食养方的主要功效，结合季节和地域特点，辨体施养，在普通食物原料和药食同源食材中选出合适的君料、臣料、佐使料，并对其各自用量加以考究斟酌，最终配比成方，组合成具有特定功效的食养方。选择适宜的加工方法，使食养方的功效得以充分发挥。

君料：即起主要养疗作用的食养原料。

臣料：辅助君料以加强养疗作用，或针对重要的兼证起主要养疗作用的食物原料。

佐料：配合君料、臣料以加强养疗作用，或直接治疗次要兼证的食物原料，或用以制约君料、臣料的峻烈之性。

使料：引导食养方中诸料至特定部位，或调和食养方中诸料作用的食物原料。

为进一步说明君、臣、佐、使理论在饮食养生方设计方面的具体运用，以甘麦大枣汤为例分析如下：

甘麦大枣汤出自汉代张仲景的《金匮要略》，该方既是治病良方，也是饮食养生之常用方。功用为养心安神、和中缓急，主治脏躁证，症见精神恍惚，常悲伤欲哭，不能自主，心中烦乱，睡眠不安，甚则言行失常，呵欠频作，舌淡红苔少，脉细略数等。该食养方的组方分析：小麦为君料，以补心养肝、除烦安神；甘草为臣料，以益气和中；大枣为佐使料，以益气及润燥缓急。以上诸食养原料经合理组合配伍成方后，共治心阴不足、肝气失和之脏躁证，亦可作为中年妇女平素调养心肝和调节情志之食养方。

## 三、组方讲究理、法、方、食

组方应谨遵中医理论和中医营养理论的指导，选择符合我国相关法律规定的食养原料，做到用料有据（四气五味、升降浮沉、归经等），方必依法（汗、吐、下、和、温、清、消、补等）。食养方的组方配伍并没有固定的程式，只要能达到养生保健和防治疾病的目的；"君、臣、佐、使"结构不必齐备，但君料不可或缺，如常用作大补元气的独参汤，仅人参一君料，却能发挥出优良的补元气功效。

## 四、组方还要结合现代营养学的基本原则

组方应全面考虑食材的营养学，以及不同人群、不同基础疾病，避免发生不良反应。人体必需的营养物质，包括水、碳水化合物、脂肪、蛋白质、维生素、矿物质六大类，组方时也要讲究营养素结构合理，全面配伍，五味调和而不偏嗜。

# 中篇　常用的饮食养生食物

# 第三章　常用食物

## 第一节　五谷类

扫一扫，看课件

《史记·郦生陆贾列传》曰："王者以民人为天，而民人以食为天。"强调了食物对人类生存的重要性。李渔的《闲情偶寄》曰："食之养人，全赖五谷。"突出谷物对人体的重要性。朱彝尊的《食宪鸿秘》亦言："米谷得阳气而生，补气正以养血也……惟米谷禀天地中和之气，淡而不厌，甘而非天，为养生之本……"也说明谷物是补充人体营养的佳品，是饮食养生的根本。

《素问·脏气法时论》曰："五谷为养……"古代对"五谷"的解释有所不同，如在《周礼·夏官·职方氏》中五谷是"黍、稷、菽、麦、稻"，在《素问·金匮真言论》是"麦、麻、稷、稻、豆"。现代研究认为，"五谷"是谷物、豆类等粮食作物的总称。谷物包括粳米、糯米、小麦等，是我国居民的主食，作为热量和蛋白质的主要来源，供应人体50% ～ 70%的热量，50% ～ 55%的蛋白质，还富含维生素、矿物质等。豆类包括大豆类，如黄豆、黑豆、绿豆等；其他类，如豌豆、蚕豆等。其中大豆类是植物性食物中蛋白质含量最多的，且氨基酸组成接近人体需求，可作为优质蛋白质的来源，并且是一类与谷类蛋白质形成互补的天然理想食物。

《灵枢·五味》曰："谷之五味……五谷秔米甘，麻酸，大豆咸，麦苦，黄黍辛。""五味各走其所喜，谷为酸，先走肝；谷味苦，先走心；谷味甘，先走脾；谷味辛，先走肺；谷味咸，先走肾。"谷物类食物大多数性味甘平，少数性偏寒（如荞麦）或偏温（如糯米、高粱），均具有健脾益胃、扶助正气之功效。大多数豆类性平味甘，具补益气血、利水解毒之功效。

### 粳米

【来源】本品为禾本科植物粳稻 *Oryza sativa* subsp.Keng 的成熟去壳种仁。

【别名】大米、白米、稻米、粳米、硬米。

【性味归经】性平，味甘。归脾、胃、肺经。

【功效】健脾益气，和胃除烦，渗湿止泻。

【应用】用于脾胃气虚，食少纳呆，心烦口渴，泄泻痢疾。

【食用注意】粳米的加工不宜过于精细，使用前不宜淘洗过多，以免其胚乳、糊粉层中的维生素和矿物质流失，降低营养价值；此外，煮粥时不宜放碱，避免破坏维生素 $B_1$。

【古代文献】

1.《滇南本草》："治诸虚百损，强阴壮骨，生津，明目，长智。"

2.《本草纲目》："粳米粥：利小便，止烦渴，养肠胃。"

【用法】煮饭，熬粥，煎汤，糕点，锅巴等。

【食物成分】含蛋白质、脂肪、碳水化合物、B 族维生素、矿物质（钙、磷、铁等），另含葡萄糖、果糖、麦芽糖等。

【应用举例】

1.大米 100g，人参 3g。将大米、人参加清水共煮为稠粥，日 1～2 次，温服。适用于病后体弱，食少纳差。（《食鉴本草》人参粥）

2.白粳米 100g。将粳米炒焦，加水煮作粥食用。适用于脾虚泄泻，纳差食少。（《粥谱》）

## 糯米

【来源】本品为禾本科植物稻（糯稻）*Oryza sativa* Linn. 的去壳种仁。

【别名】稻米、江米、元米、酒米。

【性味归经】性温，味甘。归脾、胃、肺经。

【功效】健脾益气，温中止泻，益肺固表。

【应用】用于脾胃虚寒所致的反胃呕恶，食欲减退，泄泻口臭，气短乏力，自汗懒言，面色无华，消渴尿频等。

【食用注意】本品性黏腻、难以消化，湿热痰火及脾滞者禁食；发热、咳嗽痰黄、腹胀者慎食；脾胃虚者、老年人、婴幼儿及消化力弱者不宜多食。

【古代文献】

1.《本草纲目》："暖脾胃，止虚寒泄痢，缩小便，收自汗，发痘疮。"

2.《本草经疏论》："补脾胃，益肺气之谷，脾胃得补，则中自温，大便亦坚实。温能养气，气充则身自多热，大抵脾肺虚寒者宜之。"

【用法】煮粥，煎汤，酿酒，或作丸、散。亦可外用，研末调敷。

【食物成分】含蛋白质、脂肪、碳水化合物、B 族维生素（ $B_1$、$B_2$、烟酸等）、矿物质（钙、磷、铁等）。

【应用举例】

1.糯米 60g，曲末 15g。先将糯米蒸至熟，入曲末拌和，瓷器盛，经宿，每食半盏，空腹时服食。适用于脾胃虚弱，纳呆食少。（《圣济总录》）

2.陈糯米、麦麸适量。将陈糯米、麦麸同炒令黄色，研为细末，米饮调下 15g，或熟猪肉蘸末食之亦可。适用于脾虚自汗不止。（《古今医统》）

## 小米

【来源】本品为禾本科植物粱或粟 *Setaria italica*（Linn.）Beaur. 的成熟种仁。

【别名】粟米、白粱粟、粟谷、黏米、粢米。

【性味归经】性凉，味甘咸；陈粟米：性寒，味苦。归脾、胃、肾经。

【功效】健脾和中，补肾安神，解毒除热。

【应用】用于脾胃虚弱，反胃呕逆，肠鸣泄泻，消渴烦热。

【食用注意】食用前不宜反复淘洗，避免外层营养素的流失。《日用本草》载："与杏仁同食，令人吐泻。"

【古代文献】

1.《名医别录》："主养肾气，去胃脾中热，益气。陈者味苦，主治胃热、消渴，利小便。"

2.《新修本草》："主养肾气，去骨痹，中热，益气。陈者味苦，主胃热、消渴，利小便。"

【用法】煎汤，煮粥等。亦可外用，研末敷，或熬汁涂。

【食物成分】本品脱壳种子和带壳种子的干品均含蛋白质、脂肪、碳水化合物、胡萝卜素、矿物质（钙、钾、铁、钼等），另含有 α-粟素和 β-粟素、甘油单葡萄糖酯、甘油二葡萄糖酯、蔗糖、葡萄糖、果糖和半乳糖等。

【应用举例】

1. 小米 500g，杵如粉，水和丸如梧子大，煮令熟，点少盐，空心和汁吞下。适用于脾胃气弱，呕逆反胃。（《食医心镜》）

2. 小米炒焦，投水，澄取汁，煎稠如糖，频涂之，能止痛，灭瘢痕。一方半生半妙，研末，酒调敷之，外用于水火烫伤。（《崔氏纂要方》）

# 小麦

【来源】本品为禾本科植物小麦 *Triticum aestivum* L. 的种子。

【别名】麸、浮麦、浮小麦、淮小麦。

【性味归经】性凉，味甘。归心、脾、肾经。

【功效】养心安神，益肾除热，健脾止泻。

【应用】用于心悸、脏躁、烦热、消渴、泄泻、肿痛、烫伤。

【食用注意】小麦性黏滞，多食易气滞口渴，故年老、体虚、气滞、口渴、湿热者宜少食，小儿食积者慎食。

【古代文献】

1.《名医别录》："主除热，止燥渴、咽干，利小便，养肝气，止漏血唾血。以作曲：温，消谷，止痢；以作面：温，不能消热，止烦。"

2.《备急千金要方》："养肝气，去客热，止烦渴、咽燥，利小便，止漏血唾血。令女人孕必得。"

【用法】煮粥，煎汤；磨成面粉后可制作面包、馒头、饼干、面条等；发酵后可酿酒。亦可外用，炒黑研末调敷。

【食物成分】富含淀粉、蛋白质、脂肪、碳水化合物、B 族维生素（$B_1$、$B_2$、烟酸等）、维生素 E、矿物质（钙、磷、铁等）；尚含少量谷甾醇、卵磷脂、精氨酸、淀粉酶、麦芽糖酶等。麦胚含植物凝集素。

【应用举例】

1. 小麦 500g，甘草 30g，大枣 5 枚。将小麦、甘草、大枣以水 4L，煮取 2L，分 3 次温

服。适用于妇人脏躁，喜悲伤欲哭。(《金匮要略》甘麦大枣汤)

2. 小麦 30～60g，粳米 90g，大枣 5 枚。将小麦洗净煮熟，捞出小麦取汁，再放粳米、大枣同煮；或先将小麦捣碎，同枣、米煮粥食用，3～5 天为一疗程，每天温服 2～3 次。适用于心悸，怔忡不安，失眠，自汗盗汗。(《饮食辨录》)

## 玉米

【来源】本品为禾本科植物玉蜀黍属玉米 *Zea mays* Linn. 的种仁。

【别名】玉蜀黍、玉高粱、玉麦、珍珠米、苞谷。

【性味归经】性平，味甘、淡。归胃、膀胱经。

【功效】调中开胃，利水消肿。

【应用】用于食欲不振、小便不利、水肿。

【食用注意】脾胃虚弱、易泄泻者，食后易腹泻，故应慎食。不宜食用霉坏进而产生致癌物质黄曲霉毒的玉米。

【古代文献】《本草纲目》："甘平，无毒。主调中开胃。"

【用法】煮食，烤食，或磨成细粉做饼。

【食物成分】含蛋白质、脂肪、碳水化合物、较为丰富的 B 族维生素（$B_1$、$B_2$、$B_6$、烟酸、泛酸等）、维生素 K，另含有玉蜀黍黄质等类胡萝卜素、槲皮素、果胶、玉蜀黍嘌呤等。

【应用举例】玉米粉 90g，山药 60g。玉米粉、山药加水煮粥，可用于小便不利、水肿。(《食疗粥谱》)

## 高粱

【来源】本品为禾本科植物高粱 *Sorghum bicolor*（L.）Moench 的种仁。

【别名】蜀粱、蜀黍、木稷、芦粟、黍、秫米。

【性味归经】性温，味甘涩。归脾、胃、肺经。

【功效】健脾温中，涩肠止泻。

【应用】用于脾虚泄泻、消化不良、食积腹胀。

【食用注意】烹调过程尽量少加盐，避免维生素 $B_1$ 遭到破坏。大便燥结应少食或不食，糖尿病患者忌食。

【古代文献】《本草纲目》："甘，涩，温，无毒。主温中，涩肠胃，止霍乱。粘者与黍米功同。"

【用法】煮粥，做米糕等。

【食物成分】含蛋白质、脂肪、碳水化合物、B 族维生素（$B_1$、$B_6$ 等）、矿物质（磷、铁、钙等）；高粱幼芽、果实含对 - 羟基扁桃腈 - 葡萄糖苷。

【应用举例】高粱米 100g，桑螵蛸 20g。先用水煮桑螵蛸 3 次，取汁混合，再入高粱米，煮成粥食。适用于小儿遗尿、多尿。(《中国药膳学》)

## 薏苡仁

【来源】本品为禾本科植物薏苡 *Coix lacryma-jobi* L. 的干燥成熟种仁。

【别名】苡米、薏仁、六谷米、慧米、菩提子。

【性味归经】味甘、淡，性微寒。归脾、胃、肺经。

【功效】健脾渗湿，利水消肿，清热除痹。

【应用】用于脾虚湿盛所致之水肿、泄泻、痰饮、湿痹、肢体拘挛疼痛、脚气肿痛、淋浊、带下等。

【食用注意】虚寒精滑、津亏阴虚者忌服，虚寒体质、女性生理期慎服。

【古代文献】

1.《神农本草经》："味甘微寒。主筋急拘挛，不可屈伸，风湿痹，下气。久服轻身益气。"

2.《名医别录》："主除筋骨邪气不仁，利肠胃，消水肿，令人能食。"

【用法】健脾宜炒用；利水消肿，清热除痹，均宜生用。

【食物成分】含有蛋白质、脂肪、碳水化合物、维生素 $B_1$、维生素 E 等，还含薏苡仁酯、薏苡仁内酯、脂肪油、粗蛋白、薏苡多糖（A、B、C）、氨基酸等。

【应用举例】

1. 薏苡仁 30g，粳米 60g。洗净，共煮粥，每日食之，适用于泄泻，不思饮食。(《老老恒言》)

2. 薏苡仁、白扁豆各 30g，粳米 100g。共煮成粥。每日分 2 次服用，适用于暑湿外感，头身困重。(《中国药膳大全》)

## 黄豆

【来源】本品为豆科植物大豆 *Glycine max*（Linn.）Merr. 的黄色种仁。

【别名】黄大豆、大豆。

【性味归经】性平，味甘。归脾、胃、大肠经。

【功效】健脾利水，养血润燥，解毒消肿。

【应用】用于脾虚水肿、气血不足、皮肤干燥、疮痈肿毒。

【食用注意】黄豆不宜消化，过食易胀气，故不宜过食。黄豆嘌呤含量较高，不适合痛风者食用。生黄豆中含有抑制蛋白质消化的胰蛋白酶酵素抑制剂，另含皂角素，刺激胃肠道后引起呕吐腹泻，故须煮熟透后食用。

【古代文献】

1.《备急千金要方》："生大豆……生捣，淳酢和涂之，治一切毒肿并止痛。""主胃中热，去身肿，除痹，消谷，止腹胀。"

2.《新修本草》："味甘，平，无毒。主湿痹，筋挛，膝痛，五脏胃气结积。益气，止毒，去黑，润泽皮毛。""生大豆，味甘，平；涂痈肿，煮饮汁，杀鬼毒，止痛，逐水胀。"

【用法】煮食，炖汤，制作酱油，豆奶和豆腐；亦可外用，捣敷或炒焦研末调敷。

【食物成分】富含蛋白质、脂肪、碳水化合物、维生素（$B_1$、$B_2$、烟酸、泛酸）、矿物质（钙、铁、镁、钼、锌、硒等），并含异黄酮类、皂苷、叶酸、胆碱和生物素等。

【应用举例】

1. 黄大豆 30g，籼米 60g。先将黄大豆用清水浸泡过夜，淘洗干净，再与洗净的籼米一同下锅，加水煮粥。适用于脾气虚弱者。(《食疗粥谱》)

2. 黄豆 30g，制何首乌 15g，猪肝 150g，黄酒、盐、糖适量。将制何首乌加沸水煮 20 分钟，滤汁去渣。起油锅，待油热后下黄豆煸炒至出香味，加首乌汁，煮沸后下猪肝，并用文火煮至豆酥烂，调味起锅。适用于肝肾精血亏虚引起的须发早白等。(《膳食保健》)

## 绿豆

【来源】本品为豆科植物绿豆 *Vigna radiata*（Linn.）Wilczek 的成熟种子。

【别名】青小豆、文豆、菉豆。

【性味归经】性寒，味甘。归心、肝、胃经。

【功效】清热解毒，消暑利尿。

【应用】用于暑热烦渴，头痛目赤，口舌生疮，湿热下痢，疮疡痈肿，药食中毒。

【食用注意】药用不可去皮。绿豆性寒凉，脾胃虚寒泄泻者应慎食。绿豆忌用铁锅煮。

【古代文献】

1.《开宝本草》："甘，寒，无毒。入心、胃经。主丹毒烦热，风疹，热气奔豚，生研绞汁服，亦煮食。"

2.《本草汇言》："清暑热，静烦热，润燥热，解毒热。"

【用法】煮粥，做面条，或作糕。亦可外用，研末调敷。

【食物成分】含有蛋白质、脂肪、碳水化合物、胡萝卜素、维生素（$B_1$、$B_2$、E）、矿物质。其中蛋白质以球蛋白类为主，尚含蛋氨酸、色氨酸和酪氨酸等；糖类主要有果糖、葡萄糖、麦芽糖；磷脂有磷脂酰胆碱、磷脂酸肌胺、磷脂酰甘油、磷脂酸等。

【应用举例】

1. 绿豆 25g，粳米 100g，冰糖适量。将绿豆和粳米一同放入砂锅内，加水适量煮成粥，将冰糖兑入粥内，搅拌均匀即成。适用于暑热烦渴。(《普济方》)

2. 绿豆 250g，冬麻子 300g，陈橘皮 100g。将冬麻子捣碎，以水 2L，绞取汁，再以冬麻子汁煮橘皮及豆令熟食之。适用于淋证，小便涩痛。(《太平圣惠方》)

## 黑豆

【来源】本品为豆科植物大豆 *Glycine max*（Linn.）Merr. 的黑色种仁。

【别名】乌豆、黑大豆、菽、冬豆子。

【性味归经】性平，味甘。归脾、肾经。

【功效】健脾利湿，补肾益精，活血利水，祛风解毒。

【应用】用于脾肾亏虚，水肿胀满，黄疸脚气，痈肿疮毒，药食中毒。

【食用注意】脾虚腹胀、肠滑泄泻者慎服。小儿不宜多食。

【古代文献】

1.《名医别录》："逐水胀，除胃中热痹，伤中淋露，下瘀血，散五脏结积内寒，杀乌头毒。炒为屑，主胃中热，去肿除痹，消谷，止腹胀。"

2.《本草纲目》："入药，治下痢脐痛。冲酒，治风痉及阴毒腹痛，牛胆贮之，止消渴。""治肾病，利水下气，制诸风热，活血，解诸毒。"

【用法】煮食，炒食，捣粉做糕；或入丸、散。亦可外用，研末外敷，或煮汁涂。

【食物成分】含蛋白质、脂肪、碳水化合物、胡萝卜素、B族维生素等，并含异黄酮类、皂苷类、黑豆色素等。

【应用举例】

1. 黑大豆 60～95g，鲫鱼 125～155g。黑大豆、鲫鱼加清水共炖后服用，可用于急、慢性肾炎。(《福建药物志》)

2. 黑大豆 100g，猪小肚 1 副。将黑大豆洗净置猪小肚内炖服，适用于肾虚腰痛，夜尿次数多。(《湖南药物志》)

## 豆腐

【来源】本品为豆科植物大豆 *Glycine max*（Linn.）Merr. 的种仁加工成品。

【别名】水豆腐、寒浆、菽乳、豆乳。

【性味归经】性凉，味甘。归脾、胃、大肠经。

【功效】泻火解毒，生津润燥，美白养颜。

【应用】用于肺热咳嗽，目赤肿痛，口舌生疮，消渴，小便不利，大便秘结，面部色斑，休息痢等。

【食用注意】豆腐性寒凉，脾胃虚寒、腹泻便溏者忌食。豆腐含较多嘌呤，痛风病人和血尿酸浓度增高者忌食。

【古代文献】

1.《医林纂要》："清肺热，止咳，消痰。"

2.《随息居饮食谱》："清热，润燥，生津，解毒，补中，宽肠，降浊。"

【用法】煮汤，炒食，或凉拌。亦可外用切片敷贴。

【食物成分】含蛋白质、脂肪、碳水化合物、B族维生素（$B_1$、$B_2$、烟酸）、矿物质（钙、磷、铁、镁、钾等），另含大豆异黄酮、甾固醇、豆甾醇、赖氨酸等。

【应用举例】

1. 醋煎白豆腐食之，可治疗休息痢。(《普济方》)

2. 豆腐 1 碗，饴糖 60g，生萝卜汁半酒杯。将豆腐、饴糖、生萝卜汁混合煮一沸，每日 2 次分服。适用于咸哮，痰火吼喘（包括急性支气管哮喘等）。(《食物中药与便方》)

# 第二节　五畜类

扫一扫，看课件

在中医饮食养生中，畜禽类食物占有重要地位。五畜曾经是我国先民的主食，《新语·道基》曰："民人食肉、饮血、被毛，至于神农，以为行虫走兽难以养民，乃求可食之物，尝百草之实，察酸苦之味，教民食五谷。"这表明，神农之前的采集狩猎时代，人们以飞禽走兽、野果蔬菜为食，直至农耕和农业文明产生后，主食才由"五畜"演变为"五谷"。

《素问·脏气法时论》曰："五谷为养，五果为助，五畜为益……"五畜多指牛、犬、豕、羊、鸡，"两足而羽翼谓之禽"，"四足而毛谓之兽"。现代人认为五畜类可以包括畜肉类和禽肉类，即我国传统饮食中常说的"副食"。畜肉类食物含有丰富的蛋白质（含量 10%～20%），并提供多种维生素、矿物质、微量元素等，其蛋白质含有充足的人体必需氨基酸，且在种类和比例上接近人类需要，易于消化吸收，为优质蛋白质，但脂肪和胆固醇含量较高，且脂肪主要由饱和脂肪酸构成，食用过多易引起肥胖和高脂血症等。禽肉类食物与畜肉类相比，脂肪含量较少，不饱和脂肪酸较多，20% 左右是亚油酸，更易于消化吸收，且肉质较为细嫩，含氮浸出物多，加工后汤味鲜美，适合于体弱年老者及儿童等食用。此外，畜禽类食物的内脏所含矿物质、维生素较肉类更为丰富，如猪肝富含维生素 A、$B_2$ 和铁等，是治疗夜盲症，预防维生素 A 缺乏、缺铁性贫血的良好食物。

《灵枢·五味》曰"五畜：牛甘，犬酸，猪咸，羊苦，鸡辛"，故畜禽类食物性味以甘温、甘平、甘咸为多，甘能补，温以祛寒，甘温助阳益气，甘平益气，咸能入血分、阴分，可益阴血。中医饮食养生学认为，畜禽类食物属于"血肉有情之品"，比谷、果、蔬等草木之类的食物对人体的补益作用更强，阴阳气血俱补，适用于先天不足、后天失养或诸虚劳损之人。

## 猪肉

【来源】本品为猪科动物猪 Sus 的肉。

【别名】豚肉、豕肉、彘肉。

【性味归经】性平，味甘咸。归脾、胃、肾经。

【功效】滋阴补虚，养血润燥。

【应用】用于阴虚肺燥之干咳无痰、口燥咽干，羸瘦体弱，病后体虚，妇女产后乳汁缺乏，肠燥便秘等。

【食用注意】湿热偏重、痰湿偏盛、舌苔厚腻者忌食。

【古代文献】

1.《本草备要》："猪肉，其味隽永，食之润肠胃，生精液，丰肌体，泽皮肤，固其所也，惟多食则助热生痰，动风作湿，伤风寒及病初愈人为大忌耳。"

2.《随息居饮食谱》："甘咸平。补肾液，充胃汁，滋肝阴，润肌肤，利二便，止消渴，起尪羸。"

【用法】煎汤、煮食或入丸剂。

【食物成分】含蛋白质、脂肪、碳水化合物、B 族维生素（$B_1$、$B_2$ 等）、矿物质（磷、钙、铁）。猪肉中的胆固醇和脂肪含量比其他肉类高。

【应用举例】

1. 猪肉 250g，枸杞子 15g，精盐、葱、姜、料酒、胡椒粉、熟猪油各适量，烹调成猪肉枸杞汤。适宜肝肾不足，精血亏虚的患者食用。（《中华临床药膳食疗学》）

2. 猪五花肉 50g，叉烧粒 30g，南瓜肉 150g，蒜蓉、生粉少许，面粉、精盐、鸡粉各适量，制成猪肉南瓜饼。具有补中益气、强肝益肾的功效。（《饮食疗法》）

## 猪心

【来源】本品为猪科动物猪 Sus 的心脏。

【别名】豕心、豚心、彘心。

【性味归经】性平，味甘咸。归心经。

【功效】养心补血，安神定惊。

【应用】用于心血不足，惊悸自汗，失眠多梦，精神恍惚等。

【食用注意】高胆固醇血症者、痛风患者忌食。

【古代文献】

1.《名医别录》："虚悸气逆，妇人产后中风，血气惊恐。"

2.《本草图经》："猪心，主血不足，补虚劣。"

【用法】煮食，或入丸剂。

【食物成分】含蛋白质、脂肪、维生素（$B_1$、$B_2$、烟酸、C、E 等）、矿物质（磷、钙、铁等），另有心钠素（ANP）、辅酶 Q10 及细胞色素 C 等。

【应用举例】

1. 猪心 1 个，破开去血，用人参 10g，当归 10g，装入猪心中煮熟，去两味药，只吃猪心。用于心虚多汗不睡。（《证治要诀》）

2. 猪心 1 枚，煮熟，切，以葱、食盐调和，做羹食之。适用于产后中风，血气壅滞，惊邪忧恚。（《食医心镜》猪心羹方）

## 猪肝

【来源】本品为猪科动物猪 Sus 的肝脏。

【别名】豕肝、豚肝、彘肝。

【性味归经】性温，味甘、苦。归脾、胃、肝经。

【功效】养肝明目，养血补血。

【应用】用于气血虚弱，视物昏花，眼睛干涩，雀目，久痢脱肛等。

【食用注意】高胆固醇血症者、痛风患者忌食。

【古代文献】

1.《备急千金要方》："猪肝，主明目。"

2.《本草拾遗》："猪肝，主脚气。空心，切作生，以姜醋进之，当微泄。若先痢，即勿服。"

【用法】炒食、凉拌、羹汤。或入丸、散。

【食物成分】含有蛋白质、脂肪、碳水化合物、B 族维生素（$B_2$、烟酸）、维生素 A（较为丰富）、矿物质（铁、磷、钙、铜、锌等）。

【应用举例】

1. 猪肝 1 具（细切、去筋膜），葱白 1 握（去须，切），鸡子 1 枚。上以豉汁中煮作羹，临熟打破鸡子，投在内食之。用于远视视物模糊。（《太平圣惠方》猪肝羹）

2. 猪肝 1 叶（竹刀破开），蚌粉（如无，以夜明砂代）9g。蚌粉纳肝中，麻线扎，米泔煮七分熟，又别蘸蚌粉细嚼，以汁送下。用于夜盲症。（《仁斋直指方》雀盲散）

## 猪肾

【来源】本品为猪科动物猪 Sus 的肾脏。

【别名】猪腰子。

【性味归经】性平，味咸。归肾经。

【功效】补肾益阴，利水。

【应用】用于肾虚耳聋，遗精盗汗，久咳不瘥，胎前腰痛难忍，虚羸喘乏等。

【食用注意】不可久食。不与吴茱萸、白花菜合食。痛风患者忌食。

【古代文献】

1.《名医别录》："和理肾气，通利膀胱。"

2.《本草纲目》："止消渴，治产劳虚汗，下利崩中。"

【用法】煎汤或煮食，或入丸剂。

【食物成分】含蛋白质、脂肪、B 族维生素（$B_1$、$B_2$、烟酸）、维生素 C、矿物质（钙、磷、铁等）。

【应用举例】

1.猪腰子 1 对，青盐 6g，晒干为末，蜜丸，空心酒下 30～40 丸。用于胎前腰痛难忍。（《胎产新书》猪肾丸）

2.猪肾 2 枚（细切），干姜 60g（为末）。水 7 升同煮，临卧徐徐服取汗。用于久咳不瘥。（《古今医统大全》猪肾粥）

## 猪肚

【来源】本品为猪科动物猪 Sus 的胃。

【别名】猪胃。

【性味归经】性温，味甘。归脾、胃经。

【功效】补虚损，健脾胃。

【应用】用于脾胃虚弱的咳嗽，心下痛，水肿等，劳病体虚，小儿体虚，产后及老人等。

【食用注意】外感未愈、胸腹痞胀者均忌服。

【古代文献】《本草经疏》："为补脾之要品。脾胃得补，则中气益，利自止矣……补益脾胃，则精血自生，虚劳自愈。"

【用法】煮食，适量，或入丸剂。

【食物成分】含蛋白质、脂肪、动物胶，另含有胃泌素、胃蛋白酶、胃膜素及胃蛋白酶稳定因子等。

【应用举例】

1.猪肚 1 具，人参 3g，干姜 3g，花椒 3g，葱白 7 茎，糯米 250g。上件捣为末。入米合和想得，入猪肚内，缝合，勿令泄气。以水五升于铛内，微火煮令烂熟。空腹服，放温服之。次，暖酒一中盏饮之。适用于虚羸乏力，精神萎靡。（《寿亲养老新书》）

2.猪肚子 1 个，莲子 30g，红枣 30g，肉桂 3g，小茴香 3g，白糯米 100g。未入药之前，照常将猪肚子洗去秽气。入药煮烂，一气顿食，蘸甜酱、酱油食之。如未饱，再用饭压之。肚子入药之后，必须用麻线将口扎紧，清水煮之。适用于脾寒而痛，痛在心下左右。（《串雅外编》）

# 牛肉

【来源】本品为牛科动物黄牛 *Bovine* 或水牛 *Bubalus* 的肉。

【别名】水牛肉、黄牛肉。

【性味归经】水牛肉：性凉，味甘。黄牛肉：性温，味甘。归脾、胃经。

【功效】滋补脾胃，益气补血，强筋健骨。

【应用】用于脾胃虚弱，气血不足，虚损羸弱，腰膝酸软，鼓胀水肿等。

【食用注意】牛有黄牛、水牛之分，黄牛肉略温，多食能助热生火，热盛之体或火热证者不宜多食。

【古代文献】

1.《备急千金要方》："主消渴，止唾涎出，安中益气力。养脾胃气。"

2.《本草纲目》："黄牛肉，安中益气，养脾胃。补益腰脚，止消渴及唾涎。""水牛肉，消渴，安中益气，养脾胃，补虚壮健，强筋骨，消水肿，除湿气。"

【用法】煮食、炒食、炖食。

【食物成分】含有蛋白质、脂肪、维生素（A、B$_1$、B$_2$）、胡萝卜素、矿物质（磷、钙、铁），以及胆甾醇等。

【应用举例】

1. 牛肉 500g（去脂膜，切作大片），胡椒 3g，荜茇 6g，陈皮 6g（去白），草果 6g，砂仁 3g，高良姜 6g。上为细末，生姜汁、葱汁、食盐适量，同肉拌匀，腌 2 日，取出焙干作脯，任意食之。适用于脾胃久冷，不思饮食。（《饮膳正要》）

2. 牛肉 500g，蒸熟，以姜、醋空心食之。适用于水气大腹浮肿，小便涩少。（《食医心镜》）

# 羊肉

【来源】本品为牛科动物山羊 *Capra aegagrus hircus* 或绵羊 *Ovis aries* 的肉。

【别名】羖肉、羝肉、羯肉。

【性味归经】性热，味甘。归脾、胃、肾经。

【功效】温中补虚，补肾壮阳，补养气血。

【应用】用于脾胃虚寒之体虚怕冷，产后虚寒，寒疝腹痛等；肾阳不足之虚劳羸瘦，腰膝酸软，年老体衰等。

【食用注意】外感发热、热病初愈、皮肤疮疡、疖肿等忌食。

【古代文献】

1.《名医别录》："主缓中，字乳余疾，及头脑大风汗出，虚劳寒冷，补中益气，安心止惊。"

2.《本草从新》："补虚劳，益气力，壮阳道，开胃健力，通气发疮。"

【用法】蒸、煮、炖、烤、涮等。

【食物成分】含有丰富的蛋白质、脂肪、维生素（A、B$_1$、B$_2$、E）、矿物质（钾、铁、镁、钙、磷、锌、锰、硒、铜等），其中钙、铁含量显著超过猪肉和牛肉，且胆固醇含量低。

【应用举例】

1. 当归 30g，生姜 150g，羊肉 250g，加水煎至羊肉烂熟，吃肉喝汤。用于脾胃虚寒之产后腹中痛及腹中寒疝。(《金匮要略》)

2. 羊肉 300g，草果 5 个，大麦仁 100g，食盐适量。将大麦仁煮熟，羊肉与草果一同熬煮，然后捞起羊肉，将汤与煮熟之大麦仁合并，再文火炖熬熟透；将捞出之羊肉切成小块放入大麦汤内，加食盐少许，调匀即食。用于腹胀、腹痛、腹泻、怕冷。(《饮膳正要》)

## 兔肉

【来源】本品为兔科动物东北兔 *Lepus mandshuricus*、华南兔 *Lepus sinensis*、家兔 *Oryctolagus cuniculus* f.*domesticus*、蒙古兔 *Lepus tolai Pallas* 和高原兔 *Lepus oiostolus* 的肉。

【别名】东北兔又名草兔、山兔、黑兔子、山跳子；蒙古兔又名草原兔、跳猫；华南兔又名短耳兔、粗毛兔、硬毛兔。

【性味归经】性寒，味甘。归脾、肝、大肠经。

【功效】补中益气，凉血解毒。

【应用】用于脾气虚弱，消渴羸瘦，胃热消渴，肠风便血，肌肤干燥。

【食用注意】脾胃虚寒者不宜食用。

【古代文献】

1.《名医别录》："主补中益气。"

2.《本草纲目》："今俗以兔肉饲小儿，云令出痘稀，盖亦因其性寒而解热耳，故又能治消渴。若痘已出及虚寒者宜戒之。"

【用法】烤、炒、焖、红烧、炖汤。

【食物成分】含有蛋白质、脂肪、烟酸、矿物质（硫、钾、钙、磷、铁、钠），还含有卵磷脂等。

【应用举例】

1. 兔 1 只，剥去皮、爪、五脏等，以水 15 升，煎煮令烂，骨肉相离，滤出骨肉，斟酌 5 升汁，便澄滤，令冷。渴即饮之，适用于消渴羸瘦，小便不禁。(《海上集验方》)

2. 兔肉 200g，怀山药 50g，枸杞子 16g，党参 16g，黄芪 16g，大枣 10 枚，共煮汤服之。适用于脾弱气虚。(《现代营养知识大全》)

## 鸡肉

【来源】本品为雉科雉属动物家鸡 *Gallus gallus domesticus* Brisson 的肉。

【别名】丹雄鸡、烛夜。

【性味归经】性温，味甘。归脾、胃经。

【功效】温中益气，补精填髓。

【应用】用于病后体虚，虚劳羸瘦，畏寒怕冷，产后缺乳，崩漏带下，月经不调。

【食用注意】凡实证、热证或邪毒未清者不宜服。

【古代文献】

1.《名医别录》："丹雄鸡：主久伤乏疮。白雄鸡：主下气，疗狂邪，安五脏，伤中，消渴。

黄雌鸡：主伤中，消渴，小便数不禁，肠澼泄利，补益五脏，续绝伤，疗劳，益气力。乌雄鸡：主补中止痛。"

2.《神农本草经》："丹雄鸡：主女人崩中漏下，赤白沃，补虚温中，止血，杀毒。黑雌鸡：主风寒湿痹，安胎。"

【用法】炒、煮、炖食。

【食物成分】含有丰富蛋白质、脂肪、维生素（A、$B_1$、$B_2$、烟酸、E）、矿物质（磷、钙、铁等），另含有胆甾醇、磷脂类、3-甲基组氨酸等。

【应用举例】

1.乌雄鸡1只（洗净，切作块），陈皮3g（去白），良姜3g，胡椒6g，草果2个。上件，以葱、醋、酱相合，入瓶内，封口，令煮熟，空腹食。适用于虚弱，劳伤，心腹邪气。（《饮膳正要》）

2.黄雌鸡1只，去毛及肠肚，生百合净洗，择1颗，白粳米饭两盏，上三味，将粳米饭、百合入鸡腹内，以线缝定。用五味汁煮鸡令熟。开肚取百合粳米饭，和鸡汁调和食之，鸡肉食之亦妙。用于产后虚羸。（《圣济总录》）

## 鸭肉

【来源】本品为鸭科鸭属动物家鸭 *Anatinae* 的肉。

【别名】家凫肉、鹜肉。

【性味归经】性平，味甘咸。归肺、脾、肾经。

【功效】滋阴养胃，利水消肿。

【应用】用于病后体虚，肺胃阴虚，虚劳骨蒸，咳嗽，水肿等。

【食用注意】外感未愈、脾虚便溏、肠风下血者禁食。

【古代文献】

1.《本草纲目》："补虚除客热，和脏腑，利水道，疗小儿惊痫。"

2.《本草从新》："甘平微咸，入肺肾血分，补阴除蒸，止嗽利水，治热痢，化虚痰。"

【用法】煮食，煎汤，或红烧。

【食物成分】含有蛋白质、脂肪、维生素（$B_1$、$B_2$、烟酸）、矿物质（磷、钙、铁等）。所含脂肪酸主要是低密度、不饱和脂肪酸，且各脂肪酸的比例接近理想值。

【注意事项】外感未清，脾虚便溏，肠风下血者禁食。

【应用举例】

1.鸭1只，去毛，剖腹去肠杂，填入大蒜头3～5个，煮至烂熟（不加或略加糖），吃鸭、蒜并喝汤，可隔若干日吃1只。适用于慢性肾炎，水肿。（《食物中药与便方》）

2.白鸭1只，去毛、肠，汤洗，饭半升。以饭、姜、椒酿鸭腹中，缝定如法蒸，候熟食之。适用于水气胀满浮肿，小便涩少。（《食医心镜》）

## 鸽肉

【来源】本品为鸠鸽科鸽属动物原鸽 *Columba livia*、家鸽 *Columba livia* domestica、岩鸽 *Columba rupestris* 的肉。

【别名】鹁鸽、飞奴。

【性味归经】性平，味甘、咸。归肺、肝、肾经。

【功效】滋肾养肝，补血调经，祛风解毒。

【应用】用于虚羸消渴，血虚闭经，恶疮疥癫等。

【食用注意】《食疗本草》："虽益人，缘恐食多减药力。"

【古代文献】

1.《本草纲目》："解诸药毒，及人马久患疗，食之立愈……"

2.《随息居饮食谱》："鸽，甘，平，清热解毒愈疮，止渴息风。"

【用法】蒸食，炖汤，炸食。

【食物成分】含有较高的蛋白质，较低的脂肪，维生素A、B、E等，矿物质铁、钙、铜等。

【应用举例】

1. 白花鸽1只，切成小块，以土苏煎，含之咽汁。可用于消渴。（《食医心镜》）

2. 白鸽1只，枸杞子24g，黄精30g，共炖成蒸煮食用。可用于老年体虚。（《补药和补品》）

# 第三节　五菜类

扫一扫，看课件

"五菜"一词最早见于《黄帝内经》，《素问·脏气法时论》曰："五谷为食，五果为助，五畜为益，五菜为充，气味合而服之，以补精益气。"《灵枢·五味》又曰："五菜：葵甘，韭酸，藿咸，薤苦，葱辛。"这是关于五菜最早的论述。《尔雅》云："凡草菜可食者，通名为蔬。"《辞海》称"菜"为"蔬类植物的总称"。由此可见，五菜类可泛指一切蔬菜类的食物。

蔬菜在我国人民膳食中的食物构成比约为33.7%，是膳食的重要组成部分。蔬菜中富含丰富的维生素（维生素C和胡萝卜素）、矿物质和膳食纤维，能够补充人体所需的营养物质，合理搭配食用可起到意想不到的养生效果。不但具有维持生命的作用，还对体内物质代谢起着调节作用。如蔬菜中富含的维生素C，能促进胶原蛋白的合成，促进叶酸还原成四氢叶酸，具有促进排毒、抗氧化作用，并可促进铁的吸收和储备，预防贫血等。

大多数蔬菜性寒凉（如苦瓜、黄瓜、芹菜、白菜等），具有清热生津、泻火除烦、通利大小便、化痰止咳等功能，适用于肺胃热盛或热病烦渴等。少数蔬菜性温热（如胡荽、大葱、韭菜、辣椒等），能起到温中散寒、行气止痛、开胃消食等作用，适用于外感风寒或脾胃虚寒等。

## 大葱

【来源】本品为百合科多年生草本植物葱 *Allium fistulosum* L. 的鳞茎或全草。

【别名】葱、大葱、葱白头。

【性味归经】性温，味辛。归肺、胃经。

【功效】解表散寒，通阳散结，解毒驱虫。

【应用】常用于外感风寒，发热头痛；阴寒腹痛，二便不通；虫积内阻，痢疾，痈肿。

【食用注意】本品性辛温，煎煮不宜过久。表虚自汗者慎用。

【古代文献】

1.《神农本草经》："主伤寒，寒热，出汗，中风，面目肿。"

2.《本草纲目》："除风湿，身痛麻痹，虫积心痛，止大人阳脱，阴毒腹痛，小儿盘肠内钓，妇人妊娠溺血，通奶汁，散乳痈，利耳鸣，涂猘犬毒。"

【用法】可煮粥，可煎汤，或作为调味品。

【食物成分】主要含有挥发油，能刺激汗腺，具有发汗、祛痰、利尿、驱虫等作用；另外，大葱全株中含有超氧化物歧化酶，具有抗氧化作用。

【应用举例】

1.老葱白五茎。去皮须，捣膏，以匙送入喉中，灌以麻油四两，虫积皆化为黄水而下。用于虫积卒心急痛，牙关紧闭欲绝。（《瑞竹堂经验方》）

2.连根葱白二十根。和米煮粥，入醋少许，热食取汗即解。用于时疾头痛发热者。（《济生秘览》）

# 韭菜

【来源】本品为百合科葱属植物韭菜 *Allium tuberosum* Rottler.ex Spreng. 的叶。

【别名】扁菜、长生韭、壮阳草。

【性味归经】性温，味辛、甘。归胃、肝、肾、肺经。

【功效】温中补虚，行气通便，壮阳补肾，化瘀解毒。

【应用】常用于脾胃虚寒所致的胸痹，噎膈反胃，吐血衄血，痢疾，消渴，痔漏、脱肛等；外用可治跌打损伤，瘀血肿痛，外伤出血等。

【食用注意】阴虚内热及疮疡、目疾患者均忌食。

【古代文献】

1.《本草拾遗》："温中，下气，补虚，调和腑脏，令人能食，益阳，止泄白脓、腹冷痛，并煮食之。叶及根生捣绞汁服，解药毒，疗狂狗咬人欲发者；亦杀诸蛇、虺、蝎、恶虫毒。"

2.《本草纲目》："饮生汁，主上气喘息欲绝，解肉脯毒。煮汁饮，止消渴、盗汗，熏产妇血运，洗肠痔脱肛。"

【用法】内服：捣汁饮，50～100g；或炒熟做菜食。外用：捣敷、取汁滴注、炒热熨或煎水熏洗。

【食物成分】主要含有丰富的植物纤维和挥发油等物质，具有促进胃肠蠕动、增强消化功能及抑菌杀菌等作用。

【应用举例】

1.生韭或根五斤（洗），捣汁。灌少许，即吐胸中恶血。用于胸痹，心中急痛如锥刺，不得俯仰，自汗出或痛彻背上，不治或至死。（《孟诜方》）

2.韭菜汁二两，牛乳一盏。上用生姜汁半两，和匀，温服。用于胃反呃逆。（《丹溪心法》）

# 白菜

【来源】本品为十字花科芸薹属大白菜 *Brassica pekinensis*（Lour.）Rupr. 的全草。

【别名】胶菜、结球白菜。

【性味归经】性微寒，味甘。归肺、胃、膀胱、大肠经。

【功效】清热生津，醒酒除烦，化痰止咳，利尿通便。

【应用】常用于肺胃热盛所致的口渴心烦、咳嗽气喘、大便干结、小便不利等。

【食用注意】脾胃虚寒者不宜多食。

【古代文献】

1.《食疗本草》："白菜，发诸风冷，有热人食之，亦不发病，即明其性冷。"

2.《饮膳正要》："白菜，味甘，温，无毒。主通行肠胃，除胸中烦，解酒渴。"

【用法】凉拌、绞汁或炒熟。

【食物成分】主要含有丰富的膳食纤维，能促进胃肠蠕动，增强食欲，还含有微量元素硒、钼、锌等，具有一定的防癌抗癌、促进造血和伤口愈合等作用。

【应用举例】

1.大白菜老叶 5 片，焙干研细，香油调匀，涂擦患处。用于烧烫伤。(《食物疗法》)

2.新鲜白菜帮、绿豆芽菜、马齿苋洗净后捣烂，外敷患处，每日更换 1～2 次。用于丹毒。(《食物疗法》)

## 萝卜

【来源】本品为十字花科植物莱菔 *Raphanus sativus* L. 的新鲜根。

【别名】莱菔、芦菔、萝白。

【性味归经】性凉，味辛、甘；煮熟性平，味甘。归肺、胃、脾、大肠经。

【功效】清热解毒，生津止渴，化痰消积，下气宽中。

【应用】常用于治食积胀满，肺热痰喘，咳嗽咯血，吐血，衄血，热病消渴等。

【食用注意】脾胃虚寒者不宜生食；不可与人参同服。

【古代文献】

1.《新修本草》："散服及炮煮服食，大下气，消谷，去痰癖；生捣汁服，主消渴。"

2.《本草纲目》："主吞酸，化积滞，解酒毒，散瘀血，甚效。"

【用法】煮汤，煮粥，绞汁，或生吃。

【食物成分】主要含有能诱导人体自身产生干扰素的多种微量元素，可防癌、抗癌；其中的芥子油和膳食纤维可促进胃肠蠕动，有助于体内废物的排出。

【应用举例】

1.萝卜生捣汁，入姜汁同服。治失音不语。(《普济方》)

2.萝卜(捣汁)半盏，入酒少许，热服，并以汁注鼻中皆良。或以酒煎沸，入萝卜再煎饮之。治鼻衄不止。(《卫生易简方》)

## 芹菜

【来源】本品为伞形科水芹菜属植物水芹 *Apium graveolens* L. 的全草。

【别名】香芹、水芹。

【性味归经】性凉，味辛、甘。归肺、胃、肝经。

【功效】清热生津，平肝降压，利水通淋。

【应用】常用于暴热烦渴、黄疸、水肿、淋病、带下、瘰疬、痄腮等。

【食用注意】脾胃虚弱，中气不足者禁食。

【古代文献】

1.《本草拾遗》："茎叶捣绞取汁，去小儿暴热，大人酒后热毒、鼻塞、身热，利大小肠。"

2.《本草求真》：芹菜（专入肺胃肝），地出，有水有旱，其味有苦有甘，有辛有酸之类。考之张璐有言，旱芹得青阳之气而生，气味辛窜，能理胃中湿浊；水芹得湿淫之气而生，气味辛浊。

【用法】内服：煎汤；或捣汁。外用：捣敷。

【食物成分】主要含有芹菜素和芹菜甲素等有效成分，具有镇静、抗惊厥、抗脑缺血、改善记忆功能、保护脑细胞，以及降低毛细血管通透性、降血压等作用。

【应用举例】

1.水芹菜、大麦芽、车前子，水煎服。用于小儿发热，月余不凉。（《滇南本草》）

2.水芹四钱，景天二钱，水煎服。用于妇女带下。（《湖南药物志》）

## 菠菜

【来源】本品为藜科菠菜 *Spinacia oleracea* L. 的全草。

【别名】菠棱、波斯草、赤根菜。

【性味归经】性平味甘。归肝胃、小肠、大肠经。

【功效】养血敛阴，清热解毒，润燥通便。

【应用】常用于肺胃热盛之衄血、便血，坏血病，消渴引饮，大便涩滞等。

【食用注意】脾胃虚寒者不宜多食，多食令人脚软。

【古代文献】

1.《滇南本草》："菠菜，一名红根菜，味甘微辛，性温。入脾、肺二经。祛风明目，开通关窍，伤利肠胃，解酒，通血。"

2.《得配本草》："甘，冷，滑。入手太阳、阳明经。通肠胃，利脏腑。行血脉，解酒毒，下气调中，止渴润燥。得鸡内金，治消渴。多食令人脚软。腹冷者禁食。"

【用法】煮食或炒熟食用。

【食物成分】主要含有丰富的胡萝卜素和维生素C，具有很好的补血作用，还含有丰富的维生素K，也具有止血、凝血功能。

【应用举例】

1.菠菱根、鸡内金等份，为末，米饮服，日三次。用于消渴引饮，日至一石者。（《经验方》）

2.菠菜250g，猪肝200g，炒熟淡食；或鲜菠菜500g，捣烂取汁，每日2次。用于夜盲症。（《食物疗法》）

## 莲藕

【来源】本品为睡莲科植物莲 *Nelumbo nucifera* Gaertn 的根状茎。

NOTE

【别名】藕、莲菜。

【性味归经】性凉，味甘、平。归脾胃、心、大肠经。

【功效】补中益气，生津止渴，凉血止血，活血散瘀。

【应用】常用于热病烦渴、吐血、衄血、便血、尿血、产后血虚、消渴、霍乱等。

【食用注意】脾胃虚寒者不宜多食。

【古代文献】

1.《滇南本草》："藕，味甘、平，多服润肠肺，生津液。痰中带血，立效。节，治妇人血崩冷浊。叶，止血虚火晕。花，治妇人血逆昏迷。子，清心解热之圣药也，久服轻身延年。"

2.《饮膳正要》："藕，味甘，平，无毒。主补中，养神，益气，除百疾，消热渴，散血。"

【用法】煮食或炒熟食用。生用能凉血散瘀，熟用则补心益胃。

【食物成分】主要含有丰富的淀粉、蛋白质和维生素，具有增强人体免疫力和抗氧化作用，还含有丰富的维生素 K，具有止血、凝血等作用。

【应用举例】

1.生藕，捣绞取汁一中盏，入生蜜一合，搅令匀，不计时候，分为二服。用于时气烦渴不止。（《太平圣惠方》）

2.生藕汁、地黄汁、葡萄汁各等份。每服半盏，入蜜温服。用于小便热淋。（《本草纲目》）

## 冬瓜

【来源】本品为葫芦科植物冬瓜 *Benincasa hispida*（Thunb.）Cogn. 的果实。

【别名】白瓜、东瓜、水芝。

【性味归经】性凉，味甘、淡。归肺、大肠、小肠、膀胱经。

【功效】清热解毒，利水消肿，消痰定喘。

【应用】常用于水肿、脚气、淋病、痰喘、暑热烦闷、消渴、泻痢、痈肿、痔漏等；并解鱼毒、酒毒。

【食用注意】脾肾虚寒、久病滑泄者不宜多食。

【古代文献】

1.《饮膳正要》："冬瓜，味甘，平、微寒，无毒。主益气，悦泽驻颜，令人不饥。"

2.《本草求真》："冬瓜（专入肠胃）。味虽甘淡，性甚冷利，故书所述治效，多是消肿定喘。"

【用法】内服：煎汤；煨熟或捣汁。外用：捣敷或煎水洗。

【食物成分】主要含有丰富的钾元素，而钠含量较低，可改善体内的钠钾平衡，有降血压、利尿作用；冬瓜中的膳食纤维有降低胆固醇、防止动脉粥样硬化、降血脂及通便等作用。

【应用举例】

1.冬瓜一枚，削皮，埋湿地中一日，取出破开，饮其汁水。或将瓜烧熟，绞汁饮服亦可。用于消渴不止。（《本草纲目》）

2.冬瓜一枚，黄土泥厚裹五寸，煨令烂熟，去土绞汁服之。用于伤寒后痢，日久津液枯竭，四肢浮肿，口干。（《古今录验方》）

# 第四节　五果类

　　《说文解字》曰："果，木实也。"张晏曰："有核曰果，无核曰蓏。"这是关于果的最早解释。《素问·脏气法时论》曰："五谷为食，五果为助……"五果，指枣、李、栗、杏、桃五种水果或干果的简称，现多泛指一切水果类或坚果类的食物。

　　在日常生活中，五果类食物虽然不是人们赖以生存的主食，但也是非常重要的食物来源，主要包括水果类和坚果类。水果类有桃子、杏子、李子、柿子、葡萄、石榴等，坚果类主要包括核桃、花生、榛子、松子、栗子等。果类食品中含有丰富的果糖、维生素、碳水化合物、无机盐等人体必需的营养成分，对维护人类的健康至关重要。比如，水果中的糖类、有机酸、芳香物质和膳食纤维等成分，对促进消化，维持肠道正常功能，防治高血压、冠心病、动脉粥样硬化等都具有重要意义。

　　关于五果类食物的药用和养生价值，李时珍在《本草纲目》中谓："木实曰果，草实曰蓏，熟则可食，干可脯，丰俭可以济时，疾苦可以备药。"《黄帝内经太素》云："五谷、五畜、五果、五菜，用之充饥则谓之食，以其疗病则谓之药。"这些都说明果类食物同样具有药食两用的价值。《灵枢·五味》曰："五果：枣甘、李酸、栗咸、杏苦、桃辛。"五果类食物大多性偏温润，味以甘、酸为主，具有生津止渴、润肠通便、润肺止咳、活血消肿等功效，适用于肺胃阴津不足之口渴心烦、肠燥便秘、小便不利、水肿腹胀等。

## 桃子

　　【来源】本品为蔷薇科植物桃 *Amygdalus persica* L. 或山桃 *Amygdalus davidiana*（Carrière）de Vos ex Henry 的成熟果实。

　　【别名】桃实、桃枭。

　　【性味归经】性温，味甘、酸。归肺、大肠经。

　　【功效】生津止渴，润肠通便，活血消积。

　　【应用】常用于治阴津不足之口渴心烦、肠燥便秘；瘀血内阻之痛经、闭经、癥瘕积聚。

　　【食用注意】脾胃有热者不宜多食，糖尿病患者忌食。

　　【古代文献】

　　1.《滇南本草》："桃子，味甘、酸，性温，微毒。能解邪气、美颜色。多食动脾助热，令人膨胀，发疮疖。"

　　2.《饮膳正要》："桃，味辛甘，无毒。利肺气，止咳逆上气，消心下坚积，除卒暴击血，破癥瘕，通月水，止痛。桃仁止心痛。"

　　【用法】鲜食，或做脯食，也可捣敷外用。

　　【食物成分】主要含有丰富的钾、铁和果胶，能够对水肿产生缓解作用，并能防治贫血和预防便秘。

　　【应用举例】

　　1.用桃枭十四枚、巴豆七粒、黑豆一两，研匀，加冷水调成丸子，如梧子大，朱砂为

衣。发病日五更服一丸，水送卜。服药两次可愈，此方称"家宝通神丸"。用于疟疾。(《本草纲目》)

2.有桃枭一个，霜梅二个，葱根七个，灯心二根，陈皮一钱，稻根、大麦芽各一撮，加水二盅煎服。用于盗汗不止。(《本草纲目》)

## 杏子

【来源】本品为蔷薇科植物杏 *Armeniaca vulgaris* Lam. 或山杏 *Armeniaca sibirica*（L.）Lam 的成熟果实。

【别名】杏实、甜梅。

【性味归经】性温，味甘、酸。归肺、大肠经。

【功效】生津止渴，润肠通便，止咳平喘。

【应用】常用于阴津不足之肺燥咳嗽、口渴心烦、肠燥便秘等。

【食用注意】孕妇、糖尿病患者慎食。

【古代文献】

1.《滇南本草》："杏，味酸，性热。治心中冷热，止渴定喘，解瘟疫。但人多食损目劳筋。"

2.《饮膳正要》："杏，味酸。不可多食，伤筋骨。杏仁有毒，主咳逆上气。"

【用法】煎汤，或生食，或晒干为脯。

【食物成分】主要含有丰富的维生素和蛋白质，是一种营养价值较高的水果。其未成熟的果实含类黄酮，具有预防心脏病和减少心肌梗死的作用。

【应用举例】

1.杏仁、桃仁各半两，去皮类，炒研，加水调生面和成丸子，如梧子大。每服十丸，姜蜜汤送下。以微泻为度。用于上气喘急。(《本草纲目》)

2.用杏仁一两，去皮尖，熬后磨细，和米煮粥，空心吃二合。用于喘促浮肿，小便淋沥。(《本草纲目》)

## 李子

【来源】本品为蔷薇科植物李 *Prunus salicina* Lindl. 或山李 *Berberis heteropoda* Schrenk. 的成熟果实。

【别名】嘉庆子。

【性味归经】性微温，味甘、酸。归肝、肾、胃经。

【功效】益胃生津，润肠通便，活血消肿。

【应用】常用于治胃阴不足之咽干口渴、肠燥便秘；水湿内停之小便不利、水肿腹胀等。

【食用注意】脾胃虚弱、胃酸过多及体虚气弱者不宜多食。

【古代文献】

1.《本草纲目》："果实：苦、酸、微温、无毒，肝病人宜食。核仁：苦、平、无毒，利小肠，下水气，消浮肿。"

2.《饮膳正要》："李子，味苦，平，无毒。主僵仆，瘀血，骨痛，除痼热，调中。"

【用法】煎汤，或生食，或晒干为脯。

【食物成分】主要含有多种氨基酸和果酸，能促进胃酸和胃消化酶的分泌，增加肠胃蠕动，可增强食欲，促进消化。

【应用举例】

1.鲜李子捣绞汁冷服。用于骨蒸劳热，或消渴引饮。(《泉州本草》)

2.李子鲜食。用于肝肿硬腹水。(《泉州本草》)

## 梨子

【来源】本品为蔷薇科植物白梨 *Pyrus bretschneideri* Rehd.、沙梨 *Pyrus pyrifolia*（Burm.f.）Nakai、秋子梨 *Pyrus ussuriensis* Maxim. 等栽培种的成熟果实。

【别名】果宗、蜜父。

【性味归经】性凉，味甘、微酸。归肺、胃经。

【功效】益胃生津，润肺止咳，清热化痰。

【应用】常用于治热病津伤烦渴、肺热咳嗽、痰热惊狂、消渴、噎膈、便秘等。

【食用注意】脾虚便溏及寒嗽者忌食；糖尿病患者不宜多食。

【古代文献】

1.《饮膳正要》："梨，味甘，寒，无毒。主热嗽，止渴，疏风，利小便，多食寒中。"

2.《滇南本草》："梨者，利也。其性下行流利也。切片治烫火伤处，贴之如神。亦能治中风不语，寒症热疾，大小便不通，或胃中痞块食积，霍乱吐泻，小儿偏坠，疼痛即止。但味甘不可多食。取汁服之，定喘止咳。"

【用法】内服：生食、(去皮、核)捣汁或熬膏。外用：捣敷或捣汁点眼。

【食物成分】主要含有丰富的维生素、胡萝卜素，具有抗氧化作用，梨汁中的多酚有抗癌作用。

【应用举例】

1.梨汁、荸荠汁、鲜苇根汁、麦冬汁、藕汁(或用蔗浆)。临时斟酌多少，和匀凉服，不甚喜凉者，重汤炖温服。用于太阴温病口渴甚，吐白沫黏滞不快者。(《温病条辨》五汁饮)

2.梨汁煮粥，用于小儿疳热及风热昏躁。(《本草求原》)

## 柿子

【来源】本品为柿科植物柿 *Diospyros kaki* Thunb. 的成熟果实。

【别名】朱果、红柿。

【性味归经】性寒，味甘、微涩。归肺、胃、大肠经。

【功效】润肺生津，化痰止咳，涩肠止血。

【应用】常用于治肺热咳嗽、胃阴不足、烦渴引饮、口舌生疮、吐血衄血、痢疾便血、肠风痔漏等。

【食用注意】脾胃虚寒、泄泻便溏、痰湿内盛、外感咳嗽、疟疾等均不宜食。

【古代文献】

1.《饮膳正要》："柿，味甘，寒，无毒。通耳鼻气，补虚劳，肠不足，浓脾胃。"

2.《本草图经》:"凡食柿不可与蟹同,令人腹痛大泻。"

【用法】生食或做成柿饼。

【食物成分】含有丰富的果胶,可润肠通便,对于纠正便秘,保持肠道正常菌群生长等有很好的作用。新鲜柿子含碘量高,能够防治地方性甲状腺肿大。

【应用举例】

1.柿未成熟时,捣取汁,冲服。用于地方性甲状腺肿。(《中草药学》)

2.用干柿、灯心等份,水煎,每日饮服。用于热淋涩痛。(《本草纲目》)

## 橘子

【来源】本品为芸香科植物福橘 Citrus reticulata cv.Tangerina 或朱橘 C. erythtosa Hort. ex Tanaka 等多种橘类的成熟果实。

【别名】黄橘、红橘。

【性味归经】性温,味甘、酸。归肺、胃经。

【功效】生津止渴,润肺止咳,理气和胃。

【应用】常用于治胃阴不足、呕逆少食、胸膈满闷、口渴心烦、咳嗽痰多等。

【食用注意】儿童及老人不易多食;糖尿病患者忌食。

【古代文献】

1.《饮膳正要》:"味甘酸,温,无毒。止呕,下气,利水道,去胸中瘕热。"

2.《日华子本草》:"止消渴,开胃,除胸中膈气。"

【用法】生食,或绞汁饮用,或做蜜煎,或配制成药膳。

【食物成分】主要含有丰富的维生素C、胡萝卜素、黄酮类物质,具有抗氧化、降血脂、抗动脉粥样硬化等作用,可预防心血管疾病。

【应用举例】

1.用橘皮(壁土炒香)研为末,每服二钱。以生姜三片,枣肉一枚,加水二盏,煎成一盏温服。治反胃吐食。(《本草纲目》)

2.用橘皮半两,水煎徐饮。治突然失声。(《本草纲目》)

## 葡萄

【来源】本品为葡萄科植物葡萄 Vitis vinifera L. 的成熟果实。

【别名】草龙珠、山葫芦。

【性味归经】性平,味甘、酸。归肺、脾、肾经。

【功效】补益气血,安神定志,强筋壮骨,利水消肿。

【应用】常用于气血虚弱、肺虚咳嗽、心悸盗汗、风湿痹病、水肿淋病、小便不利等。

【食用注意】儿童及老人不易多食,糖尿病患者忌食。

【古代文献】

1.《滇南本草》:"葡萄,色有绛、绿二种,绿者佳。味甘,性平。服之轻身延年。老人大补气血,舒经活络。泡酒服之,治阴阳脱症,又治盗汗虚症。"

2.《饮膳正要》:"葡萄,味甘,无毒。主筋骨湿痹,益气强志,令人肥健。"

【用法】煎汤、捣汁或浸酒。

【食物成分】含有丰富的葡萄糖、有机酸、维生素，可兴奋大脑神经，对治疗神经衰弱和消除过度疲劳有一定效果；含有抗恶性贫血作用的维生素 $B_{12}$，有益于预防恶性贫血；葡萄中的白藜芦醇，可以防止正常细胞癌变，有较强的防癌、抗癌功能。

【应用举例】

1. 取葡萄捣取自然汁，生藕捣取自然汁，生地黄捣取自然汁，各五合，再加白沙蜜五合，和匀，每次温服一碗。用于热淋涩痛。（《本草纲目》）

2. 用葡萄嫩心十四个、蝼蛄七个（去头尾），同研烂，露七日，晒干研为末。每服半钱，淡酒调下。暑天服此方，效果更好。用于水肿腹胀。（《本草纲目》）

## 石榴

【来源】本品为石榴科植物石榴 *Punica granatum* L. 的成熟果实。

【别名】天浆、甘石榴、安石榴。

【性味归经】性温，味甘、酸、涩。归胃、大肠经。

【功效】消食和胃，生津止渴，收敛止血，杀虫止痢。

【应用】常用于胃阴不足之咽干口渴、呕逆少食、久泻久痢、便血崩漏、虫积腹痛等。

【食用注意】糖尿病患者忌食。

【古代文献】

1. 《饮膳正要》："石榴，味甘酸，无毒。主咽渴，不可多食，损人肺，止漏精。"

2. 《滇南本草》："石榴，味甘、酸、涩，性微温，无毒。子白而大者，名水晶榴，味甘美。压丹毒，杀三尸虫，治咽喉燥渴。多食伤肺、伤牙而生痰。"

【用法】生食、绞汁或煎汤服。

【食物成分】主要含有多种氨基酸和微量元素，有助消化、抗溃疡、软化血管、降血脂等多种功能，可防止冠心病、高血压病；石榴中的多酚和黄酮有抗氧化作用。

【应用举例】

1. 用石榴一个，煅烟尽，出火毒一夜，研为末，以酸榴一块煎汤送下，神效无比。此方名"黑神散"。用于肠滑久痢。（《本草纲目》）

2. 用酸榴皮煎汤，冷定后，每日搽洗，直至病愈。用于肚子生疮（黄水浸淫，痒痛溃烂）。（《本草纲目》）

## 栗子

【来源】本品为壳斗科植物栗 *Castanea mollissima* BL. 的种仁。

【别名】板栗、栗果、大栗。

【性味归经】性平，味甘。归脾、胃、肾经。

【功效】健脾和胃，补肾强筋，活血止血。

【应用】常用于脾胃虚弱之饮食纳呆、泄泻、腰脚软弱、吐血、衄血、便血、金疮、折伤肿痛、瘰疬等。

【食用注意】糖尿病、肥胖症患者慎用。小儿及脾胃虚弱、脘腹胀闷或痰湿体质者不可多食。

【古代文献】

1.《名医别录》:"主益气,厚肠胃,补肾气,令人忍饥。"

2.《滇南本草》:"治山岚瘴气,疟疾,或水泻不止,或红白痢疾。用火煅为末。每服三钱姜汤下。生吃止吐血、衄血、便血,一切血症。"

【用法】内服:生食、煮食或炒存性研末服。外用:捣敷。

【食物成分】栗子所含的丰富维生素、矿物质和不饱和脂肪酸,可预防和治疗骨质疏松、腰腿酸软、筋骨疼痛,并对高血压病、冠心病、动脉硬化等心血管疾病防治具有一定作用。

【应用举例】

1.栗楔风干,每日空心食7枚,再食猪肾粥。用于肾虚腰膝无力。(《经验方》)

2.日以生栗与食。用于小儿脚弱无力,三四岁尚不能行步。(姚可成《食物本草》)

## 胡桃

【来源】本品为胡桃科植物胡桃 *Juglans regia* L. 的种仁。

【别名】核桃。

【性味归经】性温,味甘涩。归肾、肝、胃经。

【功效】润肠通便,补肾益精,润肺定喘。

【应用】用于肾虚喘咳、小便频数、腰膝酸软、阳痿遗精、腿脚无力、大便秘结等。

【食用注意】痰火积热、阴虚火旺、便溏者不宜食。

【古代文献】

1.《本草拾遗》:"食之令人肥健,润肤黑发,去野鸡病。"

2.《开宝本草》:"多食利小便,去五痔。"

【用法】入丸、散或汤剂。

【食物成分】含有丰富的蛋白质、脂肪、维生素 E、矿物质(磷、镁、钾等)。此外在核桃青皮中含有大量的酚类化合物,具有镇痛、消炎、抑菌、抗肿瘤等功效。

【应用举例】

1.取3个核桃仁,7粒五味子,混匀后碾末,适量蜂蜜调和嚼服。治肾虚耳鸣遗精。(《贵州草药》)

2.用胡桃肉、白茯苓各四两,附子一枚去皮切片,姜汁、蛤粉同焙为末,蜜丸梧子大。每服三十丸,米饮下。主治:小便大利不甚渴。(《本草纲目》)

# 第五节　其他类

扫一扫,看课件

伴随人类文明及现代食品工业的发展,食物的种类已远超中医典籍的记载,因此无法完全参照经典古籍进行分类。本教材将除五谷、五畜、五菜、五果以外的食物归为其他类,主要涵盖调味品、饮品、蛋类、乳类及水产类等。常见调味品包括醋、糖、盐、花椒、胡椒、辣椒等。《食物本草》中记载了有关"味类"的分类。饮品包括酒、茶、果蔬汁、植物蛋白饮品等。

蛋类包括鸡蛋、鸭蛋、鹅蛋、鹌鹑蛋等。乳类包括牛乳、羊乳及酸奶、奶酥、奶酪等乳制品。水产类可分为鱼类、甲壳类及软体类。其中鱼类可分为淡水鱼及海鱼，淡水鱼包括鲫鱼、鲤鱼、草鱼、鲈鱼等，海鱼包括黄鱼、带鱼、金枪鱼等。甲壳类包括鳖（甲鱼）、乌龟、鲍鱼等。软体类包括海参、乌贼等。本节分别选取了具有代表性的食物进行举例。

## 醋

【来源】本品主要以糯米、高粱、麸皮、大米、玉米、小麦及糖类和酒类为原料发酵制成。

【别名】酢、醯、苦酒。

【性味归经】性温，味苦、酸。归肝、胃经。

【功效】开胃，消食散积，收敛散瘀，止血，止泻，安蛔止痛，解毒，调脂降压。

【应用】用于油腻食积，消化不良，咽喉肿痛，吐血、衄血、便血，解食用鱼蟹引起的肠胃不适。

【食用注意】脾胃湿重、痿痹、筋脉拘挛、骨伤愈合、感冒外邪者慎服；多食，损腰肌脏，且伤齿胃；服用红霉素、磺胺类药物者忌用。

【古代文献】

1.《本草拾遗》："破血运，除癥块坚积，消食，杀恶毒，破结气，心中酸水痰饮。"

2.《食疗本草》："消诸毒气，煞邪毒。能治妇人产后血气运。"

【用法】直接饮用，炮制药物，作调味品等。

【食物成分】乙酸是其主要成味因素，含少量蛋白质及碳水化合物，含钾、钠等矿物质。

【应用举例】取黄芪五两，芍药三两，桂枝三两，苦酒一升，清水七升，相和煮取三升，温服一升。主治黄汗，身体肿，发热；汗出而渴，状如风水，汗沾衣，色正黄如柏汁，脉自沉。（《金匮要略》）

## 糖

【来源】本品主要以甘蔗茎 Saccharum officinarum 或甜菜 Beta vulgaris L.、玉米 Zea mays L. 等为原料榨取加工而成。

【别名】石蜜、砂糖、饧。

【性味归经】饴糖：性大温，味甘。红糖：性寒，味甘。白糖：性寒，味甘。归肝、脾、胃、肺经。

【功效】补中缓急，润肺止咳生津，和血行瘀。

【应用】用于脾胃虚弱，脘腹疼痛，肺虚咳嗽，口燥咽干，产后恶露不尽，缓解有毒药物，如乌头、附子等过量引起的不良反应。

【食用注意】脾胃湿重、痰湿、湿热者，糖尿病、肥胖、高血脂者不宜用。不与鲫鱼、葵菜、笋同食。

【古代文献】

1.《名医别录》："主补虚乏，止渴。"

2.《食疗本草》："主补气，兼下气。"

NOTE

【用法】溶化服或入汤剂。

【食物成分】白糖、红糖主要成分为蔗糖，饴糖主要成分为麦芽糖。

【应用举例】用砂糖、姜汁等份，相和，慢煎二十沸，每咽半匙，取效。主治：上气喘嗽，烦热，食即吐逆。(《本草纲目》)

## 盐

【来源】本品为含盐丰富的海水、井水、湖水或盐矿中提取加工而成的晶体。

【别名】咸鹾。

【性味归经】性寒，味咸、甘。归肾、胃、大肠、小肠经。

【功效】清热解毒，软坚散结，凉血益肾，涌吐催呕，润燥通便。

【应用】用于食停上脘、胸脘胀满、心腹胀痛、牙龈出血、牙痛、二便不通。

【食用注意】咳嗽、口渴、消渴者慎服，水肿者忌服。

【古代文献】

1.《神农本草经》："食盐宜脚气，洁齿、坚齿，治一切皮肤诸症。"

2.《要药分剂》："治骨病齿痛，涌吐醒酒，治结核积聚。"

【用法】溶化服或入汤剂。

【食物成分】主要为氯化钠，含钙、镁等矿物质。

【应用举例】薏苡仁 60g，粳米 60g，食盐 5g，味精 2g，香油 3g。将薏苡仁洗净捣碎，粳米淘洗，同入煲内，加水适量，共煮为粥。粥熟后调入食盐、味精、香油即可。温热食之，日服 2 次。主治：脾虚湿胜。(《中医药膳学》)

## 花椒

【来源】本品为芸香科植物花椒 *Zanthoxylum bungeanum* Maxim. 的果皮。

【别名】川椒、蜀椒。

【性味归经】性温，味辛，有小毒。归肾、脾、肺经。

【功效】温中散寒，杀虫解毒，除湿除痰，止痛，去腥止痒，下气。

【应用】用于脾胃虚寒、寒痰食积、脘腹冷痛、湿疹瘙痒、冷痢、蛔虫。

【食用注意】阴虚火旺者忌服，孕妇慎服。

【古代文献】

1.《名医别录》："疗喉痹，吐逆，疝瘕，去老血，产后余疾腹痛，出汗，利五脏。"

2.《药性论》："治恶风，遍身四肢顽痹，口齿浮肿摇动；主女人月闭不通，治产后恶血痢，多年痢，主生发，疗腹中冷痛。治头风下泪，腰脚不遂，虚损留结，破血，下诸石水，腹内冷而痛，除齿痛。"

【用法】入汤剂，作调味品。

【食物成分】碳水化合物约占 66.5%，含少量蛋白质及脂肪，含维生素 A 及钙、钾等矿物质。含酰胺类物质和生物碱，其中酰胺类物质主要以山椒素为代表，是花椒呈麻味的主要成分。

【应用举例】用椒二两，醋二升，煮醋尽，慢火焙干碾末，瓷器贮之。每服二钱匕，酒

或米饮下。主治：小儿水泻下，及人年五十以上患泻。(《千金方》)

# 茶

【来源】本品为山茶科植物茶 *Camellia sinensis* (L.) O.Ktze. 的芽叶。

【别名】甘茶、茗、茶芽。

【性味归经】性微寒，味苦、甘。归心、肝、胃、膀胱、大肠经。

【功效】清利头目，醒神，除烦止渴，消食化痰，清热解毒利尿。

【应用】用于风热上犯、头晕目眩、暑热烦渴、多睡多眠、神体倦怠、小便短赤、湿热腹泻、热毒痢疾、油腻食积、消化不良。还可用于误食少量金属盐类或生物碱类毒物尚未吸收者。

【食用注意】脾胃虚寒、失眠、便秘、严重动脉硬化、高血压者不宜饮茶。

【古代文献】

1.《本草纲目》："浓煎，吐风热痰涎。"

2.《食疗本草》："利大肠，去热，解痰。"

【用法】泡茶饮。

【食物成分】碳水化合物占 50% 以上，富含蛋白质及胡萝卜素、钾、钙等。是茶多酚和生物碱的主要来源，其所含茶多酚主要为儿茶素、黄酮、花色素、酚酸等。

【应用举例】茶芽、栀子各一两，煎浓汁一碗服。主治：风痰颠疾。(《本草纲目》)

# 酒

【来源】本品为米 *Olyza Sativa* L、麦 *Triticum aestivum* L、高粱 *Sorghum bicolor* (L.) Moench、玉米 *Zea mays* L. 等和酒曲酿成的一种饮品。

【别名】曲生、杜康、杯中物。

【性味归经】性大热，味辛、甘。归心、肝、胃、肺经。

【功效】温中祛寒，活血通脉，行药势。

【应用】用于阴寒内盛、脘腹冷痛、筋脉拘急疼痛、痹症、胸痹胸痛、脉结代、血脉不通。

【食用注意】阴虚湿热、失血、痔、高血压、动脉硬化、肝病、肺结核者忌用。

【古代文献】

1.《名医别录》："主行药势，杀百邪恶毒气。"

2.《本草纲目》："止呕哕，摩风痉，腰膝疼痛。"

【用法】入丸、散或汤剂。

【食物成分】主要成分为乙醇，此外还含有其他醇、酯、醛等。

【应用举例】用栝楼实一枚，薤白半升，白酒七升，煮二升，分二服。主治：胸痹，痛彻心背，喘息咳唾短气，喉中燥痒，寸脉沉迟，关脉弦数，不治杀人。(《金匮要略》)

# 牛乳

【来源】本品为牛科动物荷斯坦牛或水牛 *Bubalus* 的乳汁。

【别名】牛奶。

【性味归经】性微寒，味甘。归心、肺、胃经。

【功效】温润补虚，益肺胃，养血益气，生津润燥，解毒。

【应用】用于虚弱劳损、反胃呕吐、口疮消渴、血虚便秘、气虚下痢、黄疸。

【食用注意】脾胃虚寒泄泻、冷痰积饮者慎服。

【古代文献】

1.《本草经疏》："牛乳乃牛之血液所化，其味甘，其气微寒无毒。甘寒能养血脉，滋润五脏，故主补虚羸，止渴。"

2.《名医别录》："补虚羸，止渴。"

【用法】煮饮。

【食物成分】主要成分为水，干物质成分主要为蛋白质、脂肪、乳糖及多种维生素、矿物质等。

【应用举例】取 7 岁以下、5 岁以上黄牛乳一升，水四升，煎取一升，稍稍饮，至十日止。主治：病后虚弱。(《本草纲目》)

## 鸡蛋

【来源】本品为稚科动物家鸡 *Gallus gallus domesticus* 的卵。

【别名】鸡卵、鸡子。

【性味归经】性平，味甘。归肺、胃、脾经。

【功效】养血安胎，补中益气，润肺利咽，清热解毒，滋阴润燥。

【应用】用于心烦不眠、目赤咽痛、胎动不安、产后口渴、热病烦闷、燥咳声哑。

【食用注意】痰饮积滞、宿食停滞者慎用。

【古代文献】

1.《日华子诸家本草》："镇心，安五脏，止惊，安胎。"

2.《食疗本草》："治后出血不止，大人及小儿发热。"

【用法】沸水冲入或熟食。

【食物成分】含丰富蛋白质及脂肪，其中胆固醇含量丰富，富含维生素 A 及磷、钾、钠等矿物质。

【应用举例】用新生鸡子五枚，倾盏中，入水（一鸡子）搅浑，别以水一升煮沸，投入鸡子微搅，纳少酱啜之，令汗出愈。主治：天行不解已汗者。(《本草纲目》)

## 鲫鱼

【来源】本品为鲤科动物鲫鱼 *Carassius auratus* 的肉。

【别名】喜头、鲫瓜子、月鲫仔。

【性味归经】性平，味甘。归脾、胃、大肠经。

【功效】补益身体，益脾开胃，清热解毒，利尿消肿，通络下乳，利水除湿。

【应用】用于脾胃虚弱、食欲不振、少食乏力、脾虚水肿、小便不利、产妇乳少。

【食用注意】不与砂糖、芥菜、猪肝、猪肉同食。

【古代文献】

1.《本草纲目》:"肉,甘,温,无毒。"

2.《食疗本草》:"平胃气,调中,益五脏,和莼作羹食甚良。"

【用法】煎汤,蒸煮。

【食物成分】含丰富蛋白质、胆固醇,富含磷、钾等矿物质。

【应用举例】鲫鱼鲊二脔,秫米一把,薤白一虎口,合煮粥,食之。主治:赤痢不止。(《普济方》)

## 黄鱼

【来源】本品为石首鱼科动物黄鱼 *Larimichthys* 的肉。

【别名】黄花鱼、石首鱼。

【性味归经】性平,味甘。归脾、胃、肝、肾经。

【功效】开胃益气,解毒,消食,补肾明目,止痢。

【应用】用于下痢不止、砒霜中毒、野菌中毒、蜈蚣咬伤、病后产后体虚、乳汁不足、肾虚腰痛、水肿、视物昏花。

【食用注意】患哮喘或过敏者慎食。不与中药荆芥同食。

【古代文献】《本草纲目》:"甘,平,无毒。合莼菜作羹,开胃益气。"

【用法】蒸煮。

【食物成分】富含蛋白质及磷、钾、钠、硒等矿物质。

【应用举例】取黄鱼与适量莼菜,煎煮。主治:脾胃气滞。(《本草纲目》)

## 甲鱼

【来源】本品为鳖科动物中华鳖 *Trionyx Sinensis* 的肉。

【别名】鳖、团鱼、圆鱼。

【性味归经】性平,味甘。归肝、肾经。

【功效】滋阴凉血,补益身体,补肝肾。

【应用】用于肝肾阴虚、骨蒸劳热、冲任虚损、崩溃失血、腰酸遗精、虚劳咳嗽、久疟不止。

【食用注意】孕妇、脾胃阳虚、脾胃虚寒者不宜食,过敏者忌用。

【古代文献】

1.《日用本草》:"补劳伤,壮阳气,大补阴之不足。"

2.《名医别录》:"主伤中益气,补不足。"

【用法】蒸煮,或入丸、散。

【食物成分】主要成分为蛋白质、脂肪、多糖等。

【应用举例】用团鱼一个,柴胡、前胡、贝母、知母、杏仁各五钱,同煮,待熟去骨、甲,裙煮汁和,丸梧子大。每空心黄芪汤下三十丸,日二服。服尽,仍治参、芪药调之。主治:骨蒸咳嗽潮热。(《本草纲目》)

# 海参

【来源】本品为刺参科动物刺参 *Stichopus japonicus*、绿刺参 *Stichopus chloronotus*、花刺参 *Stichopus variegatus* 的全体。

【别名】沙喋、灰刺参、海鼠。

【性味归经】性平，味甘、咸。归肝、肾、肺经。

【功效】养血润燥，补肾气，益精血，止血。

【应用】用于精血亏损、肾虚阳痿、小便频数、消瘦乏力、经闭、肠燥便秘、梦遗、肺虚咳嗽。

【食用注意】湿邪阻滞、脾虚不运、外邪未尽、便溏腹泻、关节炎者不宜用。

【古代文献】

1.《本草从新》："补肾益精，壮阳疗痿。"

2.《食物考》："降火滋肾，通肠润燥。"

【用法】蒸煮，或入丸、散。

【食物成分】主要成分为蛋白质及钠、钙等矿物质，此外还含有少量参多糖、海参皂苷、海参胶原蛋白、海参多肽及脑苷脂、神经节苷脂等生物活性物质。

【应用举例】海参与鸭肉一起烹调。主治：劳怯劳损。（《食物本草》）

扫一扫，看课件

# 第四章　药食同源食物

　　药食同源是指许多食物即药物，中药与食物之间是"同源"的关系，并无绝对的分界线。古代医学家将中药的"四性""五味"理论运用到食物之中，认为每种食物也具有"四性""五味"。药食同源食物中属于寒性和凉性的食物适用于湿热质人群，痰湿质、气虚质、阳虚质、血瘀质人群慎用。温性和热性的食物适用于气虚质、阳虚质、痰湿质、血瘀质人群，湿热质、阴虚质人群慎用。国家卫健委 2002 年公示了 86 种既是食品又是药品的中药名单，2014 年新增 15 种中药材物质，在限定使用范围和剂量内作为药食两用。2018 年新增 9 种中药材物质，作为按照传统既是食品又是中药材物质，还公布了可用于保健食品的中药名单（见附录 A）。可以根据不同体质，选择食养。按照传统习惯正常使用，未见不良反应报道。

附录 A

## 第一节　寒性食物

### 百合

　　【来源】本品为百合科植物卷丹 *Lilium lancifolium* Thunb.、百合 *Lilium brownie* F.E.Brown var.*viridulum* Baker 或细叶百合 *Lilium pumilum* DC. 的干燥肉质鳞叶。

　　【别名】重葙、韭番、百合蒜等。

　　【性味归经】甘，寒。归心、肺经。

　　【功效】养阴润肺，清心安神。

　　【应用】用于阴虚燥咳、劳嗽咯血、虚烦惊悸、失眠多梦、精神恍惚。

　　【用法】内服：煎汤，或入丸、散，亦可蒸食、煮粥。

　　【注意事项】风寒痰嗽、中寒便滑者忌服。初嗽不宜使用。

### 淡竹叶

　　【来源】本品为禾本科植物淡竹叶 *Lophatherum gracile* Brongn. 的干燥茎叶。

　　【别名】竹叶、门冬青、山鸡米、淡竹米。

　　【性味归经】甘、淡，寒。归心、胃、小肠经。

　　【功效】清热泻火，除烦止渴，利尿通淋。

　　【应用】用于热病烦渴、口舌生疮、小便短赤涩痛。

　　【用法】煎汤。

　　【注意事项】无实火、湿热者慎服，体虚有寒者禁服。孕妇勿服。

## 槐花（同槐米）

【来源】本品为豆科植物槐 *Sophora japonica* L. 的干燥花及花蕾。前者习称"槐花"，后者习称"槐米"。

【别名】槐蕊。

【性味归经】苦，微寒。归肝、大肠经。

【功效】凉血止血，清肝泻火。

【应用】用于血热便血、痔血、血痢、崩漏、吐血、衄血、肝热目赤、头痛眩晕。

【用法】煎汤，或入丸、散。止血宜炒用，清热降火宜生用。

【注意事项】脾胃虚寒及阴虚发热而无实火者慎服。

## 菊花

【来源】本品为菊科植物菊 *Chrysanthemum morifolium* Ramat. 的干燥头状花序。

【别名】节华、金精、甘菊。

【性味归经】辛、甘、苦，微寒。归肺、肝经。

【功效】疏散风热，平肝明目，清热解毒。

【应用】用于风热感冒、头痛目眩、目赤肿痛、眼目昏花、疮痈肿毒。

【用法】煎汤，或入丸、散，或泡茶。

【注意事项】气虚胃寒、食减泄泻者慎用。

## 决明子

【来源】本品为豆科植物决明 *Cassia obtusifolia* L. 或小决明 *Cassia tora* L. 的干燥成熟种子。

【别名】草决明、野青豆、羊明、羊角、羊尾豆等。

【性味归经】甘、苦、咸，微寒。归肝、大肠经。

【功效】清热明目，润肠通便。

【应用】用于目赤涩痛、羞明多泪、头痛眩晕、目暗不明、大便秘结。

【用法】煎汤，或泡茶饮。

【注意事项】不宜久煎，脾胃虚寒及便溏者慎服。

## 金银花

【来源】本品为忍冬科植物忍冬 *Lonicera japonica* Thunb. 的干燥花蕾或待初开的花。

【别名】忍冬花、双花、金花、银花、二花、二宝花等。

【性味归经】甘，寒。归肺、心、胃经。

【功效】清热解毒，疏散风热。

【应用】用于痈肿疔疮、喉痹、丹毒、热毒血痢、风热感冒、温病发热。

【用法】煎汤，或入丸、散。

【注意事项】脾胃虚寒及疮疡属阴证者慎服。

## 昆布

【来源】本品为海带科植物海带 *Laminaria japonica* Aresch. 或翅藻科植物昆布 *Ecklonia kurome* Okam. 的干燥叶状体。

【别名】纶布、海昆布等。

【性味归经】咸，寒。归肝、胃、肾经。

【功效】消痰软坚散结，利水消肿。

【应用】用于瘿瘤、瘰疬、睾丸肿痛、痰饮水肿。

【用法】煎汤，或入丸、散。

【注意事项】脾胃虚寒者慎服。

## 马齿苋

【来源】本品为马齿苋科植物马齿苋 *Portulaca oleracea* L. 的干燥地上部分。

【别名】马苋、长命苋、五方草、瓜子菜、猪母菜、马踏菜、蚂蚁菜等。

【性味归经】酸，寒。归肝、大肠经。

【功效】清热解毒，凉血止血，止痢。

【应用】用于热毒血痢、痈肿疔疮、湿疹、丹毒、蛇虫咬伤、便血、痔血、崩漏下血。

【用法】煎汤，或绞汁。另外可鲜食、开水烫软、煮汤、炒食、凉拌、做粥、做馅、果酱、挂面等。

【注意事项】凡脾胃虚寒、肠滑作泄者勿用；孕妇慎用。煎饵方中不得与鳖甲同人。

## 牡蛎

【来源】本品为牡蛎科动物长牡蛎 *Ostrea gigas* Thunberg、大连湾牡蛎 *Ostrea talienwhanensis* Crosse 或近江牡蛎 *Ostrea rivularis* Gould 的贝壳。

【别名】蛎蛤、牡蛤、海蛎子壳、左壳等。

【性味归经】咸，微寒。归肝、胆、肾经。

【功效】重镇安神，潜阳补阴，软坚散结。

【应用】用于惊悸失眠、眩晕耳鸣、瘰疬痰核、癥瘕痞块。煅牡蛎收敛固涩，制酸止痛，用于自汗盗汗、遗精滑精、崩漏带下、胃痛吞酸。

【用法】煎汤，或入丸、散。

【注意事项】本品多服久服，易引起便秘和消化不良。虚而有寒者忌之。

## 胖大海

【来源】本品为梧桐科植物胖大海 *Sterculia lychnophora* Hance 的干燥成熟种子。

【别名】安南子、大海子、大洞果、大发等。

【性味归经】甘，寒。归肺、大肠经。

【功效】清热润肺，利咽开音，润肠通便。

【应用】用于肺热声哑，干咳无痰，咽喉干痛，热结便闭，头痛目赤。

【用法】煎汤或开水泡，或入散剂。

【注意事项】脾胃虚寒泄泻者慎服。

## 蒲公英

【来源】本品为菊科植物蒲公英 *Taraxacum mongolicum* Hand-Mazz.、碱地蒲公英 *Taraxacum borealisinense* Kitam. 或同属数种植物的干燥全草。

【别名】凫公英、蒲公草、婆婆丁。

【性味归经】苦、甘，寒。归肝、胃经。

【功效】清热解毒，消肿散结，利湿通淋。

【应用】用于痈肿疔疮、乳痈、肺痈、肠痈、瘰疬、湿热黄疸、热淋涩痛、目赤、咽痛。

【用法】煎汤，或捣汁，或入散剂。

【注意事项】非实热之证及阴疽者慎服。

## 桑葚

【来源】本品为桑科植物桑 *Morus alba* L. 的干燥果穗。

【别名】葚、桑实、乌椹。

【性味归经】甘、酸，寒。归肝、肾经。

【功效】滋阴补血，生津润燥。

【应用】用于肝肾阴虚、眩晕耳鸣、心悸失眠、须发早白、津伤口渴、内热消渴、肠燥便秘。

【用法】煎汤，或煎膏、浸酒、生啖，或入丸、散。

【注意事项】脾胃虚寒便溏者及孕妇禁服。

## 山银花

【来源】本品为忍冬科植物灰毡毛忍冬 *Lonicera macranthoides* Hand.-Mazz.、红腺忍冬 *Lonicera hypoglauca* Miq.、华南忍冬 *Lonicera confuse* DC. 或黄褐毛忍冬 *Lonicera fulvotomentosa* Hsu et S.C.Cheng 的干燥花蕾或带初开的花。

【性味归经】甘，寒。归肺、心、胃经。

【功效】清热解毒，疏散风热。

【应用】用于痈肿疔疮、喉痹、丹毒、风热感冒、温病发热。

【用法】煎汤。

【注意事项】无。

## 桑叶

【来源】本品为桑科植物桑 *Morus alba* L. 的干燥叶。

【别名】铁扇子、蚕叶。

【性味归经】甘、苦，寒。归肺、肝经。

【功效】疏散风热，清肺润燥，清肝明目。

【应用】用于风热感冒、温病初起、肺热咳嗽、燥热咳嗽、肝阳上亢、头痛眩晕、目赤肿痛、目暗昏花。

【用法】煎汤，或入丸、散。

【注意事项】肝燥者禁用。

## 铁皮石斛

【来源】本品为兰科植物铁皮石斛 *Dendrobium officinale* Kimura et Migo 的干燥茎。

【别名】铁皮兰、黑节草。

【性味归经】甘，微寒。归胃、肾经。

【功效】益胃生津，滋阴清热。

【应用】用于热病津伤、口干烦渴、胃阴不足、食少干呕、病后虚热不退、阴虚火旺、骨蒸劳热、目暗不明、筋骨痿软。

【用法】煎汤，也可即食、煲汤、做菜、榨汁、泡茶、泡酒等。

【注意事项】虚而无火者忌服。孕妇不宜食用。

## 鲜白茅根

【来源】本品为禾本科植物白茅 *Imperata cylindrical* Beauv.var.major（Nees）C.E.Hubb. 的新鲜根茎。

【别名】茅根、兰根、白花茅根。

【性味归经】甘，寒。归肺、胃、膀胱经。

【功效】凉血止血，清热利尿。

【应用】用于血热咯血、吐血、衄血、尿血、热病烦渴、肺热咳嗽、胃热呕吐、湿热黄疸、水肿尿少、热淋涩痛。

【用法】煎汤，或鲜品捣汁。

【注意事项】虚寒出血、呕吐、溲多不渴者禁服。

## 鲜芦根

【来源】本品为禾本科植物芦苇 *Phragmites communis* Trin. 的新鲜根茎。

【别名】芦茅根、苇根、甜梗子。

【性味归经】甘，寒。归肺、胃经。

【功效】清热泻火，生津止渴，除烦，止呕，利尿。

【应用】热病烦渴、肺热咳嗽、肺痈吐脓、胃热呕哕、热淋涩痛。

【用法】煎汤，或鲜品捣汁。

【注意事项】脾胃虚寒者慎用。

## 夏枯草

【来源】本品为唇形科植物夏枯草 *Prunella vulgaris* L. 的干燥果穗。

【别名】乃东、麦夏枯、铁色草。

【性味归经】辛、苦，寒。归肝、胆经。

【功效】清肝泻火，明目，散结消肿。

【应用】用于目赤肿痛、目珠夜痛、头痛眩晕、瘿瘤、瘰疬、乳痈、乳癖、乳房胀痛。

【用法】煎汤，熬膏，或入丸、散。

【注意事项】脾胃虚弱者慎用。

### 鱼腥草

【来源】本品为三白草科植物蕺菜 *Houttuynia cordata* Thunb. 的新鲜全草或干燥地上部分。

【别名】侧耳根、折耳根、臭腥草、九节莲等。

【性味归经】辛，微寒。归肺经。

【功效】清热解毒，消痈排脓，利尿通淋。

【应用】用于肺痈吐脓、痰热喘咳、热痢、热淋、痈肿疮毒。

【用法】煎汤，或鲜品捣汁。

【注意事项】虚寒证及阴证疮疡者忌服。

### 玉竹

【来源】本品为百合科植物玉竹 *Polygonatum odoratum*（Mill.）Druce 的干燥根茎。

【别名】荧、葳蕤、委萎、女萎、王马、黄脚鸡、百解药、山姜等。

【性味归经】甘，微寒。归肺、胃经。

【功效】养阴润燥，生津止渴。

【应用】用于肺胃阴伤、燥热咳嗽、咽干口渴、内热消渴。

【用法】煎汤，熬膏，浸酒，或入丸、散。也可炖肉、炖鸡、鸭煲、蒸食等。阴虚有热宜生用，阴虚而热不甚者宜制用，酒制以增强祛风作用。

【注意事项】痰湿气滞者禁服，脾虚便溏者慎服。忌阴病内寒者，畏咸卤。

### 栀子

【来源】本品为茜草科植物栀子 *Gardenia jasminoides* Ellis 的干燥成熟果实。

【别名】山栀子、越桃、木丹等。

【性味归经】苦，寒。归心、肺、三焦经。

【功效】泻火除烦，清热利湿，凉血解毒，外用消肿止痛。

【应用】用于热病心烦、湿热黄疸、淋证涩痛、血热吐衄、目赤肿痛、火毒疮疡；外治扭挫伤痛。

【用法】煎汤，或入丸、散。清热泻火多生用，止血每炒焦用。

【注意事项】脾虚便溏、胃寒作痛者慎服。

# 第二节　热性食物

## 荜茇

【来源】本品为胡椒科植物荜茇 *Piper longum* L. 的干燥近成熟或成熟果穗。

【别名】荜拨、荜拨梨、鼠尾。

【性味归经】辛，热。归胃、大肠经。

【功效】温中散寒，下气止痛。

【应用】用于中寒脘腹冷痛、呕吐、泄泻、寒凝气滞、胸痹心痛、头痛、牙痛。

【用法】煎汤，或入丸、散。

【注意事项】阴虚火旺者禁服。

## 干姜

【来源】本品为姜科植物姜 *Zingiber officinale* Rosc. 的干燥根茎。

【别名】白姜、均姜等。

【性味归经】辛，热。归脾、胃、肾、心、肺经。

【功效】温中散寒，回阳通脉，温肺化饮。

【应用】用于脘腹冷痛、呕吐泄泻、肢冷脉微、寒饮喘咳。

【用法】煎汤，或入丸、散。

【注意事项】阴虚内热、血热妄行者禁服。

## 高良姜

【来源】本品为姜科植物高良姜 *Alpinia officinarum* Hance 的干燥根茎。

【别名】高凉姜、良姜、海良姜。

【性味归经】辛，热。归脾、胃经。

【功效】温中止呕，散寒止痛。

【应用】用于胃寒脘腹冷痛、胃寒呕吐、嗳气吞酸。

【用法】煎汤，或入丸、散。

【注意事项】胃火作呕、伤暑霍乱、火热注泄、心虚作痛者均忌服。

## 黑胡椒

【来源】本品为胡椒科植物胡椒 *Piper nigrum* L. 的干燥近成熟或成熟果实。

【别名】昧履支、浮椒、玉椒。

【性味归经】辛，热。归胃、大肠经。

【功效】温中散寒，下气，消痰。

【应用】用于胃寒呕吐、腹痛泄泻、食欲不振、癫痫痰多。

NOTE

【用法】煎汤，或入丸、散。

【注意事项】热病及阴虚有火者禁服，孕妇慎服。

## 肉桂

【来源】本品为樟科植物肉桂 *Cinnamomum cassia* Presl 的干燥树皮。

【别名】牡桂、大桂、桂、玉桂等。

【性味归经】辛、甘，大热。归肾、脾、心、肝经。

【功效】补火助阳，引火归元，散寒止痛，温通经脉。

【应用】用于阳痿、宫冷、腰膝冷痛、肾虚作喘、虚阳上浮、眩晕目赤、心腹冷痛、虚寒吐泻、寒疝、奔豚、经闭、痛经。

【用法】煎汤，研末冲服，或入丸剂。

【注意事项】不宜久煎。阴虚火旺、里有实热、血热妄行出血者及孕妇均禁用。畏赤石脂。忌生葱。

# 第三节　温性食物

## 白扁豆

【来源】本品为豆科植物扁豆 *Dolichos lablab* L. 的干燥成熟种子。

【别名】羊眼豆、藕豆、白藕豆、南扁豆、藤豆等。

【性味归经】甘，微温。归脾、胃经。

【功效】健脾化湿，和中消暑。

【应用】用于脾胃虚弱、食欲不振、大便溏泄、白带过多、暑湿吐泻、胸闷腹胀。

【用法】煎汤，或生品捣研水绞汁，或入丸、散。健脾止泻宜炒用；消暑养胃解毒宜生用。也可煮粥、炒食等。

【注意事项】不宜多食，以免壅气伤脾胃。

## 八角

【来源】本品为木兰科植物八角茴香 *Illicium verum* Hook.f. 的干燥成熟果实。

【别名】八角茴香、大茴香、八角珠、八角香、八角大茴、八角等。

【性味归经】辛，温。归肝、肾、脾、胃经。

【功效】温阳散寒，理气止痛。

【应用】用于寒疝腹痛、肾虚腰痛、胃寒呕吐、脘腹冷痛。

【用法】煎汤，入丸、散。

【注意事项】火旺者禁服。肺胃有热及热毒盛者禁用。多食损目发疮。

# 白芷

【来源】本品为伞形科植物白芷 *Angelica dahurica*（Fisch.Ex Hoffm.）Benth.et Hook.f. 或杭 白 芷 *Angelica dahurica*（Fisch.ex Hoffm.）Benth.et Hook.f.var.*formosana*（Boiss.）Shan et Yuan 的干燥根。

【别名】芷、芳香、苻蓠、泽芬、香白芷等。

【性味归经】辛，温。归胃、大肠、肺经。

【功效】解表散寒，祛风止痛，宣通鼻窍，燥湿止带，消肿排脓。

【应用】用于感冒头痛、眉棱骨痛、鼻塞流涕、鼻衄、鼻渊、牙痛、带下、疮疡肿痛。

【用法】煎汤，或入丸、散。

【注意事项】血虚有热及阴虚阳亢头痛者禁服。

# 草果

【来源】本品为姜科植物草果 *Amomum tsao-ko* Crevost et Lemaire 的干燥成熟果实。

【别名】草果仁、草果子、老蔻。

【性味归经】辛，温。归脾、胃经。

【功效】燥湿温中，截疟除痰。

【应用】用于寒湿内阻、脘腹胀痛、痞满呕吐；疟疾寒热、瘟疫发热。

【用法】煎汤，或入丸、散。

【注意事项】阴虚血少者禁服。

# 杜仲叶

【来源】本品为杜仲科植物杜仲 *Eucommia ulmoides* Oliv. 的干燥叶。

【性味归经】微辛，温。归肝、肾经。

【功效】补肝肾，强筋骨。

【应用】用于肝肾不足，头晕目眩，腰膝酸痛，筋骨痿软。

【用法】煎汤，也可煲汤。

# 刀豆

【来源】本品为豆科植物刀豆 *Canavalia gladiata*（Jacq.）DC. 的干燥成熟种子。

【别名】挟剑豆、刀豆子、大戈豆、大刀豆、刀鞘豆等。

【性味归经】甘，温。归胃、肾经。

【功效】温中，下气，止呃。

【应用】用于虚寒呃逆、呕吐。

【用法】煎汤，或烧存性研末。

【注意事项】胃热、肝火旺盛者忌食，且需煮熟，不熟易食物中毒。

## 当归

【来源】本品为伞形科植物当归 *Angelica sinensis*（Oliv.）Diels. 的干燥根。

【别名】干归、秦归、马尾归。

【性味归经】甘、辛，温。归肝、心、脾经。

【功效】补血活血，调经止痛，润肠通便。

【应用】用于血虚萎黄、眩晕心悸、月经不调、经闭痛经、虚寒腹痛、风湿痹痛、跌仆损伤、痈疽疮疡、肠燥便秘。

【用法】煎汤，或入丸、散，或浸酒，或熬膏。

【注意事项】热盛出血者禁服，湿盛肿满及大便溏泄者慎服。

## 丁香

【来源】本品为桃金娘科植物丁香 *Eugenia caryophyllata* Thunb. 的干燥花蕾。

【别名】公丁香、丁子香、支解香、雄丁香等。

【性味归经】辛，温。归脾、胃、肺、肾经。

【功效】温中降逆，补肾助阳。

【应用】用于脾胃虚寒、呃逆呕吐、食少吐泻、心腹冷痛、肾虚阳痿。

【用法】煎汤，或入丸、散。

【注意事项】不宜与郁金同用。阳热及阴虚内热者禁服。

## 大枣

【来源】本品为鼠李科植物枣 *Ziziphus jujuba* Mill. 的干燥成熟果实。

【别名】干枣、美枣、良枣、红枣等。

【性味归经】甘，温。归脾、胃、心经。

【功效】补中益气，养血安神。

【应用】用于脾虚食少、乏力便溏、妇人脏躁。

【用法】煎汤。

【注意事项】凡湿痰、痰凝、食滞、齿病、虫病者，均不相宜。

## 覆盆子

【来源】本品为蔷薇科植物华东覆盆子 *Rubus chingii* Hu 的干燥果实。

【别名】覆盆、乌藨子、小托盘、竻藨子。

【性味归经】甘、酸，温。入肝、肾、膀胱经。

【功效】益肾固精缩尿，养肝明目。

【应用】用于肾虚不固、遗精滑精、遗尿尿频、阳痿早泄、肝肾不足、目暗昏花。

【用法】煎汤，或入丸、散，或可浸酒、熬膏。

【注意事项】阴虚火旺、膀胱蕴热而小便短涩者忌用。

## 蝮蛇

【来源】本品为蝰科动物五步蛇 *Agkistrodon acutus*（Güenther）除去内脏的干燥体。

【别名】虺、土锦、土虺蛇。

【性味归经】甘，温，有毒。归脾、肝经。

【功效】祛风通络，止痛解毒。

【应用】风湿痹痛、麻风、瘰疬、疮疖、疥癣、痔疾、肿瘤。

【用法】浸酒，或烧存性研成细粉。

【注意事项】血虚生风者慎服。

## 佛手

【来源】本品为芸香科植物佛手 *Citrus medica* L.var.*sarcodactylis* Swingle 的干燥果实。

【别名】佛手柑、佛手香橼、密罗柑、福寿柑、五指柑等。

【性味归经】辛、苦、酸，温。归肝、脾、胃、肺经。

【功效】疏肝理气，和胃止痛，燥湿化痰。

【应用】用于肝胃气滞、胸胁胀痛、胃脘痞满、食少呕吐、咳嗽痰多。

【用法】煎汤，或泡茶饮。

【注意事项】阴虚有火、无气滞症状者慎服。

## 花椒

【来源】本品为芸香科植物青椒 *Zanthoxylum schinifolium* Sieb.et Zucc. 或花椒 *Zanthoxylum bungeanum* Maxim. 的干燥成熟果皮。

【别名】大椒、秦椒、蜀椒、南椒、汉椒等。

【性味归经】辛，温，有小毒。归脾、胃、肾经。

【功效】温中止痛，杀虫止痒。

【应用】用于脘腹冷痛、呕吐泄泻、虫积腹痛、蛔虫症；外治湿疹瘙痒、阴痒。

【用法】煎汤，或入丸、散。

【注意事项】阴虚火旺者禁服。孕妇慎服。

## 黄芥子

【来源】本品为十字花科植物芥 *Brassica juncea*（L.）Czern.et Coss 的干燥成熟种子。

【别名】芥菜子、青菜子。

【性味归经】辛，温。归肺经。

【功效】温肺豁痰，利气散结，通络止痛。

【应用】用于寒痰咳喘、悬饮胸胁胀痛、痰滞经络、关节麻木疼痛、痰湿流注、阴疽肿毒。

【用法】煎汤，或入丸、散。

【注意事项】久咳肺虚及阴虚火旺者忌用。内服过量可致呕吐。

## 黄芪

【来源】本品为豆科植物蒙古黄芪 *Astragalus membranaceus*（Fisch.）Bge.var.*mongholicus*（Bge.）Hsiao 或膜荚黄芪 *Astragalus membranaceus*（Fisch.）Bge. 的干燥根。

【别名】绵黄芪、黄耆、百本。

【性味归经】甘，微温。归脾、肺经。

【功效】补气升阳，益卫固表，利水消肿，生津养血，行滞通痹，托毒排脓，敛疮生肌。

【应用】用于气虚乏力，食少便溏，水肿尿少，中气下陷，久泻脱肛，便血崩漏；肺气虚弱，咳喘气短；表虚自汗；内热消渴；血虚萎黄，气血两虚；气虚血滞，半身不遂，痹痛麻木；气血亏虚，痈疽难溃，久溃不敛。

【用法】煎汤，或入丸、散、膏剂。

【注意事项】凡表实邪盛，饮食停滞，肝郁气滞，肠痈初起或溃后热毒尚盛等实证，以及阴虚阳亢者均慎服。

## 藿香

【来源】本品为唇形科植物广藿香 *Pogostemon cablin*（Blanco）Benth. 的干燥地上部分。

【别名】土藿香、苏藿香、野藿香。

【性味归经】辛，微温。归脾、胃、肺经。

【功效】芳香化湿，和中止呕，发表解暑。

【应用】用于湿浊中阻，脘腹痞闷；呕吐；暑湿表证，湿温初起，发热倦怠，胸闷不舒；寒湿闭暑，腹痛吐泻；鼻渊头痛。

【用法】煎汤，或入丸、散。藿香叶偏于解表，藿香梗偏于和中止呕。

【注意事项】阴虚火旺者禁服。

## 橘红

【来源】本品为芸香科植物橘 *Citrus reticulata Blanco* 及其栽培变种的干燥外层果皮。

【别名】橘红、芸皮、芸红。

【性味归经】辛、苦，温。归脾、肺经。

【功效】理气宽中，燥湿化痰。

【应用】用于咳嗽痰多、食积伤酒、呕恶痞闷。

【用法】煎汤，或入丸、散。

【注意事项】阴虚燥咳及久嗽气虚者禁服。

## 姜黄

【来源】本品为姜科植物姜黄 *Curcuma Longa* L. 的干燥根茎。

【别名】宝鼎香、黄姜。

【性味归经】辛、苦，温。归肝、脾经。

【功效】破血行气，通经止痛。

【应用】用于胸胁刺痛、胸痹心痛、痛经经闭、癥瘕、跌仆肿痛、风湿肩臂疼痛。

【用法】煎汤，或入丸、散。

【注意事项】血虚无气滞血瘀者及孕妇慎服。

## 橘皮

【来源】本品为芸香科植物橘 *Citrus reticulata* Blanco 及其栽培变种的干燥成熟果皮。

【别名】陈皮、贵老、黄橘皮、红皮、橘子皮等。

【性味归经】苦、辛，温。归脾、肺经。

【功效】理气健脾，燥湿化痰。

【应用】用于脘腹胀满、食少吐泻、咳嗽痰多。

【用法】煎汤，或入丸、散。

【注意事项】气虚、阴虚者慎服。

## 龙眼肉

【来源】本品为无患子科植物龙眼 *Dimocarpus longan* Lour. 的假种皮。

【别名】龙眼、益智、蜜脾、龙眼干等。

【性味归经】甘，温。归心、脾经。

【功效】补益心脾，养血安神。

【应用】用于气血不足、心悸怔忡、健忘失眠、血虚萎黄。

【用法】煎汤，或熬膏，或浸酒，或入丸、散。

【注意事项】内有痰火及湿滞停饮者忌服。

## 木瓜

【来源】本品为蔷薇科植物贴梗海棠 *Chaenomeles speciosa*（Sweet）Nakai 的干燥近成熟果实。

【别名】楙、木瓜实、铁脚梨等。

【性味归经】酸，温。归肝、脾经。

【功效】舒筋活络，和胃化湿。

【应用】用于湿痹拘挛、腰膝关节酸重疼痛、暑湿吐泻、转筋挛痛、脚气水肿。

【用法】煎汤，或入丸、散。

【注意事项】不可多食，损齿及骨。忌铅、铁。下部腰膝无力，精血虚，真阴不足者不宜用。伤食脾胃未虚，积滞多者，不宜用。

## 玫瑰花

【来源】本品为蔷薇科植物玫瑰 *Rosa rugosa* Thunb. 或 *Rose rugosa* cv.plena 的干燥花蕾。

【别名】徘徊花、笔头花、湖花、刺玫花。

【性味归经】甘、微苦，温。归肝、脾经。

【功效】行气解郁，和血，止痛。

【应用】用于肝胃气痛、食少呕恶、月经不调、跌仆伤痛。

【用法】煎汤，或浸酒，或泡茶饮。

【注意事项】阴虚有火者勿用。

## 肉豆蔻

【来源】本品为肉豆蔻科植物肉豆蔻 *Myristica fragrans* Houtt. 的干燥种仁。

【别名】肉果、豆蔻、迦拘勒等。

【性味归经】辛，温。归脾、胃、大肠经。

【功效】温中行气，涩肠止泻。

【应用】用于脾胃虚寒、久泻不止、脘腹胀痛、食少呕吐。

【用法】煎汤，或入丸、散。

【注意事项】忌铜器，胃肠热证忌用。湿热泻痢及阴虚火旺者禁服。用量不宜过大，过量易中毒，出现神昏、瞳孔散大及惊厥。

## 肉苁蓉

【来源】本品为列当科植物肉苁蓉 *Cistanche deserticoLa* Y.C.Ma 或管花肉苁蓉 *Cistanche tubulosa*（Schenk）Wight 的干燥带鳞叶的肉质茎。

【别名】肉松蓉、纵蓉、大芸。

【性味归经】甘、咸，温。归肾、大肠经。

【功效】补肾阳，益精血，润肠通便。

【应用】用于肾阳不足、精血亏虚、阳痿不育、腰膝酸软、筋骨无力、肠燥便秘。

【用法】煎汤，或入丸、散，或浸酒。

【注意事项】相火偏旺、大便滑泄、实热便结者禁服。

## 人参

【来源】本品为五加科植物人参 *Panax ginseng* C.A.Mey 的干燥根和根茎。

【别名】神草、黄参、血参、地精。

【性味归经】甘、微苦，微温。归脾、肺、心、肾经。

【功效】大补元气，复脉固脱，补脾益肺，生津养血，安神益智。

【应用】用于气虚欲脱，肢冷脉微；脾虚食少，肺虚喘咳，阳痿宫冷；气虚津伤口渴，内热消渴；气血亏虚，久病虚羸；心气不足，惊悸失眠。

【用法】煎汤，宜另煎兑入，或研末，或熬膏，或泡酒，或入丸、散。

【注意事项】不宜与藜芦、五灵脂同用。不宜与茶同服。实证、热证、湿热内盛者及正气不虚者禁服。

## 松花粉

【来源】本品为松科植物马尾 *Pinus massoniana* Lamb.、油松 *Pinus tabuliformis* Carr. 或同属数种植物的干燥花粉。

【别名】松花、松粉、松黄。

【性味归经】甘，温。归肝、脾经。

【功效】收敛止血，燥湿敛疮。

【应用】用于外伤出血、湿疹、黄水疮、皮肤糜烂、脓水淋漓。

【用法】煎汤，或冲服。

【注意事项】血热、内热者慎服。

## 生姜

【来源】本品为姜科植物姜 *Zingiber officinale* Rosc. 的新鲜根茎。

【别名】姜、姜根、百辣云等。

【性味归经】辛，微温。归肺、脾、胃经。

【功效】解表散寒，温中止呕，化痰止咳，解鱼蟹毒。

【应用】用于风寒感冒、胃寒呕吐、寒痰咳嗽、鱼蟹中毒。

【用法】煎汤，或捣汁冲。

【注意事项】阴虚内热及实热证禁服。

## 沙棘

【来源】本品为胡颓子科植物沙棘 *Hippophae rhamnoides* L. 的干燥成熟果实。

【别名】达尔、沙枣、醋柳果、大尔卜兴、醋柳等。

【性味归经】酸、涩，温。归脾、胃、肺、心经。

【功效】健脾消食，止咳祛痰，活血散瘀。

【应用】用于脾虚食少、食积腹痛、咳嗽痰多、胸痹心痛、瘀血经闭、跌仆瘀肿。

【用法】煎汤，或入丸、散。

【注意事项】空腹不宜食用。

## 山奈

【来源】本品为姜科植物山奈 *Kaempferia galanga* L. 的干燥根茎。

【别名】沙姜、三奈子、三赖。

【性味归经】辛，温。归胃经。

【功效】行气温中，消食，止痛。

【应用】用于胸膈胀满、脘腹冷痛、饮食不消。

【用法】煎汤，或入丸、散。

【注意事项】阴虚血亏及胃有郁火者禁服。

## 砂仁

【来源】本品为姜科植物阳春砂 *Amomum villosum* Lour.、绿壳砂 *Amomum villosum* Lour. var.xanthioides T.L.Wu et Senjen 或海南砂 Amomum longiligularg T.L.Wu 的干燥成熟果实。

【别名】缩砂仁、缩砂蜜等。

【性味归经】辛，温。归脾、胃、肾经。

【功效】化湿开胃，温脾止泻，理气安胎。

【应用】用于湿浊中阻、脘痞不饥、脾胃虚寒、呕吐泄泻、妊娠恶阻、胎动不安。

【用法】煎汤，宜后下。

【注意事项】阴虚有热者禁服。

## 山楂

【来源】本品为蔷薇科植物山里红 *Crataegus pinnatifida* Bge.var.major N.E.Br. 或山楂 *Crataegus pinnatifida* Bge. 干燥成熟果实。

【别名】映山红果、海红、山里果子、赤爪实、鼠查、酸梅子等。

【性味归经】酸、甘，微温。归脾、胃、肝经。

【功效】消食健脾，行气散瘀，化浊降脂。

【应用】用于肉食积滞、胃脘胀满、泻痢腹痛、瘀血经闭、产后瘀阻、心腹刺痛、胸痹心痛、疝气疼痛、高脂血症。焦山楂消食导滞作用增强，用于肉食积滞，泻痢不爽。

【用法】煎汤，或入丸、散。

【注意事项】脾胃虚弱及孕妇慎服。

## 山茱萸

【来源】本品为山茱萸科植物山茱萸 *Cornus officinalis* Sieb.et Zucc. 的干燥成熟果肉。

【别名】蜀枣、鼠矢、鸡足、山萸肉。

【性味归经】酸、涩，微温。归肝、肾经。

【功效】补益肝肾，收涩固脱。

【应用】用于眩晕耳鸣、腰膝酸痛、阳痿遗精、遗尿尿频、崩漏带下、大汗虚脱、内热消渴。

【用法】煎汤，或入丸、散。也可煲汤，磨粉冲服。

【注意事项】命门火炽、素有湿热、小便淋涩者禁服。

## 薤白

【来源】本品为百合科植物小根蒜 *Allium macrostemon* Bge. 或薤 *Allium chinense* G.Don 的干燥鳞茎。

【别名】薤根、野蒜、薤白头。

【性味归经】辛、苦，温。归心、肺、胃、大肠经。

【功效】通阳散结，行气导滞。

【应用】用于胸痹心痛、脘腹痞满胀痛、泻痢后重。

【用法】煎汤，或入丸、散。亦可煮粥食。

【注意事项】阴虚及发热者慎服。

# 小茴香

【来源】本品为伞形科植物茴香 *Foeniculum vulgare* Mill. 的干燥成熟果实。

【别名】谷茴香、谷茴。

【性味归经】辛，温。归肝、肾、脾、胃经。

【功效】散寒止痛，理气和胃。

【应用】用于寒疝腹痛、睾丸偏坠胀痛、痛经、少腹冷痛；脾胃虚寒气滞、脘腹胀痛、食少吐泻。

【用法】煎汤，或入丸、散。

【注意事项】阴虚火旺者禁服。

# 杏仁

【来源】本品为蔷薇科植物山杏 *Prunus armeniaca* L.var.*ansu* Maxim、西伯利亚杏 *Prunus sibirica* L.、东北杏 *Prunus mandshurica*（Maxim）Koehne 或杏 *Prunus armeniaca* L. 的干燥成熟种子。

【别名】杏核仁、杏子、木落子、苦杏仁、杏梅仁等。

【性味归经】苦，微温，有小毒。归肺、大肠经。

【功效】降气止咳平喘，润肠通便。

【应用】用于咳嗽气喘、胸满痰多、肠燥便秘。

【用法】煎汤，或入丸、散。杏仁用时须打碎。

【注意事项】阴虚咳嗽及大便溏泄者忌服，婴儿慎服。内服不宜过量，以免中毒。

# 香薷

【来源】本品为唇形科植物石香薷 *Mosla chinensis* Maxim. 或江香薷 *Mosla chinensis Maxim cv.Jiang Xiang ru* Hu，cv，nov 的干燥地上部分。

【别名】香菜、香菜、香戎、香茸、紫花香菜、蜜蜂草等。

【性味归经】辛，微温。归肺、胃经。

【功效】发汗解表，化湿和中。

【应用】用于暑湿感冒、恶寒发热、头痛无汗、腹痛吐泻、水肿、小便不利。

【用法】煎汤，或入丸、散，或煎汤含漱。

【注意事项】表虚者忌服。火盛气虚、阴虚有热者禁用。内服宜凉饮，热服易致呕吐。

# 香橼

【来源】本品为芸香科植物枸橼 *Citrus medica* L. 或香圆 *Citrus wilsoniii* Tanaka 的干燥成熟果实。

【别名】枸橼、香泡树等。

【性味归经】辛、苦、酸，温。归肝、脾、肺经。

【功效】疏肝理气，宽中，化痰。

【应用】用于肝胃气滞、胸胁胀痛、脘腹痞满、呕吐噫气、痰多咳嗽。

【用法】煎汤，或入丸、散。

【注意事项】阴虚血燥及气虚者慎服。

## 芫荽

【来源】本品为伞形科芫荽属植物芫荽 *Coriandrum sativum* L.，以全草与成熟的果实入药。

【别名】香菜、香荽、胡菜、胡荽等。

【性味归经】辛，温。归肺、脾、肝经。

【功效】发表透疹，消食开胃，止痛解毒。

【应用】用于风寒感冒、麻疹透发不畅、食积、胃脘胀痛、呕恶、头痛牙痛、脱肛、丹毒、疮肿初起、蛇伤。

【用法】煎汤，或捣汁服等。

【注意事项】疹出已透，或虽未透出而热毒壅盛，而非风寒外束者禁服。

## 益智仁

【来源】本品为姜科植物益智 *Alpinia oxyphylla* Miq. 的干燥成熟果实。

【别名】益智子、摘芋子。

【性味归经】辛，温。归脾、肾经。

【功效】暖肾固精缩尿，温脾止泻摄唾。

【应用】用于肾虚遗尿、小便频数、遗精白浊；脾寒泄泻、腹中冷痛、口多唾涎。

【用法】煎汤，或入丸、散。

【注意事项】阴虚火旺者禁服。

## 紫苏

【来源】本品为唇形科植物紫苏 *Perilla frutescens*（L.）Britt. 的干燥叶（或带嫩枝）。

【别名】苏叶。

【性味归经】辛，温。归肺、脾经。

【功效】解表散寒，行气和胃。

【应用】用于风寒感冒、咳嗽呕恶、妊娠呕吐、鱼蟹中毒。

【用法】煎汤。

【注意事项】阴虚、气虚及温病者慎服。

## 紫苏子

【来源】本品为唇形科植物紫苏 *Perilla frutescens*（L.）Britt. 的干燥成熟果实。

【别名】苏子、黑苏子、任子、铁苏子。

【性味归经】辛，温。归肺、大肠经。

【功效】降气化痰，止咳平喘，润肠通便。

【应用】用于痰壅气逆、咳嗽气喘、肠燥便秘。

【用法】煎汤，或入丸、散。

【注意事项】肺虚咳喘、脾虚便溏者禁服。

# 第四节 凉性食物

## 薄荷

【来源】本品为唇形科植物薄荷 *Mentha haplocalyx* Briq. 的干燥地上部分。

【别名】蕃荷菜、蔢荷、夜息花。

【性味归经】辛，凉。归肺、肝经。

【功效】疏散风热，清利头目，利咽，透疹，疏肝行气。

【应用】用于风热感冒、温病初起；风热上攻、头痛眩晕、目赤多泪、喉痹、咽喉肿痛、口舌生疮；麻疹不透、风疹瘙痒；肝郁气滞、胸胁胀闷。

【用法】煎汤，不可久煎，宜作后下，或入丸、散。

【注意事项】表虚汗多者禁服。

## 布渣叶

【来源】本品为椴树科植物破布叶 *Microcos paniculata* L. 的干燥叶。

【别名】破布叶、蒱宝叶、瓜布木叶。

【性味归经】微酸，凉。归脾、胃经。

【功效】消食化滞，清热利湿。

【应用】用于饮食积滞、感冒发热、湿热黄疸。

【用法】煎汤，或煲汤。

## 淡豆豉

【来源】本品为豆科植物大豆 *Glycine max*（L.）Merr. 的成熟种子的发酵加工品。

【别名】香豉、淡豉、大豆豉。

【性味归经】苦、辛，凉。归肺、胃经。

【功效】解表，除烦，宣发郁热。

【应用】用于感冒、寒热头痛、烦躁胸闷、虚烦不眠。

【用法】煎汤，或入丸剂。

【注意事项】胃虚易泛恶者慎服。

## 粉葛

【来源】本品为豆科植物甘葛藤 *Pueraria thomsonii* Benth. 的干燥根。

【性味归经】甘、辛，凉。归脾、胃经。

【功效】解肌退热，生津止渴，透疹，升阳止泻，通经活络，解酒毒。

【应用】用于外感发热头痛、项背强痛、口渴、消渴、麻疹不透、热痢、泄泻、眩晕头痛、中风偏瘫、胸痹心痛、酒毒伤中。

【用法】煎汤。

## 葛根

【来源】本品为豆科植物野葛 *Pueraria lobata*（Willd.）Ohwi 的干燥根。

【别名】干葛、甘葛、黄葛根。

【性味归经】甘、辛，凉。归脾、胃、肺经。

【功效】解肌退热，生津止渴，透疹，升阳止泻，通经活络，解酒毒。

【应用】用于外感发热头痛、项背强痛、热病口渴、消渴、麻疹不透、热泻热痢、脾虚泄泻、中风偏瘫、胸痹心痛、眩晕头痛、酒毒伤中。

【用法】煎汤，也可煲汤，或捣汁冲服。解表、透疹、生津宜生用，止泻多煨用。

【注意事项】表虚多汗及虚阳上亢者慎用。

## 黑枣

【来源】本品为柿树科黑枣树 *Diospyros lotus* L 的果实。

【别名】君迁子、小柿、牛奶柿、软枣、丁香柿、红蓝枣等。

【性味归经】甘、涩，凉。归脾、胃经。

【功效】止渴除烦，清热润泽。

【应用】主治消渴、烦热。

【用法】适量食用。

【注意事项】多食引动宿病，益冷气，发咳嗽。

## 菊苣

【来源】本品为菊科植物毛菊苣 *Cichorium glandulosum* Boiss.et Huet 或菊苣 *Cichorium intybus* L . 的干燥地上部分或根。

【别名】蓝菊。

【性味归经】微苦、咸，凉。归肝、胆、胃经。

【功效】清肝利胆，健胃消食，利尿消肿。

【应用】用于湿热黄疸、胃痛食少、水肿尿少。

【用法】煎汤。

【注意事项】无。

## 罗汉果

【来源】本品为葫芦科植物罗汉果 *Siraitia grosvenorii*（Swingle.）C.Jeffrey ex A.M.Lu et Z.Y.Zhang 的干燥果实。

【别名】拉汉果、假苦瓜、光果木鳖。

【性味归经】甘，凉。归肺、大肠经。

【功效】清热润肺，利咽开音，滑肠通便。

【应用】用于肺热燥咳、咽痛失音、肠燥便秘。

【用法】煎汤，或炖肉，或开水泡。

【注意事项】肺寒及外感咳嗽者忌用。

## 小蓟

【来源】本品为菊科植物刺儿菜 *Cirsium setosum*（Willd.）MB. 的干燥地上部分。

【别名】猫蓟、青刺蓟、千针草、枪刀菜、野红花、小恶鸡婆等。

【性味归经】甘、苦，凉。归心、肝经。

【功效】凉血止血，散瘀，解毒，消痈。

【应用】用于衄血、吐血、尿血、血淋、便血、崩漏、外伤出血、痈肿疮毒。

【用法】煎汤，或捣汁冲服，或煲汤。

【注意事项】虚寒出血及脾胃虚寒者禁服。煎制时忌用铁器。

## 西洋参

【来源】本品为五加科植物西洋参 *Panax quinquefolium* L . 的干燥根。

【别名】洋参、西参、花旗参。

【性味归经】甘、微苦，凉。归心、肺、肾经。

【功效】补气养阴，清热生津。

【应用】用于气虚阴亏、虚热烦倦、咳喘痰血、口燥咽干、内热消渴。

【用法】煎汤，或入丸、散。也可煲汤、磨粉冲服。

【注意事项】中阳衰微、寒湿中阻及湿热郁火者慎服，不宜与藜芦同用。

## 余甘子

【来源】本品为大戟科植物余甘子 *Phyllanthus emblica* L. 的干燥成熟果实。

【别名】滇橄榄、土橄榄、庵摩勒、油柑子等。

【性味归经】甘、酸、涩，凉。归肺、胃经。

【功效】清热凉血，消食健胃，生津止咳。

【应用】用于血热血瘀、消化不良、腹胀、咳嗽、喉痛、口干。

【用法】可煎服、煲汤，或鲜品捣汁冲服。

【注意事项】脾胃虚寒者慎服。

## 薏苡仁

【来源】本品为禾本科植物薏苡 *Coix lacryma-jobi* L.var.*mayuen*（Roman.）Stapf 的干燥成熟种仁。

【别名】薏珠子、薏米、薏仁。

【性味归经】甘、淡，凉。归脾、胃、肺经。

NOTE

【功效】利水渗湿，健脾止泻，除痹，排脓，解毒散结。

【应用】水肿、脚气、小便不利、脾虚泄泻、湿痹拘挛、肺痈、肠痈、赘疣、癌肿。

【用法】煎汤，或入丸、散，浸酒，煮粥，做羹。健脾益胃，宜炒用；利水渗湿、清热排脓、舒筋除痹均宜生用。本品力缓，宜多服久服。

【注意事项】脾虚无湿、大便燥结者及孕妇慎服。

# 第五节　平性食物

## 阿胶

【来源】本品为马科动物驴 *Equus asinus* L. 的干燥皮或鲜皮经煎煮、浓缩制成的固体胶。

【别名】傅致胶、盆覆胶、驴皮胶等。

【性味归经】甘，平。归肺、肝、肾经。

【功效】补血滋阴，润燥，止血。

【应用】用于血虚萎黄、眩晕心悸、肌痿无力、心烦不眠、虚风内动、肺燥咳嗽、劳嗽咯血、吐血尿血、便血崩漏、妊娠胎漏。

【用法】烊化兑服，炒阿胶可入汤剂，或丸、散。

【注意事项】脾胃虚弱、消化不良者慎服。畏大黄。

## 白扁豆花

【来源】本品为豆科植物扁豆 *Dolichos lablab* L. 的花蕾。

【别名】南豆花。

【性味归经】甘，平。归脾、胃、大肠经。

【功效】健脾和胃，消暑化湿。

【应用】用于痢疾、泄泻、赤白带下。

【用法】煎汤，或研末冲服。

【注意事项】无。

## 白果

【来源】本品为银杏科植物银杏 *Ginkgo biloba* L. 的干燥成熟种子。

【别名】灵眼、佛指甲、鸭脚子等。

【性味归经】甘、苦、涩，平，有毒。归肺、肾经。

【功效】敛肺定喘，止带缩尿。

【应用】用于痰多喘咳、带下白浊、遗尿尿频。

【用法】可煎服、煲汤或捣汁服。

【注意事项】有实邪者忌服。生食或炒食过量可致氢氰酸中毒，小儿误服中毒尤为常见。

## 代代花

【来源】本品为芸香科植物酸橙 *Citrus aurantium* L. 及其栽培变种的花蕾。

【别名】酸橙花、玳玳花、枳壳花等。

【性味归经】辛、甘、微苦，平。归脾、胃经。

【功效】理气宽胸，和胃止呕。

【应用】用于胸中痞闷、脘腹胀痛、不思饮食、恶心呕吐。

【用法】煎汤，也可茶饮、煮汤服用。

【注意事项】孕妇不宜。

## 党参

【来源】本品为桔梗科植物党参 *Codonopsis pilosula*（Franch.）Nannf.、素花党参 *Codonopsis pilosula* Nannf.var.*modesta*（Nannf.）L.T.Shen 或川党参 *Codonopsis tangshen* Oliv. 的干燥根。

【别名】上党人参、黄参、狮头参、中灵草。

【性味归经】甘，平。归脾、肺经。

【功效】健脾补肺，益气生津。

【应用】用于脾胃虚弱、食少便溏、四肢乏力、肺虚喘咳、气短自汗、气血两亏等。

【用法】煎汤，或熬膏，或入丸、散。生津、养血宜生用，补脾益肺宜炙用。还可煲汤、煮粥、蒸米饭、煮菜、火锅用料、泡酒、制作党参脯等。

【注意事项】不宜与藜芦同用。实证热证禁服；正虚邪实证，不宜单独应用。

## 茯苓

【来源】本品为多孔菌科真菌茯苓 *Poria cocos*（Schw.）Wolf 的干燥菌核。

【别名】茯菟、松腴、松苓等。

【性味归经】甘、淡，平。归心、肺、脾、肾经。

【功效】利水渗湿，健脾，宁心。

【应用】用于水肿尿少、痰饮眩悸、脾虚食少、便溏泄泻、心神不安、惊悸失眠。

【用法】煎汤，或入丸、散。也可煲汤、磨粉冲服等。

【注意事项】阴虚而无湿热、虚寒滑精、气虚下陷者慎服。

## 蜂蜜

【来源】本品为蜜蜂科昆虫中华蜜蜂 *Apis cerana* Fabricius 或意大利蜂 *Apis mellifera* Linnaeus 所酿的蜜。

【别名】石蜜、石饴、食蜜。

【性味归经】甘，平。归肺、脾、大肠经。

【功效】补中，润燥，止痛，解毒。

【应用】用于脘腹虚痛、肺燥干咳、肠燥便秘、脾气虚弱、脘腹挛急疼痛、疮疡不敛、水火烫伤；解乌头类药毒。

NOTE

【用法】冲调，或入丸、膏剂。

【注意事项】痰湿内蕴、中脘痞胀及大便不实者禁服。

## 榧子

【来源】本品为红豆杉科植物榧 *Torreya grandis* Fort. 的干燥成熟种子。

【别名】彼子（柀子）、榧实、玉榧。

【性味归经】甘，平。归肺、胃、大肠经。

【功效】杀虫消积，润肺止咳，润燥通便。

【应用】用于钩虫病、蛔虫病、绦虫病、虫积腹痛、小儿疳积、肺燥咳嗽、肠燥便秘。

【用法】煎汤，连壳生用，打碎入煎；或炒熟去壳，去种仁嚼服；或入丸、散。驱虫宜用较大剂量顿服，治便秘、痔疮宜少量长服。

【注意事项】脾虚泄泻及肠滑大便不实者慎服。

## 甘草

【来源】本品为豆科植物甘草 *Glycyrrhiza uralensis* Fisch.、胀果甘草 *Glycyrrhiza inflate* Bat. 或光果甘草 *Glycyrrhiza glabra* L. 的干燥根和根茎。

【别名】美草、蜜甘、蜜草、国老、灵通、粉草、甜草、甜根子、棒草等。

【性味归经】甘，平。归心、脾、胃、肺经。

【功效】补脾益气，清热解毒，祛痰止咳，缓急止痛，调和诸药。

【应用】用于脾胃虚弱、倦怠乏力、心悸气短、咳嗽痰多、脘腹及四肢挛急疼痛、痈肿疮毒，缓解药物毒性、烈性。

【用法】煎汤，调和诸药用量宜小，作为主药用量宜大，可用至 10g 左右，中毒抢救可用 30～60g；也可煲汤。

【注意事项】湿浊中阻而脘腹胀满、呕吐及水肿者禁服。大量长期使用，可引起脘闷、纳呆、水肿等，并可产生假性醛固酮增多症。反大戟、芫花、甘遂、海藻四物。

## 枸杞子

【来源】本品为茄科植物宁夏枸杞 *Lycium barbarum* L. 的干燥成熟果实。

【别名】苟起子、甜菜子、枸杞果、红耳坠、血杞子等。

【性味归经】甘，平。归肝、肾经。

【功效】滋补肝肾，益精明目。

【应用】用于虚劳精亏、腰膝酸痛、眩晕耳鸣、阳痿遗精、内热消渴、血虚萎黄、目昏不明。

【用法】煎汤，或入丸、散、膏、酒剂。

【注意事项】脾虚便溏者慎服。

## 黄精

【来源】本品为百合科植物滇黄精 *Polygonatum kingianum* Coll.et Hemsl.、黄精

*Polygonatum sibiricum* Red . 或多花黄精 *Polygonatum cyrtonema* Hua 的干燥根茎。

【别名】龙衔、玉竹黄精、土灵芝。

【性味归经】甘，平。归脾、肺、肾经。

【功效】补气养阴，健脾，润肺，益肾。

【应用】用于脾胃气虚、体倦乏力、胃阴不足、口干食少；肺虚燥咳、劳嗽咳血；精血不足、腰膝酸软、须发早白、内热消渴。

【用法】煎汤，或入丸、散，熬膏。

【注意事项】中寒泄泻、痰湿痞满气滞者禁服。

## 火麻仁

【来源】本品为桑科植物大麻 *Cannabis sativa* L. 的干燥成熟果实。

【别名】麻子、麻子仁、大麻子、大麻仁、冬麻子等。

【性味归经】甘，平。归脾、胃、大肠经。

【功效】润肠通便。

【应用】用于血虚津亏、肠燥便秘。

【用法】煎汤，或入丸、散。也可煲汤、磨粉冲服。

【注意事项】便溏、阳痿、遗精、带下者慎服。

## 赤小豆

【来源】本品为豆科植物赤小豆 *Vigna umbellata* Ohwi et Ohashi 或赤豆 *Vigna angularis* Ohwi et Ohashi 的干燥成熟种子。

【别名】赤豆、猪肝赤等。

【性味归经】甘、酸，平。归心、小肠经。

【功效】利水消肿，解毒排脓。

【应用】用于水肿胀满、脚气肢肿、黄疸尿赤、风湿热痹、痈肿疮毒、肠痈腹痛。

【用法】煎汤，或入丸、散剂。也可煲汤、磨粉冲服。

【注意事项】阴虚津伤者慎用，过剂可渗利伤津。

## 荷叶

【来源】本品为睡莲科植物莲 *Nelumbo nucifera* Gaertn. 的干燥叶。

【别名】蕸。

【性味归经】苦，平。归肝、脾、胃经。

【功效】清暑化湿，升发清阳，凉血止血。

【应用】用于暑热烦渴、暑湿泄泻、脾虚泄泻、血热吐衄、便血崩漏。

【用法】煎汤，烧炭，或入丸、散。也可煲汤、磨粉冲服等。

【注意事项】气血虚者慎服。

## 黑芝麻

【来源】本品为脂麻科植物脂麻 *Sesamum indicum* L. 的干燥成熟种子。

【别名】胡麻、脂麻、油麻子。

【性味归经】甘，平。归肝、肾、大肠经。

【功效】补肝肾，益精血，润肠燥。

【应用】用于精血亏虚、头晕眼花、耳鸣耳聋、须发早白、病后脱发、肠燥便秘。

【用法】煎汤，或入丸、散。也可煲汤、泡茶、磨粉冲服。

【注意事项】便溏者慎服。

## 桔梗

【来源】本品为桔梗科植物桔梗 *Platycodon grandiflorum*（Jacq.）A.DC. 的干燥根。

【别名】白药、卢茹、梗草。

【性味归经】苦、辛，平。归肺经。

【功效】宣肺，祛痰，利咽，排脓。

【应用】用于咳嗽痰多、咳痰不爽、胸闷不畅、咽痛音哑、肺痈吐脓。

【用法】煎汤，或入丸、散。

【注意事项】阴虚久咳及咳血者禁服；胃溃疡者慎服。用量过大易致恶心呕吐。

## 鸡内金

【来源】本品为雉科动物家鸡 *Callus gallus domesticus* Brisson 的干燥砂囊内壁。

【别名】鸡肫胵、鸡肫皮、鸡黄皮、鸡食皮、鸡合子、鸡中金、化石胆、化骨胆等。

【性味归经】甘，平。归脾、胃、小肠、膀胱经。

【功效】健胃消食，涩精止遗，通淋化石。

【应用】用于食积不消、呕吐泻痢、小儿疳积、遗尿、遗精、石淋涩痛、胆胀胁痛。

【用法】可煎服、煲汤、研粉冲服。

【注意事项】脾虚无积者慎服，孕妇慎用。

## 莱菔子

【来源】本品为十字花科植物萝卜 *Raphanus sativus* L. 的干燥成熟种子。

【别名】萝卜子、芦菔子。

【性味归经】辛、甘，平。归脾、胃、肺经。

【功效】消食除胀，降气化痰。

【应用】用于饮食停滞、脘腹胀痛、大便秘结、积滞泻痢、痰壅喘咳。

【用法】煎汤，或入丸、散，宜炒用。

【注意事项】中气虚弱及无食积、痰滞者慎服。

# 灵芝

【来源】本品为多孔菌科真菌赤芝 *Ganoderma lucidum*（Leyss.exFr.）Karst. 或紫芝 *Ganoderma sinense* Zhao，Xu et Zhang 的干燥子实体。

【别名】赤芝、红芝、三秀、菌灵芝木灵芝。

【性味归经】甘，平。归心、肺、肝、肾经。

【功效】补气安神，止咳平喘。

【应用】用于心神不宁、失眠心悸、肺虚咳喘、虚劳短气、不思饮食。

【用法】煎汤，研末冲服，或浸酒。

【注意事项】恶恒山。畏扁青、茵陈蒿。

# 莲子

【来源】本品为睡莲科植物莲 *Nelumbo nucifera* Gaertn. 的干燥成熟种子。

【别名】藕实、水芝丹、莲实。

【性味归经】甘、涩，平。归脾、肾、心经。

【功效】补脾止泻，止带，益肾涩精，养心安神。

【应用】用于脾虚泄泻、带下、遗精、心悸失眠。

【用法】煎汤，或入丸、散，也可泡茶、磨粉冲服等。

【注意事项】中满痞胀及大便燥结者禁服。

# 麦芽

【来源】本品为禾本科植物大麦 *Hordeum vulgare* L. 的成熟果实经发芽干燥的炮制加工品。

【别名】大麦蘗、麦蘗、大麦毛、大麦芽等。

【性味归经】甘，平。归脾、胃经。

【功效】行气消食，健脾开胃，回乳消胀。

【应用】用于食积不消、脘腹胀痛、脾虚食少、乳汁郁积、乳房胀痛、妇女断乳、肝郁胁痛、肝胃气痛。生麦芽健脾和胃，疏肝行气，用于脾虚食少、乳汁郁积。炒麦芽行气消食回乳，用于食积不消、妇女断乳。焦麦芽消食化滞，用于食积不消、脘腹胀痛。

【用法】煎汤，或入丸、散。

【注意事项】妇女哺乳期禁用，孕妇、无积滞者慎服。

# 青果

【来源】本品为橄榄科植物橄榄 *Canarium album* Raeusch. 的干燥成熟果实。

【别名】橄榄、青子、黄榄、白榄等。

【性味归经】苦、酸，平。归肺、胃经。

【功效】清热解毒，利咽，生津。

【应用】用于咽喉肿痛、咳嗽痰黏、烦热口渴、鱼蟹中毒。

【用法】煎汤，或熬膏，或入丸剂。

NOTE

【注意事项】脾胃虚寒及大便秘结者慎服。

## 芡实

【来源】本品为睡莲科植物芡 *Euryale ferox* Salisb. 的干燥成熟种仁。

【别名】鸡头米、鸡头、苏黄、刺莲蓬实等。

【性味归经】甘、涩，平。归脾、肾经。

【功效】益肾固精，补脾止泻，祛湿止带。

【应用】用于遗精滑精、遗尿尿频、脾虚久泻、白浊、带下。

【用法】煎汤，或入丸、散，亦可适量煮粥食。

【注意事项】大小便不利者禁服；食滞不化者慎服。

## 山药

【来源】本品为薯蓣科植物薯蓣 *Dioscorea opposita* Thunb. 的干燥根茎。

【别名】怀山药、薯蓣、薯药等。

【性味归经】甘，平。归脾、肺、肾经。

【功效】补脾养胃，生津益肺，补肾涩精。

【应用】用于脾虚食少、久泻不止、肺虚喘咳、肾虚遗精、带下、尿频、虚热消渴。麸炒山药补脾健胃。

【用法】煎汤，或入丸、散，或磨粉冲服。补阴宜生用，健脾止泻宜炒黄用。

【注意事项】湿盛中满、有积滞、有实邪者禁服。

## 酸枣仁

【来源】本品为鼠李科植物酸枣 *Ziziphus jujuba* Mill.var.*spinosa*（Bunge）Hu ex H.F.Chou 的干燥成熟种子。

【别名】枣仁、酸枣核等。

【性味归经】甘、酸，平。归肝、胆、心经。

【功效】养心补肝，宁心安神，敛汗，生津。

【应用】用于虚烦不眠、惊悸多梦、体虚多汗、津伤口渴。

【用法】煎汤，研末冲服，或入丸、散。

【注意事项】凡有实邪郁火及患有滑泻症者慎服。

## 天麻

【来源】本品为兰科植物天麻 *Gastrodia elata* Bl. 的干燥块茎。

【别名】赤箭、离母、鬼督邮。

【性味归经】甘，平。归肝经。

【功效】息风止痉，平抑肝阳，祛风通络。

【应用】用于小儿惊风、癫痫抽搐、破伤风；肝阳上亢、头痛眩晕；手足不遂、肢体麻木、风湿痹痛。

【用法】煎汤，研末冲服，或入丸、散。也可炖肉、炖鸡、素炒、加入火锅、天麻泡蜂蜜等。

【注意事项】气血虚甚者慎服。孕妇、哺乳期妇女及婴幼儿不宜食用。

## 桃仁

【来源】本品为蔷薇科植物桃 *Prunus persica*（L.）Batsch 或山桃 *Prunus davidiana*（Carr.）Franch. 的干燥成熟种子。

【别名】桃核仁。

【性味归经】苦、甘，平。归心、肝、大肠经。

【功效】活血祛瘀，润肠通便，止咳平喘。

【应用】用于经闭痛经、癥瘕痞块、肺痈肠痈、跌仆损伤、肠燥便秘、咳嗽气喘。

【用法】煎汤，用时打碎，或入丸、散。

【注意事项】无瘀滞者及孕妇禁服，过量服用可引起中毒，轻者可见头晕恶心、精神不振、虚弱乏力等，严重者可因呼吸麻痹而死亡。

## 乌梅

【来源】本品为蔷薇科植物梅 *Prunus mume*（Sieb.）Sieb.et Zucc. 的干燥近成熟果实。

【别名】梅实、熏梅、桔梅肉等。

【性味归经】酸、涩，平。归肝、脾、肺、大肠经。

【功效】敛肺，涩肠，生津，安蛔。

【应用】用于肺虚久咳、久泻久痢、虚热消渴、蛔厥呕吐腹痛。

【用法】煎汤或搓丸吞服。

【注意事项】不宜多食久食。多食损齿，咳嗽初起、疟痢初起者禁用。

## 乌梢蛇

【来源】本品为游蛇科动物乌梢蛇 *Zaocys dhumnades*（Cantor）的干燥体。

【别名】乌蛇、黑花蛇、黑梢蛇。

【性味归经】甘，平。归肝经。

【功效】祛风，通络，止痉。

【应用】用于风湿顽痹、麻木拘挛、中风口眼㖞斜、半身不遂、抽搐痉挛、破伤风、麻风、疥癣。

【用法】煎汤，研末冲服，或入丸剂、浸酒。

【注意事项】血虚生风者忌服，煎制时忌用铁器。

## 西红花

【来源】本品为鸢尾科植物番红花 *Crocus sativus* L. 的干燥柱头。

【性味归经】甘，平。归心、肝经。

【功效】活血化瘀，凉血解毒，解郁安神。

NOTE

【应用】用于经闭癥瘕、产后瘀阻、温毒发斑、忧郁痞闷、惊悸发狂。

【用法】煎服或沸水泡服。

【注意事项】孕妇及月经过多者禁用。

## 郁李仁

【来源】本品为蔷薇科植物欧李 *Prunus humilis* Bge.、郁李 *Prunus japonica* Thunb. 或长柄扁桃 *Prunus pedunculata* Maxim. 的干燥成熟种子。

【别名】郁子、郁里仁、李仁肉、小李仁。

【性味归经】辛、苦、甘，平。归脾、大肠、小肠经。

【功效】润肠通便，下气利水。

【应用】用于津枯肠燥、食积气滞、腹胀便秘、水肿、脚气、小便不利。

【用法】煎汤，或入丸、散。

【注意事项】孕妇慎服。大便不实者禁用。

## 枳子

【来源】本品为鼠李科枳椇属植物北枳椇 *Hovenia dulcis* Thunnb.、枳椇 *Hovenia acerba* Lindl. 和毛果枳椇 *Hovenia trichocarpa* Chun et Tsiang 的成熟种子。

【别名】枳椇子、枳枣、鸡脚爪等。

【性味归经】甘，平。归胃经。

【功效】解酒毒，止咳除烦，止呕，利大小便。

【应用】用于醉酒、烦渴、呕吐、二便不利。

【用法】煎汤，或泡酒服。

【注意事项】脾胃虚寒者禁服。

# 第五章　常用食物加工方式

　　粥品、汤羹、茶饮、酒剂、菜肴、米面点心、膏滋等是我国人民日常加工方式形成的物质形态，也是我国人民饮食中最为普通的食馔，具有悠久的历史。这些食馔不但富有营养，而且还具有强身健体、预防疾病、延年益寿等作用。这些食馔也承载着中国传统文化，成为我国人民传统养生文化中流传广泛且实用的一种养生方式，在全球产生了广泛影响。

## 第一节　粥品

扫一扫，看课件

### 一、定义

　　粥品，简称"粥"，是中国人传统饮食的重要组成部分，其历史久远，早在《周书》中记载有"黄帝始烹谷为粥"。粥品是由一定比例的水加入米谷类、面食类或药物，经过烹煮制作而成的流质或半流质样食物，正如《随园食单》所云："水米融洽，柔腻如一，而后谓之粥。"在以米谷类为基础制作而成的粥品亦称为"稀饭"，在以面类为基础制作而成的粥品亦称为"糊"。粥品根据食材的不同，可分为米粥、面粥、菜粥、肉粥等。

　　中医粥品是指在中医理论指导下，配伍食物或中药与米谷类食物，加入一定比例的水和调味品制作而成的流质或半流质食物。中医粥品被广泛运用于调理身体、预防疾病等方面，已成为中国饮食文化中最具特色与魅力的元素。

### 二、加工制作

　　粥品制作方法简便，食物配伍灵活，下面介绍几种常用的加工制作方法。

　　**1. 食物与米谷同时烹煮**　是熬制粥品最常用的方法。待米谷淘洗干净后，加入适量的水，同时将可供食用的食物，如红薯、核桃、荔枝肉、猪肚、羊肉等切碎或捣成粗末，一起纳入烹煮器皿中煮，如红薯粥、核桃仁粥、猪肚粥、荔枝粥、羊肉粥等。

　　**2. 先烹煮米粥后下食物**　主要用于不宜久煮或气味芳香、易挥发的食物，如青菜、荠菜、菊花、紫苏叶等，宜在米粥半熟后加入食物，如青菜粥、菊花粥等。

　　**3. 食物粉末与米谷同时烹煮**　主要用于如莲子、菱角、葛根等淀粉类食物，宜先将此类食物研为粉末，与米谷一同烹煮成糊粥，如莲子粉粥、菱粉粥、葛根粉粥等。

　　**4. 米粥成后纳入食物原汁再烹煮**　主要用于如羊乳、牛乳、鸡汁等食物，先将淘洗干净的米放入烹煮器皿中熬制成米粥后，纳入食物原汁，搅匀后再适当烹煮，如牛乳粥、鸡汁粥等。

### 三、食养功效

**1. 充养机体**    粥品作为我国传统饮食的重要组成部分，已成为人们日常生活中用以补充机体之需的重要膳食。粥品既可以有效补充人体所需的能量，又可以促进机体的高效吸收，尤其适于老幼人群及胃肠功能低下人群。如宋代张来在其《粥记》中有云"每日清晨食粥一大碗，空腹胃虚，谷气便作，所补不细，又极柔腻，与胃相得，最为饮食之妙诀"；清代黄云鹄著《粥谱》盛赞粥品之功，认为粥品"一省费，二津润，三味全，四利膈，五易消化"。

**2. 养生延年**    食用粥品可达到摄生自养、减缓机体衰老、延年益寿之目的。清代黄云鹄在《粥谱》中记载"自得食粥方，益复忘老"；清代养生家曹庭栋对粥品的养生价值大力推崇，其在《养生随笔》(另名《老老恒言》)中云"粥能益人，老人尤宜"，倡导老年人应当常食用粥品以助养生延年；《养老奉亲书》中记载老年人食用雀肉粟米粥以充机体阳气，应对脏腑虚损羸弱不足。

**3. 预防疾病**    粥品自古以来就被广泛用于疾病的预防，如唐代著名医家孙思邈《千金翼方》载以米糠熬粥，用于预防脚气病；《泉州本草》载以荔枝熬粥，用于预防口臭；明代杰出医药学家李时珍的《本草纲目》载以胡萝卜熬粥，用以预防肝阳上亢所致眩晕；在我国民间一直盛行在夏日制作绿豆粥预防中暑，制作山楂粥用于预防高脂血症。此外，食用粥品可助机体发汗解表，以达祛除寒邪之功，如医圣张仲景在《伤寒论》中载有"桂枝汤服已须臾，啜热稀粥一升余，以助药力"。

**4. 美容养颜**    粥品具有良好的美容养颜效果，如浮萍粥通过发汗祛风、清热解毒以防治面部黄褐斑；荷叶粥通过健脾利湿以防治肥胖症；枇杷清肺粥通过清利湿热以达消除痤疮之功。

**5. 病后、产后调理**    大病后期或产后多易耗伤人体气血阴阳，或者伤及人体脾胃之气，通过粥品的调理可以补充人体气血阴阳、调和脾胃。对于疾病后期，出现机体元气未复、正气已伤、邪热未尽、脾胃之气受损等状态，可以通过食用粥品达到调和脾胃、清热生津、匡扶正气之目的，如热病后期，可以指导患者食用具有清热生津止渴的葛根粉粥、竹蔗粥等。又如妇人产后出现乳汁不通，可以指导产妇食用猪蹄粥以达通乳之效。

### 四、食养原则

**1. 辨体辨证食粥**    辨体辨证是中医理论的精髓，中医粥品与普通食物不同，应当遵循中医理论的指导，因此在选用粥品时，应根据人的体质、气血阴阳、病证等信息来辨别食用。首先在辨体上要从平和质、气虚质、阴虚质、阳虚质、痰湿质、湿热质、气郁质、血瘀质、特禀质九种不同体质选用适当粥品，如阳虚质人应选用羊骨粥、雄鸡粥等温阳益精之粥品；其次要从气血阴阳的虚实不同上选用适当粥品，如阴虚质人应选用海参粥、木耳粥、鸭汁粥等滋阴生津填精之粥品；再者要结合人的病证来选用适当粥品，如产妇缺乳应选用猪蹄粥、鲤鱼汁粥、红薯粥等益气通乳之粥品。

**2. 三因制宜食粥**    中医粥品在中医理论指导下应当遵循三因制宜的原则进行食用。首先要依据季节、气候等因素来选用粥品。如春季阳气升发，宜食用葱白红枣鸡肉粥、葛根粉粥、红枣粥等升补阳气类粥品；夏季多热，宜食用绿豆粥、荷叶粥等清暑益气生津类粥品；长夏多湿，宜食用瓜皮绿豆粳米粥、薏苡仁粥、马齿苋粥等健脾化湿类粥品；秋季多燥，宜食用百合粥、牛乳粥、银耳粥等滋阴润燥类粥品；冬季多寒冷，宜食用犬肉粥、羊肉粥等祛寒温阳类粥品。其次要依据人的体质、年龄等来食用粥品，体质差异则需要依据辨体，年龄差异需要区别小儿和老人，如小儿多因脾胃功能尚未发育完善，故需要食用诸如山药粥等健运脾胃的粥品，老年人由于其体质易虚易实，故选用粥品时需要注意不宜补益太过和清泻峻猛的问题。此外，还要依据所处的地理环境来选用粥品，如我国南方地区一般多湿多温热，宜食用祛湿清热类粥品；东北地区多为寒冷之地，宜食用温补阳气祛寒类粥品；西北地区多燥少雨，宜食用清燥生津类粥品。

## 五、食用方法

粥品一般多为内服。食用时应当注意粥品温度，切勿速度过快，如《粥谱》所云"粥之忌凉食，忌急食"。粥品空腹食用效佳，通常作为早餐食用为宜。在食用粥品时间周期方面，一般补益类的粥品可以长期食用，而对于利尿、通便、清热、止泻、止呕、祛湿等防治疾病的粥品宜以 3 天为一周期，视效果适时停止食用。

## 六、注意事项

**1. 水质、水量适宜** 烹煮粥品的水应当符合国家饮用水标准，保证洁净卫生。烹煮粥品不宜过清稀或过浓稠，应适当控制烹煮粥品的水量，宜一次性加水到位，不宜烹煮过程中再次加水。通常 50g 粳米（或其他米谷类食物）加入 400～500mL 水，若其他同烹煮的食物为黏性易稠之品，则应加 700～800mL 水。一般来讲，若粥品用于生津、发汗时，应当烹煮稍稀薄一些，若粥品用于补益机体时，应当烹煮稍稠厚一些。

**2. 烹煮器皿适宜** 为避免金属制品与粥品中的有效成分发生不良化学反应，首推砂锅烹煮为佳，如《粥谱》云"罐宜沙土""忌铜锡器"，其次可用搪瓷锅代替。

**3. 烹煮火候适宜** 烹煮粥品一般先用武火煮沸，再改用文火慢熬至熟。火候对于粥品的品质有重要影响，若火候不足，粥品成分与气味未熬出；相反，火候太过，粥品成分与气味衰减。此外，根据粥品所选用食物的不同性味，以及动物、植物、矿物等不同属性，应当采取相应的烹煮火候与时间。如荷叶粥等芳香类粥品不宜久烹煮，如羊肉粥、鳖甲瘦肉粥等补益类粥品宜文火久烹煮。

**4. 食物选择适宜** 食物与食物之间、食物与中药之间存在配伍禁忌。如古代文献记载了一些食物之间的配伍禁忌：鸡肉忌黄鳝、柿子忌茶叶、苋菜忌鳖肉、生葱忌狗肉、乌梅忌猪肉、蜂蜜忌葱等，这些禁忌虽无充分的科学依据，但应用时仍需慎重，更值得我们去研究论证。此外，对于药食同源食物，选择配伍烹煮成粥品时，应遵循十八反和十九畏。

**5. 调味品选择适宜** 粥品的调味品一般有食用盐、生姜、红糖、蜂蜜、白糖、冰糖、葱白等，在烹煮时需注意合理选择。如食用盐性咸寒，对于水肿及咳嗽人群不宜入粥品；如红糖性甘温，对于内热和痰湿人群不宜入粥品；蜂蜜性甘平，对于痰湿中阻、脾虚便溏人群不宜入粥品；此外，一般粥品烹煮时不宜加入食用碱，以免影响粥品的食养功效。

## 七、应用举例

### 1. 冬瓜粥（《粥谱》）

【粥品原料】新鲜连皮冬瓜 80～100g（冬瓜子亦可，干者 10～15g，鲜者 30g），粳米 100g。

【制作方法】先将冬瓜洗净，切成小块，同粳米一并煮为稀粥。用子者则先用冬瓜子煎水，去渣取汁，再以汁同米煮粥。粥成后随意服食。

【食养功效】利尿消肿，清热止渴。

【食养方法】随意温服，抑或分作早晚食用。

【注意事项】冬瓜以老熟（挂霜）者为佳。在煮粥时不宜放盐，以免影响其利水消肿之功。用冬瓜子煎水去渣后，再与冬瓜和粳米同煮成粥，可加强祛痰止咳之功。

### 2. 马齿苋粥（又名马齿粥、马齿菜粥，《太平圣惠方》）

【粥品原料】粳米 100g，马齿苋 150g（鲜品），若为干品 20～30g。

【制作方法】将新鲜马齿苋择洗净，切成小段备用，若为干品，则需清水浸泡适中再切成小段备用，粳米淘洗干净备用。将马齿苋、粳米同时放入器皿中，加 800～1000mL 清水烹煮，先武火煮沸后，改用文火熬煮至粥成。

【食养功效】养生延年，清热解毒，凉血止痢。

【食养方法】每日分 2～3 次温服。

【注意事项】本粥品味酸性寒滑利，对于脾胃虚寒、大便溏薄者不宜食用。此外，由于马齿苋能刺激子宫兴奋，故孕妇应当慎食。

### 3. 鸭汁粥（《本草纲目》）

【粥品原料】粳米 100g，鸭汤 1000mL 左右，生姜、葱、盐等调味品各适量。

【制作方法】将鸭子放血宰杀处理后，去净鸭毛和内脏，切成块备用，生姜洗净切块备用，葱洗净切成小段备用，粳米淘洗干净备用。将鸭块余水处理后放入锅内，加 2000mL 水和备好的生姜、葱，待熬制成汤后取出鸭块，留下 1000mL 左右鸭汤，除去浮在鸭汤的油脂，加入备好粳米熬煮成粥，再加入适量盐和其他调味品即可。

【食养功效】养胃滋阴，补气养血，利水消肿。

【食养方法】早晚分餐服用，也可鸭肉与粥一同服用。

【注意事项】因鸭汁、鸭肉多食后，机体不易消化，且可引起肠滑，故一次不宜过量服用。此外，胃肠虚寒者慎食。

## 第二节　汤羹

扫一扫，看课件

## 一、定义

汤羹是汤与羹的统称，既是汤，亦是羹，是一类富含水量菜肴的总称，是我国传统的一种菜肴，包括汤、羹、饮、汁等肴品。汤羹是我国传统饮食的重要组成部分，也是饮食行为不可或缺的重要组成部分，其历史较为久远，充分体现了中华饮食的特殊魅力。汤羹的发明可以追溯到轩辕氏时代，如《稗史》记载："太古茹毛而饮血，有巢始教民食果，燧人始作火，制载以炮，神农始作耕以炒米，轩辕造粥、饭、羹、炙、脍。"

汤一般是指由水作为溶剂，加入一定比例的食物烹煮制成的以汤汁为主的一类菜式，亦有以事先制备好的清汤或白汤来制作汤菜。羹一般是以肉、蛋、奶、海鲜、大豆、蔬菜等食物为主料，加入适量水烹煮制成的汤汁浓郁稠厚的一类菜式。中医所称之汤剂则是狭义上的汤品，是指在中医理论指导下，由配伍的药食同源之食物或中药饮片再加入适量的水，熬制而成的食疗汤或中药汤剂，而药膳汤羹是我国医药与传统烹饪文化相结合的产物，是具有饮食辅助疗养身体作用的肴品。

## 二、加工制作

汤羹制作一般有氽、煮、烩、蒸、炖、煨、熬等方法，需根据食材的不同而选择，水应当一次性加足，加工制作中不宜添加水，尤其不宜加入冷水。一般先武火煮沸，后用文火至汤羹成。羹的加工制作时间比汤久，一般需要文火熬制，根据食材情况，必要时需加入淀粉类物质进行勾芡处理，使汤汁浓郁稠厚。

## 三、食养功效

**1. 提高食欲**　汤羹在制作上要求较高，一般提倡"色、香、味、形"。汤羹凭借其外观色泽、气味鲜香、形态讲究等特点，具有较好刺激食欲的作用。如白居易在其《七月一日作》中载："饥闻麻粥香，渴觉云汤美。"亦有陈郁在其《制梅花汤》中载："南枝开处觅春光，摘得冰葩蜜瓮藏。留煮午汤消暑渴，吟骚牙颊有浮香。"

**2. 帮助消化**　汤羹中水与食物充分交融，且加工制作时间较长，食物质地稀软且成糜状，食物中营养物质充分溶解于汤羹中，有利于人体充分消化吸收。因此，从古至今，大小筵席上均搭配汤羹，旨在平衡膳食，帮助机体消食疏积。正如明清时期饮食理论学家李渔所云："宁可食无馔，不可饭无汤，即小菜不设，亦可使哺啜如流；无汤下饭，即美味盈前，亦有食不下咽。"

**3. 养生健身**　汤羹能有效提高食欲，帮助机体消化吸收食物中的有效营养成分，可以起到滋补脏腑，补益人体气血阴阳，增进机体健康的作用。如《食疗本草》中运用羊乳、羊脂制作成羊乳羹，具有良好的补益精血、滋养脏腑、补虚劳之功效。

**4. 预防疾病**　汤羹性平效缓，质地软嫩爽滑，可助脾胃运化，通过食物的寒、热、温、凉特性，以及食物补益脏腑、气血、阴阳等偏性，以达"以偏纠偏"、增强机体正气之目的。如《太平圣惠方》中运用猪肝、鸡蛋为主料，制作成猪肝羹，以达养肝明目之功效，用以预防因肝血不足所致视物模糊、夜盲症等。又如《外台秘要》中运用鲤鱼、赤小豆为主料，制作成鲤鱼赤小豆汤，以达利水消肿之功效，用以预防机体水肿和脚气病。

## 四、食养原则

**1. 三因制宜**　三因制宜指的是因时、因地、因人制宜。作为药膳汤羹，需要在中医理论指导下，遵循三因制宜的原则进行选用。

首先，应依据季节、气候等因素来选用汤羹。如春季宜顺应阳气生发之特点，宜食用猪肝、韭菜、香菜、豆类等升补阳气、养肝疏肝类食物制作的汤羹；夏季多热邪，宜食用绿豆、荷叶、莲子心、西瓜翠衣、苦瓜、冬瓜皮等清凉祛暑、益气生津类食物制作的汤羹；长夏多湿邪，宜食用薏苡仁、马齿苋、冬瓜、山药等健脾化湿、利水渗湿类食物制作的汤羹；秋季多燥邪，宜食用百合、梨、牛乳、木瓜、银耳等滋阴润燥、养阴生津类食物制作的汤羹；冬季多寒邪，宜食用狗肉、牛肉、羊肉、萝卜等祛寒温阳、补肾助阳类食物制作的汤羹。

其次，要依据人的体质、年龄、性别等差异来选用汤羹。体质差异，如阳虚质之人可选用具有温肾助阳功效的羊肉羹、猪肾汤等；阴虚质之人可选用具有益阴养血功效的驴肉汤、猪肝羹等。年龄差异，主要是区别小儿和老人，小儿脾胃功能尚未发育完善，应当施以山药、山楂等健运脾胃类食物制作的汤羹；老年人体质易虚易实，不宜补益太过和清泻峻猛，应当选用性质平和的食材为主料制作汤羹。

再者，需依据所处的地理环境来选用汤羹。我国南方地区一般炎热、多雨、潮湿，北方地区一般寒冷、少雨、干燥，故在选用温补类汤羹时，南方地区食材宜用量稍少，质地宜轻淡，而北方地区用量宜偏大些，质地宜浓郁些。此外，南方地区多湿热之地，宜食用祛湿清热类汤羹；东北地区多为寒冷之地，宜食用温补阳气祛寒类汤羹；西北地区多燥少雨，宜食用清燥生津类汤羹。

**2. 平衡阴阳**　阴平阳秘是维持机体健康的重要基础，当阴阳失衡，则机体呈现欲病和已病状态。汤羹有良好的预防疾病作用，主要是因为其有助于阴平阳秘，维系机体生理的动态平衡。汤羹采用"以偏纠偏"的原则，尤其药膳汤羹依据"寒者热之""热者寒之""虚者补之""实者泻之"的原则配伍，并结合五行生克、脏腑互补等理论，进行辨证施用。

## 五、食用方法

汤羹多为内服，食用时应当注意温度，切勿速度过快。若汤羹中有不宜直接食用的食材，应当先用这类食材进行熬煮取汁，再入其他食材，抑或在制作成汤羹后，去除不宜直接食用的食材，然后食用。

## 六、注意事项

**1. 水质适宜**　制作汤羹时水量要适宜，宜一次性加水到位，不宜烹煮过程中再次加水。若中途加水，易使食材有效成分不易熬出，导致营养物质不能有效溶解于汤羹中。若中途确需加水，亦应添加开水为宜。

**2. 器皿适宜**　为避免金属制品与汤羹中的有效成分发生不良化学反应，首推砂锅烹煮为佳，其次可用搪瓷锅代替。

**3. 火候适宜**　烹煮汤羹一般先用武火煮沸，再改用文火慢熬至熟烂。当武火煮沸的状态下，食材中的大部分营养成分容易溢出到汤羹内，再改文火慢制，可使剩余营养成分继续溢出并融入汤羹。火候对于汤羹的品质有重要影响，若火候不足，食材营养成分与气味未熬出；相反，火候太过，食材营养成分与气味则会衰减。此外，在使用名贵食材为原料制作汤羹时，为提高营养成分吸收率，以蒸和隔水炖的制作方法为宜。

**4. 食材适宜**　食物与食物之间存在配伍禁忌，对于药食同源食物，还应遵循十八反和十九畏。此外，需要注意食材的新鲜和卫生，以上等优质食材为宜。

**5. 调味适宜**　制作汤羹时需合理选择调味品，注意辛、咸、酸、甘等的搭配，尤其要注意调味品的用量。此外，还需要注意忌口，如肝病者忌食辛辣，胃病者忌食酸甘，水肿及咳嗽者忌食咸寒，消渴者忌食甘。

## 七、应用举例

### 1. 猪肝羹（《太平圣惠方》）

【汤羹原料】猪肝 500g，鸡子（即鸡蛋）3 枚，豆豉、葱白等适量。

【制作方法】先将猪肝清洗干净，切成细薄片后备用，鸡子打碎入容器中，搅匀备用，葱白冲洗干净，细切备用。将豆豉放入锅内，加入适量清水，烹煮成适量豉汁后，将猪肝与葱白同时放入锅中，加入适量食盐，再将搅匀的鸡子倒入锅中，适当烹煮即可。

【食养功效】养肝明目，滋养阴血。

【食养方法】温服。

【注意事项】猪肝质地柔嫩，久烹后口感则减。另猪肝属血肉有情之品，腥味较重，可在熬制豉汁过程中加入适量生姜，以祛除腥味。高脂血症及痛风患者不宜多食。

### 2. 驴肉汤（《饮膳正要》）

【汤羹原料】驴肉（黑驴肉为佳）500g，黄酒、豆豉等适量。

【制作方法】将驴肉清洗干净，切成薄块状放入锅内，加入豆豉、黄酒、食用盐适量，加入 1000mL 清水，先武火煮沸后，改用文火熬熟烂即可。

【食养功效】补气养血，养身健体。

【食养方法】温服。

【注意事项】驴肉属血肉有情之品，本汤羹中取其补气养血之功，建议选用上品黑驴肉为佳。

### 3. 鲤鱼赤小豆汤（《外台秘要》）

【汤羹原料】新鲜鲤鱼 1 条（重量在 1000g 左右），赤小豆 150g。

【制作方法】将新鲜鲤鱼去鳞和内脏，再去头部、尾部及骨，冲洗干净，沥干水后备用。赤小豆洗净放入锅内，加入适量清水，先武火煮沸，再文火熬煮至赤小豆熟时，加入鲤鱼，煮至熟透为止。

【食养功效】利水消肿。

【食养方法】顿服。

【注意事项】为增强利水消肿之功效，不宜加入食盐。如果为降低汤中鱼腥味，可加入适量生姜熬制。

NOTE

扫一扫，看课件

# 第三节　菜肴

## 一、定义

菜肴是指在中医理论指导下，针对不同的食养目的合理选择与搭配食物（包括调味品），经过烹调制作而成的蔬菜、蛋、肉和鱼等荤菜和素菜的总称。所选食材品种广泛，如蔬菜、肉类、禽蛋、鱼、虾等，制作方法多样，如凉拌、蒸、炒、煎、卤、炸、炖、烧等。制作菜肴时一般要加入适量的调味品，如姜、葱、蒜、辣椒、花椒、胡椒、芥末、盐、酱油、醋、酒、糖等。中式传统菜肴经过漫长的发展历程，融合各民族的智慧与文化，形成了极具影响力的八大菜系及成千上万种脍炙人口的菜肴品种，深受海内外消费者的青睐。

## 二、加工制作

在长期的生活实践中，人们总结出中国菜的烹调法达 50 多种，比较常用的则有 8 类 32 种：一是炒、爆、熘；二是炸、烹；三是煎、塌、贴、瓤；四是烧、焖、煨、焗、熇、扒、烩；五是烤、盐焗、熏、泥烤；六是汆、熬、炖、煮、蒸；七是拔丝、糖水、蜜汁；八是涮锅、什锦锅、生片锅、炒锅。一般常用菜肴烹调方法有 14 类，具体操作如下：

**1. 炖**　将食材同时或先后下入炒锅中，放入调料，置武火烧，然后撇去浮沫，再置文火炖至酥烂的烹制方法。本类菜肴的特点是质地软烂，原汁原味。如益精补气的炖鱼、养血润燥的清炖海参等。

**2. 蒸**　将食材拌好调料，装入容器内，待水沸后，上笼武火蒸熟的一种烹调方法。蒸法有粉蒸、包蒸、封蒸、扣蒸、清蒸等。本类菜肴的特点是色泽美观，且保持了原料的形状。如滋阴凉血的清蒸甲鱼、益气补虚的清蒸鳜鱼等。

**3. 煮**　将食材放在锅内，加入调料及适量汤汁或清水，用武火煮沸后，再用文火烧熟的烹调方法。本类菜肴的特点是能突出食材本身的滋味，软嫩清口，汁浓味厚。如补脾胃、益气血、强筋骨的水煮牛肉及补虚益气、温中暖肾的水煮羊肉等。

**4. 烧**　先将食材经煸、煎等处理后，进行调味调色，然后加入汤或清水，用武火烧开，文火焖透，直至卤汁稠浓即可。本类菜肴的特点是汁稠味鲜。主要烧法有红烧、白烧、酱烧、锅烧、干烧、葱烧、油烧等。

**5. 焖**　先将食材用油煸，加工至半成品后，加入调料，用文火添汁焖至酥烂的烹调方法。焖法由烧法演变而来，并有红焖和黄焖之别。区别是红焖所用的酱油和糖色比黄焖多，红焖菜肴为深红色，黄焖者则呈浅黄。

**6. 煨**　煨法与炖法相仿，不同的是火候。炖是先武火后文火，煨则是一直用文火慢慢将食材煮至软烂。本类菜肴的特点是汤汁浓稠，主料多为质老而粗质纤维较多的原料。煨菜的数量一般也较大，比炖质地更加酥烂，汤汁更加稠浓，口味更为醇厚。

**7. 炒**　把食材准备好，将锅烧热，再下菜油。一般先用武火，用油滑锅后，依次下食材，然后用锅铲翻拌，动作要敏捷，断生即可。炒法有生炒、熟炒、清炒、干炒、软炒、水炒、抓炒、煸炒、滑炒等多种。本类菜肴的特点是滑嫩香鲜或干香脆嫩。

**8. 卤**　先将食材初加工，然后按一定的方式配合后放入卤汁中，用中火逐步加热烹制，使卤汁渗透其中，直至烹熟。食材卤好后，捞出，分类摆在盘内，待晾凉，在其表面涂上一层香油，以防所卤之品干缩、发硬、变色。也有卤后不捞出，继续存浸在卤汁中，随用随取，使其口味更加香嫩。卤的关键在于调配卤水，放入卤水中的各种原料和调味品比例一定要适当，并且还要保存老卤。因为卤水保存时间愈久，其香味愈浓，鲜味愈好。

**9. 炸**　将食材准备好，先在锅内放大量菜油，待油熟后将食材放入锅内，用武火烹炸，但须掌握火候，炸到一定程度即起锅。炸法的特点是旺火、多油、无汁。具体炸法则有干炸、软炸、酥炸、清炸、脆炸、蛋白炸等。本类菜肴的特点是味香酥脆。

**10. 熬**　将食材水发后，择去杂质，冲洗干净，撕成小块，锅内先注入清水，再放入原料和调料，用武火烧沸后，撇浮沫，改用文火熬至汁稠味浓即可。本类菜肴的特点是汁稠味浓。

**11. 煎**　先将锅烧热，用少量油涮锅后，放入加工成扁形的原料，先煎一面呈金黄色，再将另一面煎成金黄色。此法常与煎蒸、煎焖、煎烧等法相结合，其特点是色泽艳丽，焦香可口。

**12. 熏**　将主料加工后，先经过卤、酱、烧、炸等方法制熟，然后经烟熏而成。本类菜肴的特点是风味独特。

**13. 烩**　将主料加工后，用旺火烹制，需要勾芡的半汤半菜的烹调方法。本类菜肴的特点是汤宽汁醇，滑利柔嫩。

**14. 爆**　将原料放入油锅，用旺火高油温在极短时间内加热的烹调方法。本类菜肴的特点是脆、嫩、爽口。

## 三、食养功效

综合中医菜肴的功效，可分为 13 类，即益气养血类、滋阴补阳类、健脾和胃类、补益心肺类、滋补肝肾类、益智养颜类、壮骨延年类、疏风清热类、理气活血类、化痰祛湿类、宁心安神类、润肠通便类和消食降脂类等。

**1. 益气养血类**　适用于气血两虚者。例如：黄芪肉片、人参羊肉片等。

**2. 滋阴补阳类**　适用于阴虚、阳虚或阴阳虚损者。例如：山药枸杞炖甲鱼、虫草鸭等。

**3. 健脾和胃类**　适用于脾胃虚弱、脾胃不和者。例如：陈皮鸽肉、佛手炒肉丝等。

**4. 补益心肺类**　适用于心、肺或心肺两虚者。例如：百合香酥鸡、百合炒蛋等。

**5. 滋补肝肾类**　适用于肝肾阴虚者。例如：枸杞肉丝、软炸鸡肝等。

**6. 益智养颜类**　具有增强智力和美容护肤的功效。例如：黄精气锅鸡、银耳杏仁炖木瓜等。

**7. 壮骨延年类**　具有强壮筋骨和益寿延年的功效。例如：人参排骨、红枣棒子肉等。

**8. 疏风清热类**　具有疏风邪和清除火毒热邪、脏腑之热的功效。例如：香菇芹菜、莲藕炒豆芽等。

**9. 理气活血类**　具有调理气机和活血行瘀的功效。例如：陈皮牛肉、桃仁墨鱼块等。

**10. 化痰祛湿类**　具有祛痰饮和逐湿邪的功效。例如：鱼香莴苣丝、山茨实煲鱼鳔等。

**11. 宁心安神类**　具有安定心神、平静心绪的功效。例如：冰糖湘莲、玉竹猪心等。

**12. 润肠通便类**　具有滋阴润燥、缓下肠中干结大便的功效。例如：芝麻肝、杏仁豆腐等。

**13. 消食降脂类**　具有消导食积、降脂的功效。例如：茯苓松仁豆腐、山楂肉片等。

## 四、食养原则

调整阴阳平衡、脏腑功能和气血关系，是中医饮食养生的基本原则，也是制作中医菜肴的基本准则。中医菜肴的制作，注重补其偏衰，包括滋阴、补阳和阴阳双补。

## 五、食用方法

搭配主食，合理食用菜肴。人们常说"早吃好，午吃饱，晚吃少"，一日三餐不仅要定时定量，还要能保证菜肴的多样性，做到膳食平衡。阴虚者宜食性凉或寒、补阴津的食物，如牛奶、蜂蜜等。阳虚者宜食热性、温补性、补阳气的食物。气郁者多食行气、解郁、消食、醒神的食物。

## 六、注意事项

**1. 辨体和辨证施食**　中医认为，每一种菜肴都如同中药一样，具有不同的性味，药物虽然作用强，但一般不会经常吃，菜肴虽然作用弱，但天天都离不了，菜肴的性能作用或多或少会对身体产生有利或不利的影响。从这个角度讲，食物的作用并不亚于中药的作用，因此必须根据人的体质和病证进行辨体、辨证施食，"求其所宜，避其所忌"，才能起到养生保健的作用，这也正是中医食养的精髓所在。

**2. 饮食有节**　饮食应定时、定量，以七分饱为宜，避免暴饮暴食。合理调配，营养均衡，种类丰富。五味调和，无偏嗜。进食宜缓和，精神专注，环境洁静、轻松。

**3. 注意宜忌**　注意不同体质的宜与忌。阴虚者忌辛辣、温热、损耗阴津和助火生热之品，如狗肉、羊肉、公鸡等，姜、葱、蒜、胡椒、辣椒之类应尽量少用。食物烹煮避免煎、烧、炒、烤，以清炖、清蒸为宜。阳虚者忌苦寒、耗气、伤阳之品，如苦瓜、冬瓜、白萝卜、白菜、绿豆芽、百合、蜂蜜等。气虚者忌辛辣、刺激、耗气之品，如荞麦、柚子、生萝卜、菊花、薄荷等。气郁者忌阻碍气机之品，如芋头、番薯等。

## 七、应用举例

**1. 清蒸茶鲫鱼（《活人心统》）**

【组成】鲫鱼 1 条，绿茶 20g。

【制作方法】鲫鱼去除内脏，保留鱼鳞，冲洗干净，茶叶装入鱼腹内，用纸包裹鱼，放入盘中。上笼锅蒸至熟透即成。

【食养功效】清热生津，补虚止渴。

【食养方法】可同时供 2～3 人食用，或分两次食用。

**2. 蜜蒸百合（《太平圣惠方》）**

【组成】百合 100g，蜂蜜 50g。

【制作方法】将百合洗净，脱瓣，放在清水中浸泡，半小时后捞出放在碗内，加入蜂蜜搅拌均匀。将混合后的百合蜂蜜放入容器中，隔水蒸熟即可。

【食养功效】润肺止咳，清心安神。

【食养方法】每日食用一次。

**3.蜜炙萝卜（《朱氏集验方》）**

【组成】大萝卜1个，蜂蜜60g，食盐适量。

【制作方法】萝卜冲洗干净，切成厚片，放入蜂蜜浸泡后取出，串在不锈钢烤针上，用小火炙干。反复蘸蜂蜜炙干多次，至萝卜香熟，待冷后佐淡盐汤进食。

【食养功效】利尿通淋。

【食养方法】可分1～2人一次食用，或1人分两次食用。

# 第四节　茶饮

扫一扫，看课件

## 一、定义

　　茶饮是指在中医药理论指导下，利用其周围的生物（主要是植物），日常以热饮的形式用来预防疾患、调节情志，以保持身心健康的一类物品。茶文化是中华文明的重要组成部分，一般指山茶科的茶，可分为绿茶、红茶、乌龙茶（青茶）、白茶、黄茶、黑茶、再加工茶（花茶、袋泡茶、粉茶、紧压茶）、代用茶、茶饮料等。

## 二、加工制作

　　**1.绿茶**　具有香高、味醇、形美、耐冲泡等特点。其制作工艺大都经过杀青、揉捻、干燥的过程。

　　**2.红茶**　红茶与绿茶的区别在于加工方法不同。红茶加工时不经杀青，而是萎凋，使鲜叶失去一部分水，再揉捻（揉搓成条或切成颗粒），然后发酵，使所含的茶多酚氧化，变成红色的化合物。主要有小种红茶、工夫红茶和红碎茶三大类。

　　**3.乌龙茶**　属半发酵茶，即制作时适当发酵，使叶片稍有红变，是介于绿茶与红茶之间的一种茶类。它既有绿茶的鲜浓，又有红茶的甜醇。

　　**4.白茶**　加工时不炒不揉，只将细嫩、叶背满茸毛的茶叶晒干或用文火烘干，而使白色茸毛完整地保留下来。

　　**5.黄茶**　在制茶过程中，经过闷堆渥黄，因而形成黄叶、黄汤。

　　**6.黑茶**　原料粗老，加工时堆积发酵时间较长，使叶色呈暗褐色。是藏族、蒙古族、维吾尔族等少数民族的日常必需品。

　　**7.再加工茶**　以基本茶类绿茶、红茶、乌龙茶、白茶、黄茶、黑茶的原料经再加工而成，包括花茶、袋泡茶、粉茶、紧压茶。

　　**8.代用茶**　采用除茶以外、由国家行政主管部门公布的可用于食品的植物芽叶、花及花蕾、果（实）、根茎等为原料，经加工制作、采用类似茶叶冲泡（浸泡或煮）的方式，供人们饮用的产品。

　　**9.茶饮料**　以茶叶的水提取液或其浓缩液、茶粉等为主要原料，可以加入水、糖、酸味

NOTE

剂、食用香精、果汁、乳制品、植（谷）物的提取物等，经加工制成的液体饮料。

## 三、食养功效

**1. 清心提神**    茶叶中含有咖啡因、茶叶碱和可可碱等物质，能刺激大脑中枢神经，促使它由迟缓变为兴奋，从而集中注意力，提神醒脑，静心益思。《本草纲目拾遗》称茶可"清神"，《茶谱》（钱氏）称"除烦"。

**2. 明目降脂**    茶的明目功效自古以来就为人乐道，另外能降低血压，防治动脉粥样化。《食物本草会纂》称"清于目"。茶叶中的茶多酚对人体脂肪代谢能起到重要作用，可抑制动脉粥样硬化。东汉神医华佗在《食论》中说"苦茶久食益意思"。

**3. 生津止渴**    茶饮中所含的茶多酚能保持微血管的正常韧性，调节微血管的渗透性，降低血液中的血糖含量。《本草拾遗》称"止渴"，《食物本草会纂》称"止渴生津液"。

**4. 利尿通便**    茶饮可刺激肾脏，促使尿液排出，提高肾脏的滤过率，减少有害物质在肾脏中的滞留时间。《新修本草》云："茶叶甘苦，微寒无毒，去痰热，消宿食，利小便。"

**5. 延年益寿**    茶对脑细胞有保护作用，有助于维持脑血管功能，可以延缓衰老。研究表明，多喝茶可改善记忆力，防止阿尔茨海默病。

**6. 清热解毒**    《本草求真》称"清热解毒"，《本经逢原》称"降火"，《食疗本草》称"去热"。儿茶素类化合物是茶叶中的一种营养成分，经现代研究发现，儿茶素类化合物可抑制人体内伤寒杆菌、副伤寒杆菌、黄色溶血性葡萄球菌、金黄色链球菌等多种致病菌，具有较强的收敛、消炎、止泻的作用。

## 四、食养原则

**1. 四季有别**    春饮花茶，夏饮绿茶，秋饮青茶，冬饮红茶。春季饮花茶，可以散发一冬积存在人体内的寒邪，能促进人体阳气生发。夏季以饮绿茶为佳，绿茶性味苦寒，可以清热、消暑、解毒、止渴。秋季饮乌龙茶为好，此茶不寒不热，能消除体内的余热，恢复津液。冬季饮红茶最为理想，红茶味甘性温，含有丰富的蛋白质，能助消化、补身体，使人体强壮。

**2. 体质有别**    不同体质的人应选用不同的茶饮。绿茶性寒，适合体质偏热、胃火旺、精力充沛的人饮用。白茶性凉，适用人群和绿茶相似，但"绿茶的陈茶是草，白茶的陈茶是宝"，陈放的白茶（白毫银针、白牡丹、寿眉、贡眉等）有驱邪扶正的功效。黄茶性寒，功效也跟绿茶相似，不同的是口感，绿茶清爽，黄茶醇厚。青茶（乌龙茶）性平，适宜人群较广。红茶性温，适合胃寒、手脚发凉、体弱、年龄偏大者饮用，加牛奶、蜂蜜口味更好。黑茶（普洱茶）性温，能去油腻、解肉毒、降血脂，适当存放后再喝，口感和疗效更佳。

**3. 地域有别**    各地区由于不同气候、不同风俗，所选用茶饮不同。如两广喜好红茶，福建省多饮乌龙，江浙则好绿茶，北方人喜花茶或绿茶，边疆少数民族多用黑茶、茶砖。

**4. 淡茶温饮**    茶饮宜清淡，宜温饮。喝温茶可以使人体的"火气"因茶的凉性而下降。

## 五、食用方法

不同的茶，保存、冲泡、饮用的方法各有讲究。

**1. 保存**    茶叶最怕潮湿、异味。保存的容器以锡瓶、瓷坛、有色玻璃瓶最佳。茶叶宜放在干燥通风处保存，不能放在潮湿、高温、不洁、曝晒的地方。

**2. 冲泡** 茶壶、茶杯要先用开水洗涤，洗茶最多 15 秒。研究发现，绿茶冲洗两次，其有效成分浸出率为 70% 左右，红茶为 60% 左右。如果过度洗茶，营养物质就会大量流失。

**3. 饮用** 对于普通人来说，一日饮茶宜 12g 左右，分 3 ～ 4 次冲泡是适宜的。器皿也"以紫砂为上，盖不夺香，又无熟汤气"。

## 六、注意事项

**1. 不饮浓茶** 从茶叶的成分、营养价值等综合因素来考虑，茶不宜泡得太浓。浓茶会使人体"兴奋性"过度增高，对心血管系统、神经系统等造成不利影响。有心血管疾患的人在饮用浓茶后可能出现心跳过速，甚至心律不齐，造成病情反复。

**2. 适量饮茶** 每日宜饮茶 2 ～ 6g。《茶疏》云："茶宜常饮，不宜多饮。"一般来说，每天 1 ～ 2 次、每次 2 ～ 3g 是比较适当的。对于患有神经衰弱、失眠、甲状腺功能亢进、结核病、心脏病、胃病、肠溃疡的病人都不适合饮茶，哺乳期及怀孕妇女和婴幼儿也不宜饮茶。进餐前或进餐中少量饮茶并无大碍，但若大量饮茶或饮用过浓的茶，会影响很多常量元素（如钙等）和微量元素（如铁、锌等）的吸收。应特别注意的是，在喝牛奶或其他奶类制品时，不要同时饮茶。茶叶中的茶碱和丹宁酸会和奶类制品中的钙元素结合成不溶于水的钙盐，并排出体外，使奶类制品的营养价值大为降低。用茶来防病或治病，要根据医生的指导，按一定的量来服用。

**3. 睡前不饮** 很多人睡前饮茶后，入睡变得非常困难，甚至严重影响次日的精神状态。有神经衰弱或失眠症的人，尤应注意。特别是对于本身就有睡眠障碍的老年人来说，最好不要晚间喝茶，以免兴奋失眠、多尿，影响到睡眠质量，如果口渴难忍，可以改为饮用白开水。

**4. 酒后不饮** 酒后饮茶，茶中的茶碱可迅速对肾起利尿作用，从而促进尚未分解的乙醛过早地进入肾脏。乙醛对肾有较大刺激作用，所以会影响肾功能，经常酒后喝浓茶的人易发生肾病。不仅如此，酒中的乙醇对心血管的刺激性很大，而茶同样具有兴奋心脏的作用，增强了对心脏的刺激，所以心脏病患者酒后喝茶危害更大。

**5. 服药不饮** 茶水中含有鞣质、茶碱，可以和某些药物发生化学反应。茶叶中的咖啡因还会对所服药物产生一定副作用，抵消某些药物的镇静作用。所以，不管是中药还是西药，服药时不可选用茶水送服，以免影响药效。

**6. 经期、孕期、哺乳期、更年期慎饮** 月经期间，经血会消耗掉不少体内的铁质，茶叶中的鞣酸会妨碍肠黏膜对铁质的吸收。茶叶中的咖啡因会增加孕妇的尿量和心跳频率，会加重心与肾的负担，更可能会导致妊娠中毒症，因此孕妇最好不喝茶。哺乳期如果喝下大量的茶，会影响乳腺的血液循环，进而抑制乳汁的分泌，造成奶水分泌不足。另外，茶中的咖啡因会渗入乳汁并间接影响婴儿，对婴儿的健康不利。更年期除了头晕和浑身乏力以外，有时还会出现心跳加快、脾气暴躁、睡眠差等现象，所以应慎用茶饮。

## 七、应用举例

**1. 银归茶（《洞天奥旨》）**

【组成】金银花 5g，当归 3g，绿茶 5g。

【制作方法】将金银花、当归置于锅内，用 250mL 水煮沸后，冲泡绿茶 10 分钟即可，冲饮至味淡。也可直接冲泡饮用。

【食养功效】清热解毒，活血祛瘀。

【食养方法】每日饮用 2 次。

**2. 酸枣参茶（《普济方》）**

【组成】酸枣仁 5g，人参 2g，茯苓 2g，花茶 1g。

【制作方法】用酸枣仁、人参、茯苓的煎煮液 250mL，冲泡花茶饮用。

【食养功效】养阴敛汗，用于失眠盗汗。

【食养方法】每日饮用 2 次。

**3. 山楂茶（《本草纲目》）**

【组成】山楂 5g，绿茶 3g，冰糖 10g。

【制作方法】用 200mL 开水泡饮，冲饮至味淡。

【食养功效】消食积，散瘀血，驱绦虫，降压，抗菌。用于肉食不化、小儿乳食停滞、痰饮痞满、癥瘕、吞酸、下痢、疝气。

【食养方法】每日饮用 2 次。

# 第五节　酒剂

扫一扫，看课件

## 一、定义

酒剂是指在中医药理论指导下，将食物或药物用白酒或黄酒冷浸或加热浸渍，制成澄明液体制剂。也有用糯米等与其他食物或药物同煮，加酒曲发酵制成，即米酒。酒剂属于中成药的传统剂型之一，味辛、甘、苦，性温，有毒，入心、肝、肺、胃四经，多有散寒、活血、温胃、助药力之功。因加用食物或药物的不同，其作用更是多方面的，如加枸杞子可补肝肾；加木瓜可强筋壮骨、追风除湿等。用酒剂养生保健是中医学中一种古老而独特的疗法，在我国已有几千年的应用历史，具有易于吸收、奏效迅速、服用简便、便于贮藏等特点。

## 二、加工制作

**1. 制作方法**　首先进行原料准备，可用单味药或复方，将中药材适当加工成片、段、块或粗粉。选用的蒸馏酒或黄酒等基酒，应符合卫生部关于蒸馏酒质量标准的规定，内服酒剂应以谷类酒为原料。然后用浸渍法、渗漉法、酿造法或其他适宜方法进行制备。可按规定，加入适量的糖或蜂蜜调味。最后浸提液静置澄清，滤过后分装。酒剂应密封，置阴凉处储藏。

**2. 基酒类别**　酒剂加工制作所选用的基酒主要包括各种发酵酒、蒸馏酒及配制酒。

（1）啤酒　以麦芽、水为主要原料，加啤酒花（包括酒花制品），经酵母发酵酿制而成的，含有二氧化碳的、起泡的、低酒精度的发酵酒。

（2）葡萄酒　以鲜葡萄或葡萄汁为原料，经全部或部分发酵酿制而成的，含有一定酒精度的发酵酒。

（3）果酒　以新鲜水果或果汁为原料，经全部或部分发酵酿制而成的发酵酒。果酒应按原料水果名称命名，以区别于葡萄酒。当使用一种水果为原料时，可按该水果名称命名。如草莓酒、柑橘酒等。当使用两种或两种以上水果为原料时，可按用量比例最大的水果名称来命名。

（4）黄酒　以稻米、黍米等为主要原料，加曲、酵母等糖化发酵剂酿制而成的发酵酒。

（5）奶酒（发酵型）　以牛奶、乳清或乳清粉等为主要原料，经发酵、过滤、杀菌等工艺酿制而成的发酵酒。

（6）白酒　以粮谷为主要原料，用大曲、小曲或麸曲及酒母等为糖化发酵剂，经蒸煮、糖化、发酵、蒸馏而制成的蒸馏酒。

（7）白兰地　以新鲜水果或果汁为原料，经发酵、蒸馏、陈酿、调配而成的蒸馏酒。

（8）配制酒（露酒）　以发酵酒、蒸馏酒或食用酒精为酒基，加入可食用或药食两用的辅料或食品添加剂，进行调配、混合或再加工制成的、已改变其原酒基风格的饮料酒。

## 三、食养功效

**1.通血脉**　酒剂具有气味刚烈、辛窜善走的特征，历代医家为增强中药的活血化瘀、通利血脉作用时往往加酒，如七厘散、失笑散、生化汤、金铃子散，或佐以酒煎，或以酒送服药末。

**2.御寒气**　酒剂性辛热，有温通逐寒作用，可用于寒性的关节肢体疼痛、寒邪瘀血。例如可以用酒浸泡白花蛇、乌梢蛇治疗老寒腿。

**3.行药势**　酒是中药炮制的主要辅料。其气清扬上浮，能引诸药上行，增强补益作用。例如酒制大黄可以减少大黄泻下的功效，增加活血的功效。《医林纂要》："散水，和血，行气，助肾兴阳，发汗。"

## 四、食养原则

**1.适量饮用**　通常可根据自身对药酒的耐受能力而酌量饮服。一般每次饮用量为10～20mL，最多不超过40mL。不宜过量，以免出现不良反应，也不应长期持续饮用药酒。李时珍在《本草纲目》中指出："少饮则和血行气，壮神御寒，消愁遣兴；痛饮则伤神耗血，损胃失精，生痰动火。若夫沉湎无度，醉以为常者，轻则致疾败行，甚则丧邦亡家而殒命，其害可盛言哉！"

**2.辨体辨证选用**　不同酒剂具有不同的性能，进补者有补血、滋阴、温阳、益气等不同，治疗者有化痰、燥湿、理气、活血、消积等区别，因此要根据体质辨证选择酒剂。

## 五、食用方法

酒剂的用法有内服、外用两种，内服多温饮，外用有淋洗、漱口或摩擦。酒剂不宜在空腹、睡前、感冒或情绪激动时饮用，也不宜大量饮用。

## 六、注意事项

以下人群不宜饮用：女性在月经期、妊娠期、哺乳期；儿童及青少年；高血压、肝炎、肝硬化、消化性溃疡、肺结核、心功能或肾功能不全患者，以及对酒精过敏者和精神病患者。另外，服用某些药物时不能饮酒。

## 七、应用举例

**1. 葱豉酒（《本草纲目》）**

【组成】葱白3根，豆豉15g，白酒300mL。

【制作方法】将上2味与白酒同煎至半，过滤去渣，候温备用。

【食养功效】宣通卫气，发散风寒。主治外感风寒初起，恶寒发热，无汗，头痛，鼻塞，身痛而烦，脉浮紧。

【食养方法】每日早、晚各食用1次。

【注意事项】避风寒，忌生冷食物。

**2. 桑葚桑枝酒（《常用慢性病食物疗法》）**

【组成】新鲜桑葚500g，新鲜桑枝1000g，红糖500g，白酒1000g。

【制作方法】桑枝洗净切断，与桑葚、红糖同入酒中浸液，1个月后即可服用。

【食养功效】补肝肾，利血脉，祛风湿。适用于因肾阴不足，水热内阻而引起的浮肿、目眩、耳鸣、口渴、小便不利等。

【食养方法】每日1～2次，每次5～10mL。第2次宜在临睡前饮用，饮后漱口。

【注意事项】避风寒，忌生冷食物。

**3. 参桂酒（《民间百病良方》）**

【组成】人参15g，肉桂3g，低度白酒1000mL。

【制作方法】将前2味置容器中，加入白酒，密封，浸泡7日后即可取用。

【食养功效】补气益虚，温经通脉。

【食养方法】口服，每次服30～50mL，早晚各1次。

【注意事项】避风寒，忌生冷食物。

# 第六节　米面点心

扫一扫，看课件

## 一、定义

米面点心是指以米、小麦、面粉等为基本材料，或配以各种辅料、馅料和调料，加工成一定形状后，再用烘、烤、蒸、炸等方法制熟而成的米饭和面食类食品，多供作小吃、点心或佐餐的主食。米面点心成品花样众多，形制多样，主要有：

**1. 包类**　主要指各式包子，属于发酵面团。

**2. 饺类**　是我国面点的一种重要形态，按其形状分有：木鱼形，如水饺、馄饨等；月牙形，如蒸饺、锅贴等；梳背形，如虾饺等；牛角形，如锅贴等；雀头形，如小馄饨等；还有其他象形品种，如花式蒸饺等。按其用料分则有：水面饺类，如水饺、蒸饺、锅贴；油面饺类，如咖喱酥饺、眉毛饺等；其他如澄面虾饺、玉米面蒸饺、米粉制的红白饺子等。

**3. 糕类** 多用米、面粉、鸡蛋等为主要原料制作而成。

**4. 团类** 常与糕并称糕团，一般以米粉为主要原料制作，多为球形。

**5. 卷类** 用料范围广，品种变化多。品种有：酵面卷，可分为卷花卷（如菊花卷）、折叠卷（如荷叶卷）、抻切卷（如鸡丝卷）；米（粉）团卷，如如意芝麻凉卷；蛋糕卷，如果酱蛋糕卷；酥皮卷，如榄仁擘酥卷；饼皮卷，如芝麻鲜奶卷、春卷等。

**6. 饼类** 为我国历史悠久的品种之一。根据坯皮的不同可以分为：水面饼类，如薄饼、清油饼等；酵面饼类，如黄桥烧饼、酒酿饼等；酥面饼类，如葱油酥饼、苏式月饼等；其他还有米粉制作的煎米饼，蛋面制作的肴肉锅饼，果蔬杂粮制作的荸荠饼、桂花粟饼等。

**7. 酥类** 大多为水油面皮酥类。按表现方式分有：明酥，如鸳鸯酥油、萱化酥、藕丝酥等；暗酥，如双麻酥饼等；半暗酥，如苹果酥等。其他还有桃酥、莲蓉甘露酥等混酥品种。

**8. 条类** 面条在分类上与米饭有相近之处，其品种也有很多种，如按原料的品种和搭配不同分为普通面条、鸡蛋面条、菜汁面条、碱水面条等；按面条成型后的宽细，分为龙须面、细面条、中面条和宽面条等；一般可以按面条熟制的方法分为拌面、炒面、烩面、汤面等。

**9. 饭类** 米饭在分类上有很多种，如按原料的品种分为粳米饭、糯米饭、黑米饭、杂米饭、小米饭、什锦饭等；按米饭搭配的原料，可以分为清饭、菜饭、肉饭、果饭等；按米饭熟制的方法，将米饭分为蒸饭、炒饭、烩饭、盖饭等。

**10. 其他类** 此外，还包括馒头、麻花、粽子、烧卖等，也是人们所喜爱的。

## 二、加工制作

### （一）食材的加工处理

除米面、五谷杂粮外，我们还常常需要其他一些食材，如制作馅料需要用到的蔬菜、畜肉、禽蛋、水产等，制作点心时需要用到的干果、鲜果等，都需要进行前期的加工处理，而食材的加工处理包含的内容比较多，大体可分为清洗、涨发、切制等。

### （二）调制面团

调制面团包括和面及揉面两个过程。和面就是将各种粮食粉料与适量清水、油脂、蛋液和填料等掺和在一起，和成一个整体的面块。揉面是把和好的面块进一步加工成适合各类面点制作需要的面团。

### （三）制作成型

用调制好的各种面团，按照制品的要求，用各种方法制成多种多样的半成品（或者成品）。从总的制作程序看，成型手法可分为搓条、下剂、制皮和成型四大步骤。其中搓条、下剂和制皮三个步骤属于面点成型前的准备阶段，也是面点制作的基本技术范围，它与最后的成型是密不可分的，而且对成型质量影响很大。

### （四）馅料调制

馅料又称馅心，馅料调制就是用各种不同的制馅原料，经过精细加工制成的形式多样、味美适口，并包在面点内部的心子。不仅可以增加各种面点的花色品种，调剂面点的口味，还可以增加面点的营养价值。馅料属于包烹食物原料，如粽子、饺子、锅贴、包子、馅饼等多种具有美味馅料的食品。

### （五）熟制

运用各种方法将成形的生胚（又称半成品）加热，使其在热量的作用下发生一系列的变化（蛋白质的热变性、淀粉的糊化等），成为色、香、味、形俱佳的熟制品。常用熟制技法：

**1.煮**　把成形的生坯投入沸水锅中，利用水受热后产生的温度对流作用，使制品成熟。其使用范围较广，可用于面团制品和米类制品，面团制品如冷水面的饺子、面条和米粉面的汤圆、元宵等；米饭制品如饭、粥、粽子等。

**2.蒸**　把成形的生坯放在笼屉（或蒸箱）内，利用蒸汽导热的方法使制品成熟。主要用于发酵面团、水调面团、米粉面团等制品。

**3.炸**　将制作成形的面点生坯放入一定温度的油内，利用油的热量使之成熟的一种方法。

**4.煎**　用煎锅加少量油或水的传热使制品成熟的方法。煎锅大多为平底锅，其用油量多少视品种需要而定。可在锅底平抹薄薄一层，有的品种需油量较大，但以不超过制品厚度为宜。

**5.烤**　利用烘烤炉内的温度，即热空气传热使面点成熟的一种方法。主要用于各种膨松面、油酥面及其他糕点等。

**6.烙**　把成形的生坯摆放在平底锅内，通过金属传导热量使制品成熟的一种方法。适用于水调面团、发酵面团、米粉面团、粉浆面团等。烙制法又可分为干烙、刷油烙、加水烙三种。

**7.复加热法**　复加热法又称综合熟制法，即原料经过两种或两种以上熟制方法制作而成。与单加热法不同之处是在成熟过程中要将多种熟制方法配合使用。

## 三、食养功效

米面点心食品既爽口饱腹，又能提供人体生理活动所需的营养和能量。合理食用，健脾和胃，可以促进人体的健康，延缓衰老，亦可以预防疾病的发生。

## 四、食养原则

**1.辨证施膳**　只有在正确辨证的基础上进行选择食材配膳，才能达到预期的防治效果。

**2.三因施膳**　根据季节气候，不同地区的饮食习惯、饮食种类，以及个人体质的不同，选择适宜的米面点心食材和米面点心种类。

**3.全面膳食**　《黄帝内经》中明确提出："五谷为养，五果为助，五畜为益，五菜为充，气味合而服之，以补精益气。"在米面点心食材的搭配上，尽可能做到多样化，讲究荤素食、主副食、正餐和零食等之间的合理搭配，保证人体的营养充足、均衡。

**4.饮食有节**　一日三餐定时、定量，不宜暴食或过饱。

## 五、食用方法

内服，以空腹服为佳，以早晨、午后或夜晚食用为多。可作为正餐食用，亦可作小吃、零食、点心食用。

## 六、注意事项

1. 制作宜选用新鲜、优质的食材。
2. 食用要温饱适中，不宜过寒、过热。

## 七、应用举例

### 1. 韭菜猪肉虾仁蒸饺（《中式面点制作》）

【组成】面粉 500g，开水 350g，猪肉馅 300g，韭菜 300g，鸡蛋 2 个，虾仁 100g，盐、味精、鸡粉、酱油、花椒面、香油、色拉油适量。

【制作方法】烫面：将面粉放在案子上，浇上开水，边浇边搅，和成烫面团，摊开晾凉，饧 15 分钟。制馅：将猪肉馅放入盆内，加入姜末、花椒、盐、味精、酱油搅匀，搅入适量清水，搅拌至黏稠上劲（顺着一个方向搅动），韭菜择洗干净，切末，鸡蛋炒碎，虾仁切段，加色拉油、香油拌匀。制剂、擀皮：将面团搓成直径 2cm 的长条，揪成大小一致的 75～80 个剂子；将剂子按扁，擀成直径 6cm 的圆形皮子。包馅：左手托皮，右手用馅匙拨入 10g 左右的馅心，双手拇指和食指同时捏拢包成半月形生坯。熟制：将蒸箱烧开，上汽时将生坯放入屉内蒸 8 分钟即可。

【食养功效】补肾温阳，润肠通便。

【食养方法】每日食用 1 次。

【注意事项】要用现开的水和面，不能用温水，更不能用凉水。面团烫透揉匀，晾凉，面不能烫得太软，否则蒸熟就不成形了；搓面前，双手稍油，以免粘手。皮子薄厚均匀，要包严，不漏馅心；蒸时不可过火。

### 2. 南瓜饼（《中式面点制作》）

【组成】糯米粉 250g，熟南瓜 200g，白糖 100g，猪油 50g，莲蓉适量。

【制作方法】调制面团：将熟南瓜放入容器内捣碎，放入白糖，搅拌几下；放入猪油，搅拌均匀；加入一半量糯米粉，搅拌均匀；加入剩余的糯米粉，搅拌均匀，倒在案板上，撒上面粉，揉成面团。下剂、包馅、成型：将莲蓉搓成长条形状，揪成剂子；切一块面团，搓成长条，揪成面剂；将面剂揉圆、按扁，放入莲蓉，包住，揉圆，放在案板上，做成南瓜形。熟制：平底锅内倒入色拉油，烧热，放入南瓜饼，采用半炸半烙的方法制熟，当一面变成金黄色时，翻面继续烙制；当另一面也变成金黄色时即可。

【食养功效】补中益气。

【食养方法】每日食用 1 次。

【注意事项】注意糯米粉的用量，掌握好面团的软硬；严格控制火候。

### 3. 苹果酥（《中式面点工坊：中国面点大全》）

【组成】面粉 250g，百果馅 150g，鸡蛋清、食用色素（红、绿）各少许，熟猪油 1000g。

【制作方法】将面粉分别调成水油面和干油酥。将油酥包入水油面中，封口向上，三次擀开叠起，制成卷酥状，再用刀切成每段 20g 重的坯子，断面朝上，用手斜向（约 45°）压扁，使坯皮表面约有 1/3 酥层露出，再用擀杖擀成中间厚、边上薄的坯皮。将馅心放在坯皮中间，捏拢后收口向下，中间用大拇指按下一个凹塘，放上一根茶叶梗和两片茶叶片，边上再刷

NOTE

上一点红色，即成苹果酥生坯。将生坯投入油锅中氽炸成熟，出锅装盘即成。

【食养功效】健胃消食。

【食养方法】每日食用1次。

【注意事项】注意控制油温。

**4. 刀削面（《家常主食》）**

【组成】面粉250g，精盐、打卤酱料适量。

【制作方法】面粉放入盆中，加入少许精盐，然后加清水和成硬面团，再反复揉搓至面团光滑，饧30分钟。锅置火上，加入适量清水烧沸，将面团揉成长方形，用左手掌心托起，右手持刀，置沸水锅上方，削成10cm长的三棱形面条入锅，煮熟至软后捞出，放入碗中，浇上打卤酱料即可。

【食养功效】养心益肾，健脾厚肠，除热止渴。

【食养方法】每日食用1次。

**5. 咖喱牛肉饭（《7天升级版家常主食》）**

【组成】牛肉200g，大米饭、土豆、洋葱、胡萝卜各适量，姜片10g，香叶、八角、花椒各3g，精盐少许，面粉、酱油、料酒、黄油、咖喱块各1大匙。

【制作方法】将土豆削去外皮，洗净，切成小块；洋葱去皮、洗净，切成细丝；胡萝卜去皮，用清水洗净，切成小块；将牛肉剔去筋膜，洗净，切成大块，放入高压锅内，加入适量清水、姜片和料酒压制25分钟；锅中放入黄油，放上土豆块、洋葱丝、胡萝卜块、八角、香叶、花椒、料酒炒5分钟，放入盛有牛肉的高压锅压几分钟；净锅复置火上，加入少许黄油，放入面粉，用小火炒香出味，倒入压好的牛肉和蔬菜，放入咖喱块煮约2分钟，放入酱油调好颜色，出锅浇在大米饭上即成。

【食养功效】补中益气，滋养脾胃，强健筋骨，化痰息风，止渴止涎。适用于中气下陷、气短体虚、筋骨酸软、贫血久病及面黄目眩之人食用。

【食养方法】每日食用1次。

# 第七节  膏滋

扫一扫，看课件

## 一、定义

膏滋，作为内服的一类膏状煎出剂型，亦称"内服煎膏"，是指在中医理论指导下，选用合适的药物（药食同源的中药）或食物加水反复煎煮至一定程度后去渣取汁，浓缩后加入适量蜂蜜或冰糖等煎熬而成的半流质，在低温状态下凝成冻状。其特点是体积小、含量高、味甘美、便于服用，多具有滋养作用。适宜久病体虚者长期服用，是中医治疗慢性病的常用剂型之一。近代名医秦伯未在《膏方大全》中指出："膏方者，盖煎熬药汁成脂液，而所以营养五脏六腑之枯燥虚弱者也，故俗称膏滋药。"

## 二、加工制作

膏滋的制作主要包括原料准备、浸泡、煎煮、浓缩、收膏等过程。按照制作工艺不同，可分为荤膏、素膏、蜜膏、清膏四种。在制作过程中，加入动物胶或动物药的，称为荤膏；没有加入动物胶或动物药的，称为素膏；加入糖类（如蜂蜜、冰糖、白糖、饴糖等）的，称为蜜膏。

### （一）原料准备

将药食料洗净，切成厚片、小段或捣成粗末。若为新鲜果类，则榨取果汁备用。

### （二）浸泡

除去先煎、后下、烊化、兑入的药物，其余部分全部纯净化并适当粉碎成小块、小段或粗末状后装入有盖的容器内，加入适量清水，一般以浸没全部药食料并高出 10 ～ 15cm 为宜，同时把浮在水上的药食料用筷子搅拌几下，过半小时后，药食料即吸水膨胀。若水被药食料吸尽，可再加些水。浸泡时间约 12 小时。

### （三）煎煮

将药食料和匀后放入锅内，加适量冷水，先以文火加热，待药食料充分膨胀，即加大火力煮沸。水量蒸发减少时，可适当加水。依药食料性质不同，煎煮 1 ～ 3 小时，过滤取汁。如法煎煮 3 ～ 4 次，煮至药食料已透、无硬心，煎液气味淡薄为度，取出煎汁。将残渣压榨，用双层纱布过滤榨出液。然后把数次煎汁与压榨液合并，静置沉淀 2 小时（天热时澄清时间可缩短），再用双层纱布过滤，一次不易滤净，可重复一次，尽量减少滤液中的杂质。

### （四）浓缩

取上述煎液置锅内，先以武火加热煮沸，随时用事先准备好的竹片捞去表面浮沫（习称膏花），汁转浓时，降低火力，改用文火徐徐蒸发浓缩，同时不断搅拌，防止焦化，直至炼成稠膏，取少许膏滋滴于能吸水的纸上检视，以不渗纸为度，此谓"清膏"。

### （五）收膏

收膏时用文火。此前须先将烊化、兑入及规定加入的糖、蜜、胶类等辅料制成糊状或药汁，在收膏时依次加入浓缩的清膏中。取少许膏滋滴于能吸水的纸上检视，以不渗纸为度；或取一滴滴入冷水中，能成珠状，即可冷却，收藏。

## 三、食养功效

**1. 补虚扶弱**　凡气血不足，五脏亏损，体质虚弱，或因外科手术后、产后、大病重病恢复期、慢性消耗性疾病出现各种虚弱证候，均可进补膏滋，能促使虚体恢复健康，增强体质，改善生活质量。

**2. 抗衰延年**　人到中年，机体功能随年龄增长逐渐下降，开始出现衰老，加之工作压力、家庭负担、生活变故等社会心理因素，容易未老先衰，如头发早白、头晕目眩、耳鸣眼花、腰疼腿软、神疲乏力、心悸失眠、记忆力衰退等；进入老年，精神气血日渐衰弱。膏方可以补益肝肾，阴阳气血互补，阴生阳长，气固血充，有抗衰老、延年益寿功效。

**3. 未病先防**　膏滋以补为主，调节阴阳平衡，纠正亚健康状态，使人体恢复到最佳状态的作用最为显著，能使人在节奏快、压力大的环境中工作，能使因精力"透支"而出现头晕、腰酸、疲倦乏力、头发早白等亚健康状态的年轻"白领"恢复常态。

此外，膏滋有美容、养颜、益智等作用。

## 四、食养原则

**1. 辨证施膏** 膏滋是中药的传统剂型，是在中医药理论指导下选方配制的，是调补和治疗作用的有机结合。因此，一定要根据阴阳、气血、脏腑、上下、内外等综合考虑，在医生的指导下，分别选用有不同扶正祛邪作用的膏滋，切不可滥施妄用。

**2. 因人施膏** 膏滋虽然同样是以调理为主，但它跟保健品不同，不可千人一方。膏滋是以中医辨证论治为基础，根据个人的体质、不适症状来进行有目的的调理，一人一膏，具有较强的针对性，这样效果才会好。

**3. 因时施膏** 膏方四季均可服用，关键在于整体把握患者体质，结合气候、地域等特点，灵活施膏。春季宜用益气疏肝、扶正固表膏方，夏季宜用清心降火之清补膏方，秋季宜用滋阴润燥之膏方，冬季宜用益气温阳、补肾填精之膏方。

## 五、食用方法

### （一）服用时间

原则上一年四季皆可服用，但以冬季服用为多，服用时间多在冬至前1周至立春前。一九至六九为最佳时间。服用膏滋方有空腹服、饭前服、饭后服、睡前服等几种。滋腻补益的膏滋宜空腹服，但如空腹服后胃肠有不适感，则应改为饭后服用。治疗胃肠道疾病的膏滋宜在饭前1小时左右服，防治心、肺等病的膏滋一般在饭后30分钟服，养心安神的膏滋宜睡前服。

### （二）服用方法

膏滋的服法可分为冲服、调服、噙化3种。

**1. 冲服** 即取适量膏滋药，放在杯中，将白开水冲入，搅匀，使之溶化后服下，如益母草膏等，一般是每次取1汤匙，用开水冲服，也可根据病情需要将温热的黄酒冲入服用。

**2. 调服** 即把胶质稠黏难化的膏滋方加黄酒、汤药或开水，用碗、杯隔水炖热，调匀后服用。

**3. 噙化** 也称含化，即将药膏含在口中溶化，慢慢咽下，以发挥药效，如治疗慢性咽喉炎可用此法。

### （三）服用剂量

服膏滋药的剂量要根据病情、身体情况及药物的性质决定。一般每日2次，每次服1汤匙。病情较重、体质较强的人，剂量可稍大一些；病轻者、老年人、妇女、儿童等用量宜稍小些；有滋补作用、药性较平和的膏滋，用量可大些；药性剧烈的膏滋用量宜小，应从小剂量开始，逐步增加。

## 六、注意事项

**1. 注意贮存** 因为膏滋大多服用时间较长，应注意保存。熬炼膏滋，必须等膏滋完全冷却，容器要洗净，密闭要严；有条件时应予冷藏，或加入防腐剂；取膏滋的汤匙要用开水烫洗，揩干，不能沾水，以防膏滋霉变。膏方开启服用后，要及时存放冰箱或阴凉处，若发现有霉变不宜服用。

**2. 合理服用**　补益膏滋有"素膏"和"荤膏"的区别。素膏有滋润脏腑的功效。荤膏多含有动物类药物或动物胶类药物，虽滋而补虚，润而泽脏，然而胶滞柔腻。因此，在应用荤膏时，必须掌握初宜少服，逐年增添的原则。服膏滋阶段，应注意忌口，应忌食生白萝卜、浓茶、虾、蟹等；阳虚体质者忌食生冷食物，阴虚体质者忌食辛辣油煎食物、羊肉、狗肉等；膏方不宜与牛奶同服，以免营养成分被破坏。

**3. 防止滋腻伤胃**　膏滋方应注意顾护脾胃之气，过分滋填壅补，有碍脾胃升降，可致中焦阻塞。因此，服用膏滋药时，患者舌苔不厚腻、胃纳脾运正常情况下，方可使用。服用膏方前，可以开具 2 周左右的开路方，健运脾胃，通利肠道，促进膏方吸收。

**4. 防止"虚不受补"**　对于一般慢性虚证患者，往往机体正气太虚，脏腑机能低下，对摄入的补品可能反而不能耐受，这就叫作"虚不受补"。在这种情况下只能缓缓调养，不宜骤补，可选药性平和的膏方，采用初服小量等方法。也可在膏方中酌加助运化之品，如陈皮等。另外，用黄酒调服不易导致滞胃，适宜饮黄酒者可采用这种服食法。

**5. 防止"闭门留寇"**　服膏方期间，如遇伤风、感冒、伤食、腹泻等，应暂停服用，待上述疾病治愈后再继续服用。在外邪未尽的情况时使用"补膏"，可能会导致"闭门留寇"，即外邪内聚而不出，从而导致疾病迁延难愈。

**6. 防止药物反伤正气**　药物总有其偏性，补剂也是如此，长期服用，药物偏性渐渐显示出来。如温燥久服伤阴，清凉久服伤阳，镇降久服伤气，辛窜久服伤血，等等，都要注意及时调整。

**7. 其他**　中药要选择药食同源之品，并注意配伍禁忌。

## 七、应用举例

**1. 玉竹膏（《中药制剂手册》）**

【组成】玉竹 750g，蜂蜜 300g。

【制作方法】先将玉竹加适量水浸泡 2 小时，然后加热煎煮，每隔 1 小时取煎液 1 次；加水再煎，共取 3 次；合并煎液，文火浓缩至较稠厚状时，加入蜂蜜熬炼至滴水成珠为度。离火，冷却后装瓶备用。

【食养功效】益气宁心，滋阴润肺。适用于心气不足的心悸、气短、胸闷、胸痛者，以及肺热阴虚的干咳烦躁、津伤口渴者。

【食养方法】晨起及临睡前，温开水冲化，送服两汤匙。

**2. 杞圆膏（《摄生秘旨》）**

【组成】枸杞、桂圆肉各 300g，冰糖 300g。

【制作方法】将枸杞、桂圆肉加水浸泡 2 小时，加热煎煮，每隔 1 小时取煎液 1 次；加水再煎，直煎至药物无味为止。然后合并煎液，先武火后文火加热煎熬浓缩至较黏稠时，加入事先溶化的冰糖，熬炼到滴水成珠为度。离火、冷却，装瓶备用。

【食养功效】滋阴壮阳，养血安神，益心智，强筋骨，泽肌肤，驻颜色。适用于阴阳气血不足引起的头昏、目暗、心悸、胸闷、气短、健忘、失眠、腰膝酸软、须发早白等。

【食养方法】每日 2 次，每次 1 ～ 2 汤匙，开水冲化服用。

### 3. 黄精膏 (《备急千金要方》)

【组成】黄精 500g（去须毛），干姜末 90g，肉桂末 30g。

【制作方法】先取黄精煎水取汁，再加干姜末、桂心末微火煎之，边加边搅拌，待汁浓稠变黄，便去火待冷。

【食养功效】益气生精。适用于体虚早衰，精气不足引起的头晕目眩，食欲不振，咳嗽气促者。

【食养方法】每服一匙，开水冲服，日二服。

### 4. 蒲公英膏 (《中药制剂汇编》)

【组成】蒲公英 1000g。

【制作方法】上药切碎，加水煎熬，共煎 3 次，过滤去渣，合并滤液，浓缩即得。

【食养功效】清热散结。

【食养方法】每日 2 次，每次 1～2 汤匙，开水冲服。

### 5. 桑葚子膏 (《证治准绳》)

【组成】鲜桑葚子（紫色）5000g。

【制作方法】先将鲜桑葚子榨汁，其渣入锅内加水煮透，去渣滤清，加入原汁一并收膏。

【食养功效】滋补肝肾，聪耳明目。

【食养方法】每日 2 次，每次 1～2 汤匙，开水冲服。

# 第六章　因时饮食养生

中医认为，一年四季气候有温热寒凉的变化，会对人体产生一定的影响，如果能顺应自然界四季气候、时令节气的变化规律，调节饮食食材的品种和数量，就能维持健康，延年益寿。否则，人体生理节律就会受到干扰，抗病能力和适应能力就会降低，即使不会因感受外邪而致病，也会导致脏腑功能失调而发病。这种"天人相应，顺应自然"的饮食养生方法，是中医养生学的一大特色。元代忽思慧在《饮膳正要》一书中指出："春气温，宜食麦以凉之；夏气热，宜食菽以寒之；秋气燥，宜食麻以润其燥；冬气寒，宜食黍以热性治其寒。"

春夏两季，气候由寒转暖，由暖转热，是人体阳气升长之时，故应以调养阳气为主，可以适当食用一些能帮助阳气升散、调畅气机的食物，如葱、蒜、生姜、韭菜等。而秋冬两季，气候逐渐变凉，是人体阳气收敛，阴精潜藏于内之时，故宜食用百合、萝卜、甘蔗、荸荠等养阴生津之品，以保养阴精。由此可见，"春夏养阳，秋冬养阴"的养生理念自古到今，始终贯穿于中医饮食养生之中。

不同季节对人的体质也有影响。某些体质对季节调适能力差，在特定的季节里出现明显的某些疾病的易感性，如特禀质易在春季好发过敏，湿热质者在炎热潮湿的夏季多发各种不适症状或疾病。因此，在不同季节饮食调养中也应兼顾对不同体质的调养。可见常见食物种类季节宜忌表。（附录 B）

附录 B

## 第一节　春季饮食养生

扫一扫，看课件

春季是指从立春到立夏前，包括立春、雨水、惊蛰、春分、清明、谷雨六个节气。《素问·四气调神大论》指出："春三月，此谓发陈。天地俱生，万物以荣。"春为四季之首，季节特点为阳气初升，以生发为主。当自然界阳气开始生发之时，"人与天地相应"，此时人体之阳气也顺应自然，向上向外疏发，各脏腑功能活跃，需要补充大量的营养物质，这些生理上的变化都给春季的饮食提出了新的要求。因此，春季重在"生"字，饮食养生要顺应春天阳气升发，万物萌发始生的特点，注意保养人体的阳气。易患疾病为"春温"及"郁病"。从现代医学角度而言，易患上呼吸道传染性疾病、过敏性疾病及抑郁症。体质属气郁质、特禀质、阳虚质人群应特别注意保健。

## 一、食养原则

**1. 当辛温发散**　《素问·脏气法时论》说："肝主春……肝苦急，急食甘以缓之……肝欲散，急食辛以散之，用辛补之，酸泻之。"春天肝气旺盛，与升发之阳气相呼应，喜条达疏泄。肝火太旺，则影响脾胃的运化功能，可以适当食用一些辛温或辛甘发散的食物，以辅助机体内的阳气生发，如香椿、豆豉、大葱、芫荽、韭菜等。但也不宜辛温太过，如果过食辛辣和发散之品，阳气过于耗散，腠理开泄，会给外邪可乘之机。

**2. 宜多甘少酸**　唐代孙思邈说："春日宜省酸，增甘，以养脾气。"中医学认为酸味入肝，具有收敛之性，不宜阳气的生发和肝气的疏泄，应尽量少吃山楂、乌梅等酸味的食物，多食如大枣、锅巴、山药等甜味的食物，甜味的食物入脾，能补益人体的脾胃之气。中医还有"辛甘合化为阳"的说法，就是辛味与甘味搭配，有利于阳气的生发。

**3. 忌黏硬生冷之物**　春天虽然开始转暖，但有时仍夹有寒凉之意，尤其是早春时节。春季肝气亢伤脾，脾胃运化能力易损，故应慎食生冷之物，如冷饮、冰棍、冰淇淋等，以免损伤脾胃的功能。

**4. 宜多食新鲜时蔬**　冬季之后人们普遍地存在多种维生素、无机盐及微量元素摄入不足的情况，常出现口腔炎、口角炎、舌炎、夜盲症等。春季新鲜时令蔬菜大量上市，富含多种维生素、无机盐及微量元素，应多吃以补充人体各种必需营养素。

**5. 春季体质饮食调养要点**　阳虚质者在春季的保养尤为重要，应多吃香椿、豆豉、大葱、芫荽等能助阳气生发的食材。而特禀质者由于对季节调适能力差，易在春季发生各种过敏性疾病，应忌食生冷、升发之物。瘀血质者在春季也应少食冷饮、冰棍、冰淇淋等生冷之物，多吃山楂、茄子、黑木耳、醋等活血化瘀、疏肝理气的食材。气郁质者则以疏肝理气、调理脾胃为主，慎食葱、姜、蒜等辛辣燥热之品，宜选择如橘皮、韭菜、佛手等食材。

## 二、推荐食材

**1. 粮食类**　粳米、芝麻、花生、赤小豆、糯米、豆豉、蜂蜜、饴糖等。

**2. 肉蛋水产类**　鹅肉、鹌鹑、蚌肉、螺蛳、鸡蛋、鲫鱼等。

**3. 蔬菜类**　香椿、韭菜、香菜、莴笋、山药、大葱、洋葱等。

**4. 干鲜果品类**　苹果、桑葚、橘、荸荠、梨、樱桃、大枣等。

## 三、应用举例

**1. 芫荽汤（《太平圣惠方》）**

【组成】芫荽 50g。

【制法与用法】先将芫荽洗净，切成一寸长的段，备用，将锅内的水烧开，放入芫荽，5分钟后即可停火。佐餐食用。

【功效】辛温发散，开胃消食。

【适宜人群】气虚质、阳虚质、瘀血质、血虚质者。

【方解】芫荽气味芳香，故又称香菜。芫荽味辛，性温，入肺、脾经。辛温发散的作用与葱白相似，但力弱于葱白。春天食用既可以促进身体阳气的升发，又不会辛温太过。烹饪时注意不宜过熟，以免减弱其发散之力。芫荽还有开胃消食、促进食欲的作用。

**2. 春饼（民间验方）**　我国民间有在立春之时吃春饼的习俗，宋《岁时广记》引唐《四时宝镜》载："立春日食萝菔、春饼、生菜，号春盘。"春饼是由薄饼包裹韭菜、豆芽、鸡蛋而成的食品。韭菜辛温发散，豆芽清素爽口，鸡蛋、面粉味甘健脾，合而成辛甘发散之品。

【适宜人群】气虚质、阳虚质、瘀血质、血虚质、痰湿质、气郁质。

**3. 荠菜粥（《本草纲目》）**

【组成】荠菜 50g，粳米 100g。

【制法与用法】取新鲜荠菜，洗净切碎，备用。粳米如常法煮粥，临熟时加入荠菜，煮数沸即成。荠菜质软易烂，不宜久煮。每日 1～2 次代餐。

【功效】清肝明目，健脾和胃。

【适宜人群】阳虚质、阴虚质、瘀血质、血虚质、痰湿质、湿热质、气虚质者。

【方解】荠菜乃春季时蔬，其味甘、淡，性凉，长于清肝明目，与粳米相配煮粥，可以"明目利肝"（《本草纲目》）。粳米味甘，性平，专补脾胃。二者合用，清肝、明目、健脾。凡痢疾、水肿、淋病、乳糜尿、吐血、便血，以及肝经郁热所致的目痛、目赤、目生翳膜等，均可辅食此粥。

**4. 黄芪粥（《太平圣惠方》）**

【组成】黄芪 10g，粳米 100g。

【制法与用法】黄芪挫细，用水适量，先煎黄芪，去渣，取汁煮米为粥。每日 1～2 次。

【功效】补中益气，升阳固表，利水消肿。

【适宜人群】阳虚质、气虚质、血虚质者。

【方解】黄芪为重要的补气品，又善升举阳气；能固表止汗，又能益气健脾、利水消肿。与粳米共煮为粥，则有增强补中益气、健脾益胃之效，有助于春季阳气的生发，适宜于气虚脾弱、中气下陷、气不摄血、表虚出汗等。

**5. 炒羊肝（《食医心镜》）**

【组成】羊肝 250g，鸡蛋 1 个，大葱、生姜、食盐、醋、植物油各适量。

【制法与用法】羊肝冲洗干净，切成薄片，放入碗中，加鸡蛋清、黄酒、酱油、米醋、葱姜、食盐、白糖，拌匀备用。香油烧至七成热时，放入调制好的羊肝，猛火快炒至熟。佐餐食用。

【功效】养肝补血，明目，清虚热。

【适宜人群】阳虚质、气虚质、血虚质、瘀血质者。

【方解】春季养生以肝为先，"肝藏血，开窍于目"，肝脏与眼睛关系密切。如果肝血不足，不能充养双目，则见视物不清诸症，法宜养肝明目。本品重用羊肝一味，以脏补脏，以肝补肝，肝得其养，目得以明。羊肝含有丰富的维生素 A、铁、磷，经常食之，对改善贫血、血虚目暗、热病后弱视、夜盲、肺结核、小儿衰弱、维生素 A 缺乏等有一定作用。需注意的是，高脂血症患者忌食羊肝，因为羊肝含胆固醇高。

扫一扫，看课件

# 第二节　夏季饮食养生

夏季，是指立夏至小暑前，包括立夏、小满、芒种、夏至四个气节。《素问·四气调神大论》说："夏三月，此谓蕃秀。天地气交，万物华实。"夏季是一年中阳气最旺盛的季节，天阳下济，地热蒸腾，气候炎热，雨水充沛，自然界的生物竞相生长。此时，人体气血运行旺盛，炎热天气使腠理开泄，津液外泄。人体五脏功能也应时而变化，《素问·六节藏象论》说："心者，生之本……为阳中之太阳，通于夏气。"说明人体心与夏相应，阳气充，浮于外，功能活动亦加强。因此，夏季饮食养生应重在"长"字，顺应夏季阳气盛于外的特点，补充维持气血正常运行所需的能量与营养素，及时补足津液，注意保护好心气，不要扼杀阳气。夏季人体生理特点为阳气盛隆，阳气在外，易患疾病为"中暑"及"泄泻"。从现代医学角度而言，易患热射病，易发生腹泻。体质属气虚质、湿热质人群应特别注意保健。

## 一、食养原则

**1. 清热解暑**　夏季应适量饮用清热解暑之品，如绿豆汤、绿茶、酸梅汤，或食用甘凉多汁的水果和蔬菜，如西瓜、西红柿等，它们既可清热解暑，又可生津止渴。

**2. 饮食清淡，宜清补**　夏季饮食当以甘寒、清淡、少油为宜，减少食量，少吃油腻，以减轻脾胃负担。唐朝孙思邈提倡夏季"常宜轻清甜淡之物，大小麦曲、粳米为佳"，又说"善养生者常须少食肉，多食饭"。夏季人体新陈代谢旺盛，汗易外泄，耗气伤津之时，饮食调养宜选用品质新鲜、性味平和、容易消化、补而不腻的食品，如莲藕、胡萝卜、苹果、牛奶、豆浆、山药、小米等，以健脾养胃、补气生津。

**3. 适苦勿过，宜增辛**　《素问·宣明五气》指出："酸入肝，辛入肺，苦入心，咸入肾，甘入脾。"中医认为，五味入五脏，苦味食品中所含有的生物碱具有消暑清热、促进血液循环、舒张血管等作用。同时苦味可通过刺激舌头上的味蕾，增进唾液分泌，刺激胃液和胆汁的分泌，从而增进食欲，促进消化。夏季温度高、湿气重，适当吃些苦味食品，可以清泄暑热，以燥其湿，还可增进食欲，健脾利胃。但五味偏嗜伤五脏，夏季心火本旺，如果过食苦味食物，心神更易涣散，神志失养，人易感心烦不安，疲倦乏力。而且，过重的苦或进食苦味食物过多，会引起胃部不适，出现恶心、呕吐或泄泻等。夏天饮食宜增辛，萝卜、葱白、姜、蒜等辛味的食物有助于补益肺气、活血、通窍、化湿。

**4. 生津解渴，不宜寒凉太过**　夏天出汗较多，经常感到口渴，冷饮可以帮助散发体内大量热量，补充津液，起到清热解暑的作用。如凉茶，用菊花、金银花、山楂片、陈皮、玄参等配制成，饮后能防暑解渴、清火明目。还有绿豆汤、黄瓜汁、赤豆汤、酸梅汤、西红柿汁等，也有生津解渴防暑的作用。但不宜过食冷饮（如汽水、冰棍、冰淇淋等）、冷食，或一次大量地进食生冷的蔬菜瓜果，以免伤及脾脏的阳气。

**5. 注意饮食卫生**　因为夏季喝水较多，冲淡胃液，降低胃液的杀菌力，致使病原微生物易进入胃肠道；另一方面，天气炎热，致使病原微生物极易繁殖，食物容易腐败、变质，胃肠道疾病多有发生。所以，夏天要把好"病从口入"关，注意饮食卫生，不吃腐烂变质的食物，不喝生水。生吃瓜果蔬菜一定要洗净。

**6. 夏季体质饮食调养要点**　气虚质者应少食莱菔子、白萝卜等耗气之品。阳虚质者慎食西瓜、苦瓜等寒凉性的蔬菜水果。阴虚质者宜多吃菠菜、胡萝卜、黑木耳、猪肝等滋阴类食材。痰湿质者以化痰祛湿为主，慎食肥甘厚味，多食海藻、海带、紫菜、蚕豆、绿豆等清淡利湿食材。湿热质者以清热化湿为主，饮食宜清淡，慎食肥肉、油炸、糖果之类的肥甘厚味，多食绿豆、马齿苋、苦瓜等清热化湿之品。

## 二、推荐食材

**1. 粮食类**　小麦、绿豆、小米、大麦、黄豆等。

**2. 肉蛋水产类**　鲤鱼、银鱼、猪肝、海蜇、猪肉等。

**3. 蔬菜类**　菠菜、苦瓜、芹菜、南瓜、土豆、扁豆、黄瓜、西红柿等。

**4. 果品类**　杏、草莓、西瓜等。

## 三、应用举例

**1. 绿豆粥（《普济方》）**

【组成】绿豆 50g，粳米 250g，冰糖适量。

【制法与用法】将绿豆、粳米淘洗干净，放入锅内，加水适量，置炉上，用武火烧沸，再用文火煎熬，直至成粥。将冰糖加入粥内，搅拌均匀，盛碗即成。每日食用 1～2 次。

【功效】清暑生津，解毒消肿。

【适宜人群】阴虚质、湿热质者。

【方解】绿豆味甘，性凉。具有良好的清热解暑作用，与粳米共煮为粥，则有清热解暑，补益生津之效。适用于暑热烦渴、疮毒疖肿、预防中暑等。

**2. 西瓜番茄汁（《老年人膳食指南》）**

【组成】西瓜 1 个，番茄 3 个。

【制法与用法】将西瓜洗净，取出内瓤，切成大块，番茄洗净，分别用榨汁机榨取汁液，将二汁液混匀。随意饮用。

【功效】清热解暑，生津止渴。

【适宜人群】阴虚质、湿热质者。

【方解】西瓜味甘，性寒，入胃、膀胱经，其质润汁多，具有清热解暑、生津止渴的作用；番茄味甘、酸，性凉，有生津止渴作用。二者合用，清热解暑，生津止渴，是夏天经常食用的饮料。

**3. 竹叶粥（《太平圣惠方》）**

【组成】竹叶 50 片，石膏 90g，白糖 30g，粳米 60g。

【制法与用法】将竹叶用清水洗净后，切成长条，再同石膏一起放入锅内，加热水，煎熬 20 分钟，滗出药汁，滤去渣，澄清后，滗出上层汁备用。将粳米淘洗干净，加入药汁和水煮粥。食用时，加入白糖拌匀即可。每日 1 次。

【功效】清热除烦，益胃生津。

【适宜人群】阴虚质、湿热质者。

【方解】竹叶味甘、淡，性寒，归心、肺、胃经，具有清热除烦、生津、利尿的作用。石膏味甘、辛，性大寒，具有清热泻火、除烦止渴的作用。以上与粳米共煮为粥，则有清热除烦、益胃生津之效。适用于膈上风热，头目赤痛，暑热伤津，口渴，心烦，尿赤等。

【注意事项】竹叶、石膏二者性寒，气虚质、阳虚质、血瘀质，以及阴虚火旺、潮热骨蒸者忌用。

#### 4. 茯苓饼（《本草纲目》）

【组成】茯苓 200g，面粉 100g。

【制法与用法】茯苓研成粉末，与面粉混合，水调作饼，烙熟。经常食用。

【功效】利水化湿，健脾益气。

【适宜人群】痰湿质、气虚质者。

【方解】配方中茯苓既可利水，又可去湿，面粉健脾养胃。全方性质平和，利而不峻，补而不过，适宜久服。

#### 5. 凉拌三皮（民间验方）

【组成】西瓜皮 200g，黄瓜皮 200g，冬瓜皮 50g。

【制法与用法】将西瓜皮刮去蜡质外皮，冬瓜皮刮去绒毛外皮，与黄瓜皮一起在开水锅内焯一下，待冷切成条状，置盘中，用少许盐、味精拌匀。佐餐食用。

【功效】清热，利湿，减肥。

【适宜人群】阴虚质、湿热质者。

【方解】西瓜皮、冬瓜皮和黄瓜皮皆味甘，性寒凉，有清热利湿、畅通三焦的作用。三皮相配，共奏清热利湿之效。

扫一扫，看课件

# 第三节　长夏饮食养生

长夏位于夏末秋初，涵盖了小暑、大暑两个节气，是一年中气温最高的阶段。湿热蒸腾是长夏典型的物候特征，尤其表现在我国南方地区。《素问·脏气法时论》曰"脾主长夏"，脾脏喜燥恶湿，即脾容易被长夏的湿邪所困，要格外注意养脾、健脾。《理虚元鉴》也告诫我们要"长夏防湿"。长夏多雨潮湿，水气上升，空气中湿度较大，加之或因外伤雾露，或因汗出沾衣，或因涉水淋雨，或因居处潮湿，以致感受湿邪而发病者最多。湿为阴邪，易伤阳气，尤其是脾阳。脾脏喜燥而恶湿，一旦受湿气伤扰，则会导致脾气不畅，表现为消化吸收功能减退，久之出现气血化生乏源，在内会导致其他脏腑功能低下，在外则易被外邪侵犯。尤其是儿童和老年人，更易发生反复感冒、咳嗽等疾病。另外，脾升清降浊功能减弱，便会出现乏力、消瘦、大便不调、烦躁等，都直接或间接与湿热内侵、脾胃功能呆滞、消化吸收不足有关。因此，长夏期间在饮食养生方面，要以健脾护脾为主，也正是中医理论中的"四季脾旺不受邪"的机理所在。古人强调"养生之道，莫先于食"，饮食养生是长夏养生固护脾胃的重要环节。

## 一、食养原则

**1. 清热利湿**　长夏季节，暑湿盛重，脾易被湿所困。建议适当食用绿豆、绿茶、黄瓜、西瓜、绿豆芽、芹菜、白菜、竹笋、冬瓜等具有清热利湿作用的食材，最好采用清炒、凉拌、煲汤的烹饪方法。肉有生痰的作用，且比较滋腻，建议这些食材不跟肉类一块烧。长夏季节，还应注意要少食盐，盐放多后，它们利水化湿的效果就会减弱。

**2. 健脾化湿** 湿为阴邪，易伤人阳气，尤其是脾阳。由于脾脏喜燥而恶湿，一旦受损，则脾气不能正常运化，气机不畅，表现为消化吸收功能低下。临床可见脘腹胀满，食欲不振，口淡无味，胸闷欲吐，大便稀溏，甚至水肿。长夏应多吃一些薏苡仁、白扁豆等健脾化湿的食物。

**3. 饮食清淡，少油腻，温食** 长夏的湿邪最易侵犯脾胃的功能，导致消化吸收功能低下。因此，长夏的饮食原则宜清淡，少油腻，要以温食为主。古人主张长夏饮食应"温暖，不令大饱，时时进之……其于肥腻当戒"，即长夏的饮食要稍热一点，不要太寒凉；亦不要吃得太多，但在次数上可稍多一些。夏天人的消化功能会相对减弱，在烹调上，宜多采用拌、蒸、烩、煮等方法。烤、煎、炸等加工方法容易助热生火，而且比较油腻，影响食欲，则应少用。此外，长夏天气炎热，致病微生物极易繁殖，食物容易腐败、变质，更需注意饮食卫生。

**4. 助消化的食物** 长夏的湿邪困脾，易出现食滞、纳呆等，一些消食助消化的食材有助于缓解这些症状。例如：山楂具有消食积的作用，山楂泡水喝有促进食欲、消导食积的作用。谷麦芽常用于宿食不化、胀满、泄泻、不思饮食等，麦芽主要是对面食有好的促消化作用，谷芽主要是对米食有好的促消化作用。

## 二、推荐食材

**1. 粮食类** 绿豆、薏米、白扁豆、莲子、百合、荞麦、黄豆（豆浆）、红小豆、蚕豆等。

**2. 肉蛋水产类** 鸭肉、猪肚、猪肉、牛肉、牛肚、鸡肉、鸽肉、鹌鹑肉、鲫鱼、乌龟、甲鱼、牛乳、鹅肉等。

**3. 蔬菜类** 苦瓜、冬瓜、丝瓜、莴笋、芹菜、番茄、黄瓜、海带、白萝卜、竹笋、白菜等。

## 三、应用举例

**1. 绿豆苡仁粥（民间验方）**

【组成】绿豆 100g，薏苡仁 100g。

【制法与用法】将绿豆、薏苡仁洗净，放入锅中加入适量清水，大火烧开后改用小火，煮至豆烂、汤绿停火。每日食用 1 ~ 2 次。

【功效】清热解暑，利尿去湿。

【适宜人群】阴虚质、痰湿质、湿热质者。

【方解】绿豆味甘，性凉，具有良好的清热解暑作用；薏苡仁味甘，性凉，有健脾化湿功效。二者合用，清热、化湿、解暑，适用于暑热季节食用。

**2. 白茯苓粥（《仁斋直指方》）**

【组成】白茯苓粉 15g，粳米 50g。

【制法与用法】将粳米淘洗干净，连同白茯苓粉放入锅内，将锅置炉上，先用武火烧沸，后用文火煎至米烂成粥。每日食用 1 次。

【功效】健脾利湿，和胃益气。

【适宜人群】阴虚质、痰湿质、湿热质者。

【方解】方中茯苓味甘、淡，性平，入脾、肺、心经，能渗湿利水，益脾和胃，宁心安神，《用药心法》言"茯苓，淡能利窍，甘以助阳，除湿之圣药也。味甘平补阳，益脾逐水，生津导气"；粳米味甘，性平，入脾、胃、肺经，能健脾补气，《本草纲目》论"粳米粥：利小便，止烦渴，养肠胃"。两味相配，共奏健脾利湿、和胃益气之功效。

### 3. 薄荷粥（《医余录》）

【组成】鲜薄荷 30g，粳米 100g。

【制法与用法】将薄荷洗净，放入锅内，加水适量，煎熬 5～10 分钟，去渣，留汁待用。将粳米淘洗干净，加入盛有薄荷汁的锅中，清水适量，置武火上烧沸，用文火熬煮至熟即成。每日食用 1～2 次。

【功效】清热解暑，清利咽喉。

【适宜人群】阴虚质、痰湿质、湿热质者。

【方解】薄荷性味辛凉，入肺、肝经，有疏风、散热、辟秽、解毒、调理肠胃、开胃消食的作用，与粳米共煮为粥，则有健脾利湿之效。适用于长夏风热感冒，头痛目赤，咽喉肿痛，口疮口臭，牙龈肿痛，以及风热瘙痒者。阴虚血燥体质，或汗多表虚者忌食；脾胃虚寒，腹泻便溏者切忌多食久食。

### 4. 凉拌豆芽（《饮馔服食笺》）

【组成】绿豆芽 500g，生姜、米醋、食盐各适量。

【制法与用法】绿豆芽择洗干净，入开水锅内焯一下，捞出装盘，加米醋、食盐、生姜末拌匀即可食用。佐餐食用。

【功效】利水湿，消痰积。

【适宜人群】阴虚质、痰湿质、湿热质者。

【方解】绿豆芽味甘，性寒，其性疏利，有清热解毒、利水消肿之功。米醋、生姜与之相配，可佐制绿豆芽之寒性。各种食料相配，而成清热毒、利水湿、化瘀浊、消痰积之方。适宜长夏经常食用。

### 5. 白煮鲤鱼（《养老奉亲书》）

【组成】鲤鱼 1 条，橘皮 20g。

【制法与用法】将鲤鱼刮鳞、去除内脏后，用清水冲洗干净，放入锅内，加橘皮、葱姜、黄酒、食盐及适量清水，煮沸后去掉汤面上的血沫和浮污，加盖继续炖煮至鱼肉熟烂，汤汁呈乳白色即成。佐餐食用。

【功效】健脾理气，利水减肥。

【适宜人群】阴虚质、痰湿质、湿热质者。

【方解】鲤鱼长于下气利水，辅以橘皮健胃理气，通畅气机。适用于长夏时调养食用。

NOTE

扫一扫，看课件

# 第四节　秋季饮食养生

秋季，指从立秋开始到立冬前，包括立秋、处暑、白露、秋分、寒露、霜降六个节气。《素问·四气调神大论》云："秋三月，此谓容平。天气以急，地气以明……"秋季气候由热转寒，是阳气渐收、阴气渐长，由阳盛转变为阴盛的关键时期，是万物成熟收获的季节，人体也开始阳消阴长。此外，随气温下降，降雨量减少，空气中的水分减少，气候变得凉爽，加之夏天的余热，气候干燥。因此，辛散干燥是秋天的特点，故有"秋燥"之说。秋季特点为阳气收敛下降，以收为主。易患疾病为"温燥"及"凉燥"。从现代医学角度而言，易发生上呼吸道感染及慢性疾病急性发作。阴虚质和气郁质的人群应特别注意保健。

## 一、食养原则

饮食原则为甘润养肺，增加酸味食品以助收敛，兼顾脾肾，可多吃粥食。从营养学角度而言，多食富含维生素的食物，少食辛辣香燥之品，结合不同体质进行食物种类选择。具体如下：

**1. 甘淡润燥，养肺为要**　秋季应选用"防燥不腻，甘淡滋润"的平补之品，如梨、柿、南瓜、冬瓜、食用菌类、豆类及豆制品等。针对"秋燥"，应选用补肺润燥、补气生津的食品，如银耳、百合、蜂蜜、水果等含水分较多的甘润之品。一方面，可以直接补充人体的水分，防止干燥对人体造成直接伤害；另一方面，通过这些食物或药物补养肺阴，防止机体在肺阴虚的基础上再受燥邪影响，产生疾病。此原则适用于阴虚质人群。

**2. 减辛增酸**　辛辣食物有发散特性，易伤及阴血；酸味食物有收敛固涩之效，故秋日饮食应"减辛增酸"，这符合"酸甘养阴"的原理。因此，在饮食上应适当食用酸味的食物，尽可能少吃姜、葱、蒜、韭、椒等辛味之品。从五行理论角度解释，肺主辛味，肝主酸味，辛味能胜酸，故秋季要减辛以平肺气，增酸以助肝气，以防肺气太过胜肝气，使肝气郁结。此原则适用于气郁质人群。

**3. 忌食生冷**　宜多食温食，少食生冷寒凉之品，以保护胃气。若过食生冷、寒凉或不洁瓜果，会导致寒湿内蕴，毒滞体内，引起腹泻、痢疾等，故有"秋瓜坏肚"之民谚，老人、儿童及体弱者尤其要注意。此原则适用于阴虚质、气郁质、阳虚质人群。

**4. 应忌苦燥**　苦燥之品易伤津耗气，秋季燥邪当令，肺为娇脏，与秋季燥气相通，容易感受秋燥之邪，秋令饮食养生忌苦燥。此原则适用于阴虚质人群。

## 二、推荐食材

**1. 粮食类**　粳米、红薯等。

**2. 肉蛋水产类**　鱿鱼、虾仁、鸭肉、兔肉、甲鱼等。

**3. 蔬菜类**　冬瓜、藕、百合、萝卜、菜花、豆角等。

**4. 果品类**　梨、柿子、枣、苹果、葡萄等。

## 三、应用举例

**1. 蜜蒸百合**　见"第五章　常用食物加工方式　第三节　菜肴"。

**2. 百冬灌藕**〔《常用特色药膳技术指南（第一批）》〕

【组成】生百合、白茯苓、天冬各 60g，山药 100g，红枣 50g，牛奶 150mL，蜂蜜 20g，鲜藕 400g。

【制法与用法】将百合、山药、天冬研烂，加蜂蜜再研磨极细，同研末的白茯苓调匀；将红枣煮熟去核，做成枣泥，加入茯苓粉混合物，调入牛奶至稀稠适中，灌入藕孔中令孔皆满，堵住藕孔，上屉蒸熟即可。每日食用 1 次。

【功效】润肺化痰，止咳平喘。

【适宜人群】阴虚质、肺燥、肺热及肺阴不足者。

【方解】百合味甘补虚，性凉清热，善于养阴润肺，兼能止咳祛痰，治燥邪伤肺，或肺阴虚，燥咳少痰或痰中带血。天冬味甘苦性寒，可入肺经，既养肺阴，又润肺燥，还可清肺热，治燥邪伤肺，干咳无痰，或痰少而黏，或痰中带血。两药相配，增强养肺阴、润肺燥、清肺热、止咳嗽之功。山药甘平，归肺、脾、肾经，能益气健脾，润肺生津，增强百合、天冬润肺作用。白茯苓味甘淡平，归心、肺、脾、肾经，有益气健脾、利水渗湿的功效。藕甘寒，能健脾、开胃、止泻。红枣、牛奶、蜂蜜有补中益气、养阴润燥之功效。诸味相伍，共奏养阴生津、润肺止咳之功效。

【注意事项】煮藕时忌用铁器，以免引起食物发黑。

**3. 生脉饮**（《备急千金要方》）

【组成】人参 10g，麦冬 15g，五味子 10g。

【制法与用法】各味洗净，水煎，取汁。每日食用 1～2 次，每次 5～10mL，温服。

【功效】益气生津，敛阴止汗。

【适宜人群】阴虚质或气津两伤者。

【方解】方中人参性味甘温，益气生津，为大补元气第一要药。麦冬味甘性寒，具有养阴清热、润肺生津之功。两药相配，则益气养阴之功益彰。五味子性味酸温，能敛肺止汗，生津止渴。三药合用，一补一清一敛，共奏益气养阴、生津止渴、敛阴止汗之功。至于久咳肺虚，气阴两伤证，取其益气养阴，润肺止咳，以求本图治，使气阴恢复，肺润津生，病证悉除。

【注意事项】外邪未解，或暑病热盛，气阴未伤者不宜使用。

**4. 参麦鱿鱼**（《滋补保健药膳》）

【组成】党参 5g，麦冬 6g，五味子 3g，百合 50g，鱿鱼 250g，虾仁 20g，菜油、料酒、姜汁、白醋、水淀粉、香油各适量。

【制法与用法】将党参、麦冬用纱布包好，与五味子同煎，取汁 2 次，合并 2 次汁液，过滤 2～3 次，以文火浓缩至一小碗；水发鱿鱼，打花刀成金鱼状，入开水中焯数秒钟即捞出；虾仁加调料制作成虾茸，放入鱿鱼腹中；鱿鱼置于盘中，百合置于鱿鱼四周，上笼蒸 20 分钟；勺内放明油，加党参、麦冬、五味子汁、盐、白醋、水淀粉勾芡，浇于菜肴上。佐餐食用。

【功效】益气养阴，滋补强壮。

【适宜人群】阴虚质、气虚质或气阴不足者。

【方解】方中党参性味甘平，补气益脾，养血生津；麦冬润肺养阴，益胃生津，清心除烦；五味子敛肺滋肾，生津敛汗，三药合用，益气养阴，滋补强身，再配合益气强壮的鱿鱼、补肾壮阳的虾仁，共成滋补佳膳。全方气阴双补，生津敛汗。

【注意事项】外科疮肿及皮肤病患者不宜食用。

**5. 天门冬膏（《饮膳正要》）**

【组成】鲜天冬 500g。

【制法与用法】天冬洗净，去心皮，细捣，绞取汁澄清，以纱布滤去粗渣。将汁入砂锅，文火熬成膏。每服 1～2 匙，空腹以温黄酒调服。

【功效】滋阴润燥，清金降火。

【适宜人群】阴虚质、肺燥、肺痿咳嗽、皮肤干燥皲裂者。

【方解】天冬养阴润燥，清肺生津。

【注意事项】虚寒泄泻、外感风寒致嗽、脾虚便溏之人不宜食用。

# 第五节　冬季饮食养生

扫一扫，看课件

　　冬季，从立冬开始到立春之前，包括立冬、小雪、大雪、冬至、小寒、大寒六个节气。《素问·四气调神大论》云："冬三月，此谓闭藏，水冰地坼……"冬季气候寒冷，虫兽藏匿，草木凋零，万物处于收藏状态。中医学认为冬季是匿藏精气的时节，机体能量的蓄积阶段，冬令进补以立冬后至立春前这段时间最为适宜。冬季人体生理特点为阳气收藏，以闭藏为主，易患疾病为"寒证"。从现代医学角度而言，易患心脑血管疾病、呼吸系统疾病。体质属阳虚质、痰湿质、血瘀质的人群应特别注意保健。

## 一、食养原则

　　饮食原则为适量温阳进补，不忘养阴，减咸增苦。从营养学角度而言，可适当增加动物类食物，避免过食大辛大热食物，结合不同体质进行食物种类选择。具体如下：

　　**1. 敛阴护阳，养肾为先**　根据中医"虚则补之，寒则温之"的原则，在膳食中应多吃温性、热性，特别是温补肾阳的食物进行调理，以提高机体的耐寒能力。本原则亦适用于阳虚质人群。冬季"食补"，应供给富含蛋白质、维生素和易于消化的食物。可选食：粳米、玉米、小麦、黄豆、豌豆等谷豆类；韭菜、香菜、大蒜、萝卜、黄花菜等蔬菜；羊肉、狗肉、牛肉、鸡肉及鳝鱼、鲤鱼、鲢鱼、带鱼、虾等肉食；橘子、椰子、菠萝、荔枝、桂圆等水果。羊肉是老人冬季滋补佳品。

　　**2. 温食忌硬**　黏硬、生冷的食物多属阴，冬季吃这类食物易损伤脾胃。食物过寒，容易刺激脾胃血管，使血流不畅，而血量减少将严重地影响其他脏腑的血液循环，有损人体健康，因此，冬季饮食宜温热松软。本原则亦适用于阳虚质和血瘀质人群。

　　**3. 减咸增苦**　冬季饮食应"清淡添苦"，要少食咸味食品，以防肾水过旺；多吃些苦味食物，以补益心脏，增强肾脏功能。常用食物如槟榔、橘子、猪肝、羊肝、大头菜、莴苣、醋、茶等。

## 二、推荐食材

**1. 粮食类**　糯米、高粱、粟米、黑豆等。

**2. 肉蛋水产类**　羊肉、羊肾、公鸡、牛肚、对虾、海参等。

**3. 蔬菜类**　芥菜、萝卜、白菜、洋葱、胡萝卜、土豆、生姜等。

**4. 果品类**　桂圆、樱桃、橙子、柚子、荔枝、胡桃仁等。

## 三、应用举例

**1. 当归生姜羊肉汤（《伤寒论》）**

【组成】当归 10g，生姜 12g，羊肉 300g，胡椒粉 2g，花椒粉 2g，食盐适量。

【制法与用法】羊肉去骨，剔去筋膜，入沸水锅内焯去血水，捞出晾凉，切成 5cm 长、2cm 宽、1cm 厚的条；砂锅内加适量清水，下羊肉，放当归、生姜，武火烧沸，去浮沫，文火炖，至羊肉熟烂，加胡椒粉、花椒粉、食盐调味即成。每周食用 2～3 次，饮汤食肉。

【功效】温阳散寒，养血补虚，通经止痛。

【适宜人群】阳虚质、血瘀质者。

【方解】方中当归甘辛微苦温，入肝、心、脾经，具补血、活血、止痛之功。《本草正》谓："当归，其味甘而重，故专能补血，其气轻而辛，故又能行血，补中有动，行中有补，诚血中之气药，亦血中之圣药也。"生姜辛温，温中散寒。羊肉味甘，性大热，温中暖下，益气养血。佐以花椒、胡椒调味，又能温中散寒。诸料相伍，共奏温经散寒、养血补虚之功。不仅是寒凝气滞、脘腹冷痛之良膳，亦为年老体弱、病后体虚、产后气血不足者之滋补佳品。

【注意事项】本方为温补散寒之剂，凡阳热证、阴虚证、湿热证等不宜服用。

**2. 枸杞羊肾粥（《饮膳正要》）**

【组成】枸杞叶 500g，羊肉 250g，羊肾两个，粳米 250g，葱白两茎，食盐适量。

【制法与用法】将新鲜羊肾剖开，去筋膜，洗净，细切；羊肉洗净切碎；煮枸杞叶去渣，取汁，也可用枸杞叶切碎，同羊肾、羊肉、粳米、葱白一起煮粥。待粥成后，入食盐少许，稍煮即可。每日早晚佐餐服用。

【功效】益肾阴，补肾气，壮元阳。

【适宜人群】阳虚质，特别是肾虚虚弱，肾精亏耗者。

【方解】方中羊肾性味甘温，《名医别录》谓其"补肾气，益精髓"，常用于肾虚劳损之腰脊疼痛、足膝痿弱、耳聋、消渴、阳痿、尿频、遗尿等。羊肉性味甘温，历代被视为益肾气之佳品，功能益肾补虚，温养气血，温中暖下。枸杞叶是枸杞之嫩茎叶，可蔬可药，气味清香，养肝明目。三味同时入米熬粥，甘美可口，补虚之功可靠。如无枸杞叶，可用枸杞子代替。亦可去粳米，炖汤食用。

【注意事项】以冬季食用为好，阳盛发热及性功能亢进者不可选用。外感发热、阴虚内热及痰火壅盛者忌食。痛风及高胆固醇血症者忌食。

**3. 良姜炖鸡块（《饮膳正要》）**

【组成】公鸡 1 只（约 800g），高良姜 6g，草果 6g，陈皮 3g，胡椒 3g，葱、食盐等调料适量。

【制法与用法】诸药洗净装入纱布袋内，扎口；将公鸡宰杀，去毛及内脏，洗净切块，剁去头爪，与药袋一起放入砂锅内；加水适量，武火煮沸，撇去污沫，加入食盐、葱等调料，文火炖熟，将药袋拣出装盆即成。每周2～3次，随量饮汤食肉。

【功效】温中散寒，益气补虚。

【适宜人群】阳虚质，特别是中焦虚寒体质者。

【方解】方中公鸡性味甘温，能温中益气，补精添髓，为血肉有情之滋补佳品。高良姜辛热纯阳，功擅温脾暖胃，止呕，止痛。草果性味辛温，入脾、胃经，长于燥湿、温中、散寒，是以为辅，既增良姜温脾散寒之效，又行泻满止痛之功。陈皮味苦辛而温，气香质燥，功擅理气醒脾，燥湿消胀。胡椒性味辛热，气味俱厚，入胃、大肠经，功专温中散寒，除胃肠风冷寒邪。二药与良姜、草果相配，温中散寒、行气燥湿之力大增，专攻中宫寒冷等。诸药相合，温补并用，并缓诸药之辛燥。全方药食相合，补虚而不碍散寒除湿，温散而不耗气伤胃，补而不滞，滋而不腻，共奏温中散寒、益气填髓之功。本膳味美可口，实为温中散寒止痛之良膳。

【注意事项】本方专为脾胃虚寒、寒湿在中而设，汤味微辣香浓，肠胃湿热泄泻、外感发热、阴虚火旺者不宜食用。

**4. 白胡椒炖猪肚【《常用特色药膳技术指南（第一批）》】**

【组成】白胡椒粒10g，猪肚500g，食盐适量。

【制法与用法】将白胡椒粒在微火中煸炒至香味出，加水适量；将猪肚切丝后放入砂锅内，文火炖，至猪肚丝软烂，加食盐调味即可。食肚喝汤，每周1次，连服4次。

【功效】温中暖胃，行气止痛。

【适宜人群】阳虚质、脾胃虚寒体质者。

【方解】方中白胡椒辛温，善于温中散寒，对胃寒所致的胃腹冷痛、肠鸣腹泻有很好的缓解作用。《本草纲目》谓其："暖肠胃，除寒湿反胃，虚胀冷积，阴毒。"猪肚即猪胃，甘微温，可健脾胃，补虚损。《名医别录》言其："补中益气，止渴、利。"二味合用，可温补脾胃，行气止痛。亚健康或健康人群亦可用于日常食养保健。

【注意事项】胃火炽盛者慎用。

**5. 六味牛肉脯（《饮膳正要》）**

【组成】牛肉2500g，胡椒15g，荜茇15g，陈皮6g，草果6g，砂仁6g，良姜6g，姜汁100mL，葱汁20mL，食盐100g。

【制法与用法】选黄牛腿云花肉，洗净切成小条；将胡椒、荜茇、陈皮、草果、砂仁、良姜研成末，加入姜汁、葱汁、食盐与牛肉相合拌匀，放入坛内，封口，腌制两日；取出牛肉，放入烤炉中焙干烤熟为脯，随意食之。

【功效】健脾补虚，温中止痛。

【适宜人群】阳虚质，特别是脾胃虚寒体质者。

【方解】方中胡椒、荜茇味辛性热，均入胃、大肠经，长于温中止痛。良姜辛热，入脾、胃经，温中散寒，止呕，止痛。草果性味辛温，功擅燥湿、温中散寒。四味均为温里散寒之品，专为脾胃寒湿而配，合而用之，可除沉寒痼疾。寒湿困脾碍胃，而砂仁气香馥郁，辛散温通，功擅醒脾调胃，快气宽中。陈皮辛温，理气醒脾，燥湿和中，二药合用，不仅能助散寒温中之力，又能醒脾行气，复中阳之运化。牛肉为本方主料，性味甘平，专入脾胃经，功擅益气血、强筋骨、理虚弱，与六药相配，温补两全，其功颇著。全方集辛温香燥之品于一方，以辛温之力助阳气以祛寒，以血肉之味培阳气以御寒，专攻腹中寒湿之气。

【注意事项】本方辛香温热，实热证、阴虚证不可食用，以防助热劫阴。

# 第七章　因地饮食养生

## 第一节　东北地区饮食养生

扫一扫，看课件

我国东北地区以平原和丘陵地形为主，平原包括松嫩平原、辽河平原和三江平原三大平原，是我国主要的粮食生产基地；丘陵主要是位于辽宁省西部的辽西丘陵，分布相对较小。

### 一、环境及人群体质特点

《黄帝内经》载"北方者，天地所闭藏之域也，其地高陵居，风寒冰冽。"东北地区具有寒冷干燥而漫长的冬季，温暖湿润而短促的夏季，水源属于弱酸性。东北地区的这些特征与它所处的地理位置有密切关系。

《素问·异法方宜论》曰"东方之域其病皆为肠痈""北方者藏寒生满病"。说明东北地区人群体质特点及发病有明显的地域性规律。东北地区是寒冷的自然区域，为了适应和抵御高寒，人们对于食物的摄入量较大，高热量食物摄入较多，牛肉、羊肉、猪肉吃得比较多，也就是脂肪、蛋白质等食物所占比重大。腌制菜肴食用量较大，饮食重油重盐，红肉食用量大，蔬菜加工容易过火，饮酒容易过量，运动量相对不足等。

东北地区人体腠理致密，抗严寒能力比较强；易感风、寒、燥邪；呼吸系统与心脑血管系统等疾病常见。有数据显示：北方高血压患病率远高于南方，达30%以上。东北地区居民的超重和肥胖现象也比较严重，35岁以上居民超重率达到44.54%，肥胖率为12.29%。以气虚质、阳虚质、湿热质、阴虚质等体质偏颇人群居多。

### 二、食养原则

**1. 温阳散寒，生津润燥**　日常饮食宜以温壮阳气，增加抗寒能力，滋阴润燥为主。宜常服食性温热，长于散寒、生津、润燥的食物，如肉类、乳类、干姜、肉桂、人参、芝麻、核桃、蜂蜜等。不宜多食寒性食物，以免损伤阳气，不宜长期食用油炸香燥类食物，以免损耗津液。

**2. 优化、调整饮食结构，倡导健康生活方式**　少盐少油，少荤多素，控制血脂。多吃含脂肪和胆固醇较低，或有降低脂肪和胆固醇作用的食物，多吃蔬果，多吃粗粮，多吃豆类，限制食用油煎炸食物，少吃高脂和高胆固醇饮食，特别是畜肉、蛋黄、奶油、动物内脏等。少吃腌制菜肴，以海产品代替部分红肉，多食用粗杂粮；多进食应季新鲜蔬菜，改变原有烹调方法，多采用蒸、快炒等方法代替炖煮的烹调方法；提倡茶文化，家庭聚会、朋友聚会多喝茶、少喝酒；即使在室内也要进行相应的体育运动。只有调整饮食结构，纠正饮食方式，人们的体质才能进一步增强。

## 三、推荐食材

**1.粮食类**　玉米、高粱、谷子、小麦、水稻、花生、赤小豆等。

**2.肉蛋水产类**　牛、羊、马、猪、鹅、鸭、鸡、鲫鱼、鲤鱼等。

**3.蔬菜类**　豆角、西红柿、黄瓜、辣椒、蒜、茄子、白菜、韭菜、土豆、萝卜等。

**4.干鲜果品类**　苹果、橘子、核桃、大枣、西瓜等。

## 四、应用举例

**1.葱爆牛肉（《新编东北家常菜》）**

【组成】牛肉150g，大葱150g，植物油25g，酱油15g，料酒10g，醋5g，姜汁5g。

【制法与用法】将牛肉洗净，切成5cm长的薄片备用。大葱剥去葱叶留用葱白，洗净切段。锅中放入植物油，烧七分热，放入牛肉片炒至变色，加入料酒、姜汁、酱油煸至入味；最后放入葱白段、醋，出锅即成。佐餐食用。

【功效】补气养血，温中养胃。

【适宜人群】阳虚质、血虚质、气虚质者。

【方解】牛肉性平味甘，有补脾胃、益气血、强筋骨之功效，大葱性温辛，有通阳活血功效，二者合用可补气养血，温中养胃。

**2.红焖羊肉（《新编东北家常菜》）**

【组成】羊肉300g，植物油50g，大葱5g，大蒜5g，姜适量，酱油3g，黄酒3g，味精3g，甜面酱4g，白砂糖4g，淀粉20g，八角3g。

【制法与用法】羊肉洗净切片，沸水略烫备用；热油，放入葱、姜、蒜、八角，加入酱油、料酒、白糖调色，把肉倒入，加水，加入味精，淀粉勾芡即可出锅。佐餐食用。

【功效】补气养血，温中养胃。

【适宜人群】阳虚质、血虚质、气虚质者。

【方解】羊肉性温味甘，补气滋阴，暖中补虚，开胃健身，可助正气祛邪，补元阳，宜血气。对寒暑侵袭、冷热不均、四肢无力、产病后虚弱有功效，故中医学有"人参补气，羊肉补形"之论。

**3.糖醋菠菜（《新编百姓家常菜3600例》）**

【组成】菠菜500g，白糖20g，醋、盐、味精、香油适量。

【制法与用法】菠菜择去黄叶，洗净，切断，水开下锅略焯，捞出沥水，少许盐、香油、糖、醋、味精调味。佐餐食用。

【功效】滋阴补肾，健脾养胃。

【适宜人群】阳虚质、血虚质、气虚质者。

【方解】菠菜性味甘凉，有"营养模范生"之称，富含类胡萝卜素、维生素C、维生素K、矿物质（钙、铁等）、辅酶Q10等多种营养素，有养血、止血、敛阴、润燥的功效。

**4.白萝卜炖排骨（《四季炖补100锅》）**

【组成】白萝卜500g，排骨500g，葱、姜、盐、味精适量。

【制法与用法】白萝卜洗净，切大块，排骨洗净，切小块，清水炖排骨，放入葱、姜，旺火烧沸，文火炖至排骨八成熟，放入白萝卜块，盐调味，再炖至排骨肉酥烂出锅。吃萝卜，吃肉，喝汤。佐餐食用。

【功效】滋补润心，通气活血。

【适宜人群】阳虚质、血虚质、气虚质、瘀血质、痰湿质者。

【方解】萝卜性味甘平辛，归肺、脾经，具有下气、消食、除疾、润肺、解毒、生津、利尿、通便的功效；排骨除含蛋白质、脂肪、维生素外，还含有大量磷酸钙、骨胶原、骨黏蛋白等，可为幼儿和老人提供钙质。二者合用有滋补润心、通气活血之功效，也可用于小儿伤风感冒、咳嗽咯痰。

**5. 黄芪枸杞炖鸡汤（《枸杞养生食谱》）**

【组成】黄芪 50g，枸杞 15g，红枣 10 个，母鸡 1 只（1000g 左右），生姜 2 片，盐、米酒适量。

【制法与用法】将黄芪、枸杞、姜片放滤袋内，母鸡洗净，氽烫、冲凉、切块，与红枣一起放锅内。加入清水，小火炖焖 1 小时后加盐、米酒即可食用。每日 2 次。

【功效】补中益气。

【适宜人群】阳虚质、血虚质、气虚质者。

【方解】黄芪可补气健脾、益肺止汗，民间常用于治疗产后乳汁缺少，又可补虚固表，治疗产后虚汗。母鸡性味甘温，能温中健脾、补益气血。此汤适用于产后体虚、面色萎黄、乳汁过少、易出虚汗等。需要注意的是，黄芪炖鸡汤宜在产后 7 天开始食用。

扫一扫，看课件

# 第二节　东南地区饮食养生

我国东南地区海岸线总长度约 3.2 万公里，其中大陆海岸线约 1.8 万公里；海域分布着约 6500 个岛屿，岛屿海岸线约 1.4 万公里。

## 一、环境及人群体质特点

《黄帝内经》载："南方者，天地所长养，阳之所盛处也。其地下，水土弱，雾露之所聚也，其民嗜酸而食胕（腐），故其民皆致理而赤色。"东南地区地势低洼，气候温暖或炎热潮湿，碘、氯化镁、氯化钠及臭氧含量较高。这种地理环境中，水质多为弱碱性。由于人体汗腺发达，腠理疏松，有助于散热，阳气易于随汗出而外泄，因此体温是较低的，且湿气较重，故多湿邪或湿热之邪、暑湿之邪、风湿之邪致病；人体易于为湿热所困，导致湿困脾虚，阻滞人体经络，引起肢体沉重、困倦等湿热病证。故气虚质、痰湿质、湿热质、阴虚质等人群较多见。

## 二、食养原则

**1. 清淡利湿、健脾化湿**　在日常饮食中宜多吃清淡利湿、健脾化湿的食物。宜多食清淡利湿的杂粮，如薏苡仁、赤小豆、扁豆、蚕豆之类；不宜食用膏粱厚味如肥肉、动物内脏、蟹黄、鱼子、奶油、奶酪、巧克力、甜点、酒等，以免滋腻碍胃，助湿生痰；少食辛热类的食物，以免生热动火。

**2. 因地制宜**　如春夏祛湿，用蚕豆、扁豆、赤小豆等；秋冬季节润肺，用猪肺煲南北杏、菜干等。粤式美食特色之一是"靓汤"。每次开席之前，当地人习惯先喝汤，然后才上菜，可谓"饭前喝汤，苗条健康"。这种饮食方式，具有一定的科学性。

**3. 凉茶养生**　夏季干热，冬季湿冷，地湿水温，土壤为酸性，且石灰岩地区水质含钙较多，含硫量较多，这些都使水质偏热性，当地人身体易"聚火"，因此当地人有以凉茶养生的习惯。凉茶是在中医养生理论指导下，在长期预防疾病与保健过程中形成的，以天然药食同源食材为原料，用独特的煲制方法煎熬而成的一种传统保健饮品，具有清热解毒、生津止渴、防治疾病等功效，在民间流传广泛。但是，凉茶多为苦寒之品，过多饮用则易损伤脾阳。当地人除了需要适量对证饮用凉茶之外，其养生尤应以顾护脾胃为先。

## 三、推荐食材

**1. 粮食类**　大米、芋头、薏米、白扁豆、荞麦等。

**2. 肉蛋水产类**　鸡肉、鹅肉、鹌鹑、蚌肉、螺蛳、鱼肉等。

**3. 蔬菜类**　荷叶、丝瓜、扁豆、红萝卜、冬瓜、蕹菜、莴笋、山药等。

**4. 干鲜果品类**　芒果、香蕉、桑葚、橘、荸荠、梨、樱桃、大枣等。

## 四、应用举例

**1. 翠衣荷叶汤（《广东养生靓汤》）**

【组成】西瓜皮 500g，鲜荷叶 60g，丝瓜 50g，鲜扁豆 60g，鲜竹叶芯 15g。

【制法与用法】鲜扁豆、鲜荷叶、鲜竹叶芯洗净，浸泡 20 分钟，西瓜皮、丝瓜洗净，切为块状。然后把西瓜皮、扁豆、荷叶、鲜竹叶芯放入瓦煲内，加入清水 2000mL（约 8 碗水），武火煲沸后，改为文火煲 1 个小时，加入丝瓜，煲沸片刻，调入适量食盐和少许生油便可。佐餐食用。

【功效】清热解暑，利水祛湿。

【适宜人群】阴虚质、痰湿质者。

【方解】西瓜翠衣味甘性寒，入胃经，能清热解暑，泄热除烦，用于解暑热烦渴、小便不利等；荷叶里含有大量纤维，可以促使大肠蠕动，有助排便，从而可以清除毒素。二者合用可清热解暑，利水祛湿。

**2. 冬瓜赤小豆煲生鱼汤（《古今济生妙方》）**

【组成】赤小豆 60g，冬瓜 750g，生鱼 2 条，猪瘦肉 150g，生姜 3 片。

【制法与用法】赤小豆洗净，冬瓜洗净，连皮切，生鱼洗净，宰净去鳞、内脏，慢火煎至微黄；猪瘦肉洗净，整块不用刀切。一起与生姜放进瓦煲内，加清水 2500mL（约 10 碗水）；武火煲沸后改文火煲 2 个半小时，调入适量盐、油便可。佐餐食用。

【功效】健脾祛湿，消肿解毒。

【适宜人群】阴虚质、痰湿质、瘀血质者。

【方解】冬瓜味甘、性寒，有消热、利水、消肿的功效；《本草经》说生鱼主湿痹，面目浮肿，下大水；赤小豆一方面含有丰富的蛋白质、多种维生素和叶酸等，能为肝病患者康复提供所需的营养物质，另一方面它有利尿作用，可促使有毒物质及多余之水排出体外。三者合用可健脾去湿，消肿解毒。

### 3. 山药芡实薏米汤 （《法古录》）

【组成】怀山药 15g，芡实 15g，炒薏米 15g，炒扁豆 15g，黄芪 12g，白术 10g，猪排骨 200g。

【制法与用法】先用水浸泡怀山药，以去掉硫黄之味。扁豆、薏米用锅炒至微黄，猪排骨洗净血污并斩件，芡实、黄芪、白术用清水洗净，然后将全部用料放进汤煲内，用中火煲一个半小时，调味即可。佐餐食用。

【功效】健脾益胃，祛湿，抗疲劳。

【适宜人群】阳虚质、阴虚质、血虚质、气虚质、痰湿质者。

【方解】山药可益气养阴，又兼具涩敛之功；薏米可健脾清肺，又可利水益胃；芡实健脾补肾，止泻止遗。山药、薏米、芡实合用，有健脾益胃之神效。

### 4. 赤小豆煲鸡（《本草精华煲靓汤之清热消暑》）

【组成】赤小豆 90g，去毛及内脏的母鸡 1 只。

【制法与用法】将赤小豆放入鸡腹内，用竹签将鸡腹切口闭合，加入适量的水煲汤，食用时加入适量的食盐及调味品，食肉喝汤。佐餐食用。

【功效】补中益气，健脾利湿，利尿消肿。

【适宜人群】阳虚质、气虚质、痰湿质者。

【方解】赤小豆性平，味甘、酸，能利湿消肿，清热退黄，解毒排脓；赤小豆煲鸡可补中益气，健脾化湿。

### 5. 西洋菜罗汉果猪蹄汤（《煲一碗靓汤》）

【组成】猪蹄肉 500g，罗汉果半个，西洋菜 700g，南杏仁 60g。

【制法与用法】猪蹄肉洗净，干水，罗汉果洗净，西洋菜洗净，摘短度，南杏仁用开水煲，去衣。把罗汉果、南杏仁放入锅内，加清水适量，武火煮沸后，放入猪蹄肉、西洋菜，再煮沸后，文火煲 2 小时，调味供用。佐餐食用。

【功效】清热润肺，化痰止咳。

【适宜人群】阴虚质、血虚质、气虚质者。

【方解】西洋菜性寒，能清热止咳；罗汉果性凉、味甘，可清热润肺，止咳，利咽，滑肠通便。南杏仁性平味甘，可润肺，止咳平喘。猪蹄性平，味甘、咸，有填肾精健腰腿，滋胃液润皮肤等功效。合用可清热润肺，化痰止咳。

# 第三节　西南地区饮食养生

扫一扫，看课件

　　我国西南地区以山地为主，地形结构十分复杂，自然资源丰富，其中四川盆地为最大的盆地，人口密集，交通、经济相对发达。

## 一、环境及人群体质特点

《黄帝内经》载"西方者，金玉之域，沙石之处，天地之所收引也"，"南方者，天地所长养，阳之所盛处也。其地下，水土弱，雾露之所聚也"。西南地区生活习惯、差异较大，各地好发疾病的病种复杂，其中慢病发病与西南地区特有的饮食习惯，如嗜食辛辣、餐不定时等有一定的关系，具体可根据相应的气候、体质来确定养生防病的方法。常见湿热质、痰湿质、阳虚质、血瘀质、阴虚质等体质偏颇人群。

## 二、食养原则

**1. 饮食清淡，食减辛辣** 西南地区特别是川渝两地饮食过度麻辣、油腻，而且高温，导致胃肠系统长期受到剧烈刺激，这也使得西南地区胃病发病率在全国靠前，达到36.1%。应该改变原有的饮食习惯，饮食不宜过咸、过辣、过于油腻，适当减少辛辣，增加营养与运动。《格致余论》论"茹淡"："少食肉食，多食谷菽菜果，自然冲和之味。"

**2. 食物多样，药食同补** 西南地区物候独特，药食资源丰富，中药材种植面积约占全国的25%。道地药材品种主要有川芎、川牛膝、三七、天麻、滇黄精、茯苓、铁皮石斛、川麦冬等，都有很好的防病保健作用，还有各种丰富的食材。从养生角度来说，西南地区饮食养生还需要在饮食多样性及食物选择上加以注意，做到食物多样，药食同补。

**3. 饮食有节，食能以时** "饮食节，则身利而寿命益；饮食不节，则形累而寿损"。具体地说，是要注意饮食的量和进食时间。首先，要"量腹节所受"，即根据自己平时的饭量来决定每餐该吃多少。古人还说"食能以时，身必无灾"。西南地区人们饮食多不规律，不吃早餐，喜食夜宵，是肠胃疾病、低血糖、心脑血管等疾病的诱因。

## 三、推荐食材

**1. 粮食类** 大米、糯米、小麦、玉米、红薯、蚕豆、青稞、荞麦、藜麦、白酒、各类豆制品、芝麻油、花生油、菜籽油、其他植物油等。

**2. 肉蛋水产类** 鸡肉、鹌鹑、羊肉、狗肉、牛髓、牛肚、牛肝、牛肉、奶酪、酸奶、牛乳、羊乳等。

**3. 蔬菜类** 菌类、竹笋、银耳、木耳、黄花菜、鱼腥草、辣椒（红椒、青椒）、甘蓝（芽甘蓝）、萝卜、韭菜、大葱、小葱、土豆、红芋等。

**4. 干鲜果品类** 柠檬、雪梨、水蜜桃、脐橙、柑橘、柚子、樱桃、枇杷、苹果、荔枝、龙眼、香蕉、西瓜、芒果、杨梅、猕猴桃、草莓、李子、黄梨、柿子等。

## 四、应用举例

### 1. 十全大补汤（《实用药膳学》）

【组成】人参、黄芪、白术、茯苓、熟地黄、白芍各10g，当归、肉桂各5g，川芎、甘草各3g，大枣12枚，生姜20g，墨鱼、肥母鸡、老鸭、净肚、肘子各250g，排骨500g，冬笋、蘑菇、花生米、葱各50g，调料适量。

【制法与用法】将诸药装纱布袋内，扎紧袋口。鸭肉、鸡肉、猪肚清水洗净；排骨洗净，剁成小块；姜洗净，拍破；冬笋洗净，切块；蘑菇洗净，去杂质及木质部分。各配料备好后同放锅中，加水适量。先用武火煮开后改用文火慢煨炖，再加入黄酒、花椒、精盐等调味。待各种肉均熟烂后捞出，切成细条，再放入汤中，捞出药袋。煮开后，调入味精即成。食肉饮汤，每次1小碗，早晚各服1次。全料服完后，间隔5日后另做再服。

【功效】温补气血。

【适宜人群】阳虚质、阴虚质、气虚质者。

【方解】方中用人参甘温，益气健脾养胃；白术苦温，健脾燥湿，以助脾运；茯苓甘淡，健脾祛湿；炙甘草甘温，益气和中，调和诸药。四药配伍，即为补脾益气的基础方四君子汤。熟地黄甘温味厚，质地柔润，长于滋阴养血；当归补血养肝，和血调经；芍药养血柔肝和营；川芎活血行气，调畅气血，此即中医补血名方四物汤。两方合用，则为气血双补的八珍汤。再加黄芪益气，肉桂鼓舞气血生长，便为十全大补汤。墨鱼养血滋阴；肥鸡益气养血，温中补脾；老鸭滋阴养胃，利水消肿；肘子、排骨滋阴润燥；冬笋、蘑菇等皆为植物膳料之上品，滋味鲜美，以上诸物均营养价值高，富含各种营养成分，具有滋补精血、强壮身体的作用。本方荤素相合，气血双补，阴阳并调，滋补力强，故对于各种慢性虚损性疾病有较好的滋补作用。适用于体虚贫血、发枯易脱、虚劳咳嗽、遗精阳痿、血压偏低、营养不良、血小板减少性紫癜、胃下垂、脱肛、子宫下垂、白带过多、月经不调等属气血两虚者。手术后及病后服用，有明显的调养作用。无病服用，亦能防病健身，增强抵抗力。

【注意事项】本膳味厚，偏于滋腻，故外感未愈、阴虚火旺、湿热偏盛之人不宜服用。

**2. 三七蒸鸡（《实用药膳学》）**

【组成】三七20g，母鸡1只，料酒、姜、葱、味精、食盐各适量。

【制法与用法】将母鸡退毛、去爪、去内脏，洗净，剁成长方形的小块装入盆中；取10g三七磨粉备用，余下者上笼蒸软切成薄片；生姜洗净，切成大片，葱切成节。把三七片放入鸡盆中，葱、姜摆在鸡上，注入适量清水，加入料酒、盐，上笼蒸约2小时取出，拣去葱、姜不用，调入味精，把三七粉撒入盆中拌匀。食鸡肉饮汤，日1次。

【功效】活血补血。

【适宜人群】阳虚质、气虚质、血瘀质、特禀质者。

【方解】本方所治之证，为营血亏虚兼瘀血所致，治宜活血补血。《本草纲目拾遗》载："人参补气第一，三七补血第一，味同而功亦等，故称人参三七，为中药中之最珍贵者。"三七味甘微苦性温，生用散瘀止血，消肿止痛，熟用补血和血，为方中主药。鸡肉味甘，性微温，能温中补脾，补精添髓，补虚益智。二者配伍，共奏活血补血之功效。

**3. 天麻鱼头（《中国药膳学》）**

【组成】天麻25g，川芎10g，茯苓10g，鲜鲤鱼2条（每条重600g以上），酱油2.5g，绍酒45g，食盐15g，白糖5g，味精1g，胡椒粉3g，麻油25g，葱10g，生姜15g，湿淀粉50g。

【制法与用法】将鲜鲤鱼去鳞，剖开腹，挖去内脏，洗净，再从鱼背部剖开，每半边剁为3～4节，每节剞3～5刀（不要剞透），将其分为8等份，用8个蒸碗分盛。另把川芎、茯苓切成大片，放入二泔水中，再加入天麻同泡，共浸泡4～6小时，捞出天麻置米饭上蒸软蒸透，趁热切成薄片，与川芎、茯苓同分为8等份，分别夹入各份鱼块中，然后放入绍酒、姜、葱，兑上适量清汤，上笼蒸约30分钟后取出，拣去姜、葱，翻扣碗中，再将原汤倒入火

NOTE

勺内，调入酱油、食盐、白糖、味精、胡椒粉、麻油、湿淀粉、清汤等，烧沸，撇去浮沫，浇在各份鱼的面上即成。温热服，每日 2 次，2～3 日为一疗程。

【功效】平肝息风，滋养安神，活血止痛。

【适宜人群】阳虚质、血瘀质者。

【方解】方中天麻古有定风草之名，又因其性平味甘，专入肝经，走肝经气分，故凡肝阳上亢、肝火上炎、肝风内动之证，不论寒热虚实，均可选用，为虚风内动、痉挛风痫最为多用的药物。川芎辛散温通，入肝行血，为血中气药，功擅通血脉、祛风气、解头风，为临床各科瘀血诸痛常用之要药。茯苓甘淡，其性平和，善益脾气，具下行之性，能渗水湿以开泄州都，开心智而宁心安神，为利水补中安神之要药。两药活血定痛、利水安神，与天麻相伍，平肝息风、止痛定志之功更强。鲤鱼甘平，功擅利水、下气、镇惊，与上药配伍后，既能滋精血、益肝肾而涵阳息风，又能利小便、下逆气而降上亢之阳，两相促进，对于肝风之头痛、眩晕、失眠者卓有成效。

### 4. 益寿鸽蛋汤（《实用药膳学》）

【组成】枸杞子 10g，龙眼肉 10g，制黄精 10g，鸽蛋 4 枚，冰糖 30g。

【制法与用法】枸杞子洗净，龙眼肉、制黄精分别洗净，切碎，冰糖打碎待用。锅中注入清水约 750mL，加入上 3 味药物同煮。待煮沸 15 分钟后，再将鸽蛋打入锅内，冰糖碎块同时下锅，煮至蛋熟即成。每日服 1 剂，连服 7 日。

【功效】滋补肝肾，益阴养血。

【适宜人群】阳虚质、气虚质、血瘀质者。

【方解】本方所治之证，为肝肾阴亏，精血不足所致，治宜滋补肝肾，益阴养血。方中枸杞子甘平，入肝、肾经，善滋阴补血，益精明目，用于眼目昏花、眩晕耳鸣、腰酸膝软等。黄精甘平，入脾、肺、肾经，有补脾益肺、养阴润燥的作用。古以黄精为益寿延年的佳品，在益精气、补阴血方面具有较好作用，常用于体虚乏力、心悸气短、肺燥干咳、消渴等。龙眼肉功善益心脾，补气血，用于心悸、健忘、贫血等。三药相配，能大补五脏之阴，润燥生津。鸽蛋为蛋中上品，能补虚强身。再以冰糖甘甜清润辅之，使全方具有滋补肝肾、益阴补血，生津润肺的良好作用，故可用于肝肾阴虚、肺虚燥咳等。

【注意事项】阴虚内热而见潮热骨蒸、烦热盗汗之阴虚重者，本方力有不及。湿热壅盛者，不宜服用。

### 5. 茯苓包子（《实用药膳学》）

【组成】白茯苓 50g，面粉 1000g，鲜猪肉 500g，生姜 15g，胡椒粉 5g，麻油 10g，绍油 10g，食盐 15g，酱油 100g，大葱 25g，骨头汤 250g（20 个包子量）。

【制法与用法】将茯苓去净皮，用水润透，蒸软切片，用煎煮法取汁，每次分别加水约400mL，加热煮提三次，每次煮提一小时，三次药汁合并滤净，再浓缩成 500mL 药汁，待用；将面粉倒于案板上，加入发面 300g 左右、温热茯苓浓缩汁 500mL，和成面团后发酵，待用；将猪肉剁成茸，倒入盆内加酱油拌匀，再将姜末、食盐、麻油、绍酒、葱花、胡椒、骨头汤等投入盆中搅拌成馅。待面团发成后，加碱水适量，揉匀碱液，测试酸碱度合适（不黄不酸），然后搓成 3～4cm 粗长条，按量揪成 20 块剂子，把剂子压成圆面皮，右手打馅，逐个包成生坯。将包好的生坯摆入蒸笼内，沸水上笼用武火蒸约 15 分钟，即成。做主食食用，1 日 2 次，

3～5日为1疗程。

【功效】健脾、利水、渗湿。

【适宜人群】阳虚质、痰湿质、湿热质、气虚质者。

【方解】本方所治之证，为脾虚湿盛所致的湿困脾土，治宜健脾渗湿。方中茯苓性平，味甘、淡，归心、肺、脾、膀胱四经，利水渗湿，健脾补中，为主要药效成分；生姜祛寒，胡椒、葱等升发助阳，温化水湿，猪肉、骨头汤、面粉等温补脾胃，助阳利气，温化水湿，药食相配，共成健脾利水渗湿之功。

# 第四节　西北地区饮食养生

扫一扫，看课件

我国西北地区面积广大，但干旱缺水，荒漠广布，风沙较多，生态脆弱，人口稀少，资源丰富但开发难度较大，国际边境线漫长，利于边境贸易。西北地区是少数民族主要聚居地之一，少数民族人口约占全国少数民族总人口的1/3，主要有回族、维吾尔族、哈萨克族、藏族、蒙古族、俄罗斯族等。

## 一、环境及人群体质特点

《黄帝内经》载"西方者，金玉之域，沙石之处，天地之所收引也。其民陵居而多风，水土刚强"。西北地区深处内陆，距海遥远，再加上高原、山地地形对湿润气流的阻挡，导致降水稀少，气候干旱，形成沙漠广袤和戈壁沙滩的景观。西部地区仅东南部少数地区为温带季风气候，其他大部分地区为温带大陆性气候和高寒气候，冬季严寒而干燥，夏季高温，降水稀少，自东向西呈递减趋势。由于气候干旱，气温的日较差和年较差都很大。西北地区大部分属中温带和暖温带大陆性气候，局部属于高原高寒气候。

《黄帝内经》载"西方者……其民不衣而褐荐，其民华食而脂肥，故邪不能伤其形体，其病生于内，其治宜毒药"。由于西北地区干燥寒冷，干旱少雨，气温年日较差大，气候类型为温带大陆性气候，夏季短促而温暖，因此该地区人群通常有以下特点：腠理致密，耐热不耐寒，易感风、寒、燥邪，外感疾病为常见病、多发病。常见气虚质、痰湿质、湿热质、血瘀质、阴虚质等体质偏颇人群。

## 二、食养原则

**1. 五谷为养，食物多样**　五谷泛指粮食，禾谷类、薯类、豆类、油料等作物的种子，西北地区喜欢五谷面食，其主食是玉米与小麦并重，也吃其他杂粮，受气候环境和耕作习惯限制，面食配有油泼辣子、细盐、浆水（用老菜叶泡制的醋汁）和蒜瓣等，食物多样而丰富。《本草纲目》以五谷为养为依据，在食物分类上，把淀粉植物、蛋白质植物、油脂植物的种子及其加工品酱、醋、酒、油都归于谷部，这些在北方的应用也很广泛。

**2. 果蔬为助，滋阴润燥**　西北盛产的水果：梨、苹果、葡萄、山楂、杏、沙棘、哈密瓜……它们不仅汁鲜味美，利津爽口，且富含人体必需的营养素，是滋养保健的佳品，在西北人的饮食养生中发挥着积极作用。水果中含有各种有机酸，主要有苹果酸、柠檬酸和酒石酸等，这些成分一方面可使食物具有一定的酸味，可刺激消化液的分泌，有助于食物的消化；另一方面，使食物保持一定的酸度，对维生素 C 的稳定性具有保护作用。由于其中还含有纤维素、果胶和有机酸等，能刺激胃肠蠕动和消化液分泌，对促进人们的食欲和帮助消化起着很大作用。

**3. 五畜为益，增进精气**　五畜类食物有增进精气的作用。《素问·异法方宜论》在分析西部地区的饮食特点时说："其民华实而脂肥，故邪不能伤其形体，其病生于内。"《黄帝内经》在具体说明食物功用时，涉及补虚的地方，多主张食用动物性食物。中医的体虚主要表现为脏腑虚、气血虚和虚实夹杂，五畜是补虚的主要食物。以葛洪、陶弘景为代表的一批医家、养生家认为，五畜是"血肉有情之品"，主张以血补血、以肉补肉、以脏补脏，使食物与人体产生同气相求。

## 三、推荐食材

**1. 粮食类**　小麦、青稞、大麦、燕麦、小米（粟米）、玉米、高粱、荞麦、土豆、山药、红薯、甘薯、番薯、大豆（黄大豆、黑大豆）、绿豆、蚕豆、豌豆、豇豆、扁豆、芸豆、红豆、刀豆、酱、醋、白酒、芝麻油、花生油、菜籽油、其他植物油。

**2. 肉蛋水产类**　鸡肉、鹌鹑、鸡蛋、鸡肝、猪肾、猪心、猪肝、猪髓、猪皮、猪脑、猪胰、猪肺、猪肠、猪肚、猪血、猪蹄、猪肉、羊骨、羊肚、羊肝、羊肉、狗肉、牛髓、牛肚、牛肝、牛肉、奶酪、酸奶、牛乳、羊乳等。

**3. 蔬菜类**　茼蒿、菠菜、芹菜、韭菜、蕨菜、苦菜、东风菜、马齿苋、茵陈蒿、鱼腥草、白菜、百合、黄豆芽、辣椒（红椒、青椒）、水芹菜、甘蓝（芽甘蓝）、萝卜、茄子、番茄、大葱、小葱等。

**4. 干鲜果品类**　杏子、草莓、沙棘、西瓜、葡萄、梨、石榴、山楂、大枣、苹果、李子、桃子、枸杞、核桃、胡桃、桑葚、哈密瓜。

## 四、应用举例

**1. 二冬二母膏（《脉因证治》）**

【组成】天冬、麦冬各 150g，知母 100g，川贝母 50g，冰糖 200g。

【制法与用法】取天冬、麦冬、知母、川贝母置锅内，加水适量，水煎 3 次，每次文火保持微沸约 30 分钟，过滤去渣留汁，合并滤液，浓缩煎汁约 2000mL 止，兑入冰糖，文火收膏。每次服 15 ～ 20g，日服 3 次。

【功效】滋阴清热，润肺止咳。

【适宜人群】阴虚质者。

【方解】本方所治之证，为肺阴不足，失于清润，肺气上逆所致。治宜滋阴清热，润肺止咳。方中天冬、麦冬皆为甘寒清润入肺之品，均有养肺阴、清肺热、润肺燥的功效，针对肺阴虚的病因而设，在本方重用，故为主药。知母清肺润肺，川贝母润肺化痰止咳，共为辅药。冰糖清热润肺并调味，为佐品。诸物合用，共奏滋阴清热、润肺止咳之功效。

**2. 莱菔子粥（《老老恒言》）**

【组成】莱菔子 15g，粳米 100g。

【制法与用法】将粳米洗净，置砂锅内，加入炒熟、磨成细粉的莱菔子，加水适量，置武火上烧沸，用文火熬煮成粥即可。早晚温服，每日1剂，3～5日为一疗程。

【功效】消食除胀。

【适宜人群】阳虚质、阴虚质、痰湿质、湿热质、气虚质者。

【方解】本方所治之证，为食积气滞，脾胃运化功能失常，升降失司所致，治宜消食除胀。方中莱菔子功善消食化积，行气除胀，对食积气滞证甚为适宜，故为主药。辅以粳米，健脾和中以助运化。二物相配，食积化，气滞除，诸症自愈。

**3. 紫苏麻仁粥（《普济本事方》）**

【组成】苏子10g，火麻仁15g，粳米100g。

【制法与用法】先将苏子、火麻仁捣烂，加水研，滤取汁，与粳米同煮成粥。任意服用。

【功效】润肠通便。

【适宜人群】阳虚质、阴虚质、痰湿质、湿热质、气虚质者。

【方解】苏子性味辛温，入肺经，有降气消痰、止咳平喘、润肠通便之功，适用于痰壅气逆、咳嗽气喘、肠燥便秘等，《本草纲目》言其"下气，除寒温中……补虚劳，肥健人，利大小便"。火麻仁味甘，性平，其性质甘润滑利，能下乳催生，可治乳少难产，又因滑润大肠的作用较著，兼能补虚，适用于老人、产后和热性病后血亏津液少的肠燥、大便秘结等。两药富含脂肪油，主要成分为亚油酸和亚麻酸，能刺激肠黏膜，使分泌增多、蠕动加快，能滋阴补虚，无不良反应。

**4. 良姜鸡肉炒饭（《中国食疗大全》）**

【组成】高良姜、草果各6g，陈皮3g，鸡肉150g，粳米饭150g，食盐、葱花、料酒、味精各适量。

【制法与用法】鸡肉切丝备用，将前3味中药洗净，加水煎取浓汁50mL。起油锅，放入鸡丝，加入料酒、葱花煸炒片刻，倒入米饭，加入食盐、药汁及味精再炒片刻即成。午餐、晚餐作为主食食用。

【功效】温胃散寒，行气止痛，除湿降逆。

【适宜人群】阳虚质、痰湿质、气郁质者。

【方解】本方所治之证，为寒湿中阻，脾胃气机阻滞或逆乱所致。治宜温中散寒除湿，行气止痛降逆。方中高良姜辛热，入脾、胃经，善于散脾胃寒邪，且有温中止痛之功，《本草汇言》言其"除一切沉寒痼冷"。草果辛温，其香浓辛烈，有较强的燥湿散寒功效，可用于寒湿阻滞脾胃所致脘腹胀满、疼痛及呕吐腹泻等。陈皮辛苦温，归脾、肺经，能行气除胀满、燥湿化痰，健脾和中。鸡肉甘平，补益五脏，温中益气。粳米健脾益胃。诸品配合，既散寒行气，除湿降逆，又补虚健脾和胃，对体质虚弱，寒湿阻滞，脾胃气机郁阻或逆乱的病证尤为适宜。

【注意事项】胃热或阴虚所致者不宜食用。

**5. 五香酒料（《清太医院配方》）**

【组成】砂仁、丁香、檀香、青皮、薄荷、藿香、甘松、山奈、官桂、大茴香、白芷、甘草、菊花各12g，红曲、木香、细辛各8g，干姜2g，小茴香5g，烧酒1000mL。

【制法与用法】以上药食以绢袋盛好，入烧酒中浸泡，10日后可用。每日早、晚各饮1次，每次20～30mL。

【功效】疏肝理气，化湿醒脾。

【适宜人群】痰湿质、湿热质、气虚质者。

【方解】方中砂仁、藿香、红曲行气温中，化湿醒脾，配合甘松、檀香、木香、青皮行脾胃之气，消积化滞，除胀止痛；同时木香、青皮尚具疏肝破气之功，也可治疝气疼痛；干姜、官桂、大茴香、小茴香、丁香、山柰皆为温中散寒、理气止痛之品，丁香也可降逆止呕，山柰能加强消食之功，细辛、白芷、藿香辛温，解表散寒，可用于外感风寒之头身疼痛、鼻塞流涕等；薄荷、菊花辛以发散，凉以清热，用以发散表邪，且能入肝经而疏肝解郁，以减轻疝气及胁肋疼痛，并可缓解上药辛温伤阴耗液之弊；薄荷、藿香、甘松、山柰芳香辟秽，兼能化湿和中，可治夏令感受暑湿秽浊之气；酒为辛温之品，既可助细辛、白芷、藿香解表散邪，又与红曲一起温通血脉，取"气病治血"之意；甘草调和诸药。全方共奏化湿醒脾、散寒止痛、发表散邪之功。

【注意事项】忌食生冷、油腻等物。

# 第八章　辨体饮食养生

　　体质是人群及个体在遗传的基础上，在环境的影响下，在生长、发育和衰老的过程中形成的结构、功能和心理特征上相对稳定的特殊状态。

　　人体存在不同的体质类型。中华中医药学会 2009 年 4 月 9 日在京发布了最新的《中医体质分类与判定》标准，将体质分为平和质、气虚质、阳虚质、阴虚质、痰湿质、湿热质、血瘀质、气郁质、特禀质 9 个类型。该标准为体质辨识及与中医体质相关疾病的防治、养生保健和健康管理提供了实施依据。

　　关于体质的形成，中医学认为与先天和后天两方面的因素有关，并受其他因素影响。先天因素是指禀受于父母的先天之精，即肾中的元阴元阳决定体质的形成；后天因素主要指后天脾胃运化的水谷之精气影响体质的形成。五脏六腑的温煦滋润全赖肾中之水火，若各种内外因素伤及肾精，五脏六腑则受其累，形成各种偏颇体质。肾精亏损是形成体质偏颇的根本原因。脾胃为后天之本，后天脾胃的调养与饮食的调摄不当可以导致脾胃受损，进而形成偏颇体质，甚至出现各种证候。体质在生、长、壮、老、已的不同阶段中，是相对稳定而又动态可调的。先天禀赋是体质形成的基础；后天因素会影响和改变体质。现代医学认为，体质的形成主要与遗传因素、地理因素、气象因素、生活习惯及社会心理因素等有关。

　　体质具有发生相关疾病的倾向性，一定程度上决定了疾病的发展与转归。个体体质的特殊性，往往导致对某种致病因素的易感性和疾病发展的倾向性。一般来讲，阳盛之体多患热证，阴盛之体多发寒证。如《伤寒论》说："病有发热恶寒者，发于阳也；无热恶寒者，发于阴也。发于阳，七日愈；发于阴，六日愈。"体质影响病证类型，如《素问·通评虚实论》说："邪气盛则实，精气夺则虚。"

　　体质偏颇之人，处于已病与未病之间的亚健康状态。通过饮食养生，可以改善偏颇体质，平衡阴阳，预防疾病。不同体质的饮食养生理论与方法是中医"治未病"预防思想的具体体现。

## 第一节　平和质饮食养生

扫一扫，看课件

## 一、概念及形成机制

　　**1. 概念**　平和质是以体态适中，面色红润，精力充沛，体内阴阳平和，脏腑功能状态强健为主要特征的一种平和健康的体质状态。

　　**2. 形成机制**　先天禀赋良好，后天调养得当。

NOTE

## 二、特征

**1. 总体特征**　气血调和，体态适中，面色红润，精力充沛，体内阴阳平和，脏腑功能状态强健等。

**2. 常见表现**　面色、肤色润泽，头发稠密有光泽，目光有神，鼻色明润，嗅觉通利，唇色红润，不易疲劳，精力充沛，耐受寒热，睡眠良好，胃纳佳，二便正常，舌色淡红，苔薄白，脉和缓有力。

**3. 形体特征**　体形匀称健壮。

**4. 心理特征**　性格随和开朗。

**5. 发病倾向**　平素患病较少。

**6. 对外界环境适应性表现**　对自然环境和社会环境适应能力较强。

## 三、食养原则

调养气血，燮理阴阳。平和质的人具有阴阳和调，血脉畅达，五脏匀平的生理特点，其饮食调养的第一原则是膳食平衡，要求食物多样化，不宜偏嗜。《黄帝内经》中指出："五谷为养，五果为助，五畜为益，五菜为充，气味和而服之，以补精益气。"

根据中医学阴阳学说及五行学说的理论，在膳食平衡的基础上，平和质者的饮食调养，还应注意气味调和，因时施养，根据不同的时令、季节优先选用性味平和的食材及药食同源材料，合理搭配食用，以维护机体的阴阳平衡，保障健康。平和质饮食调养应遵循"春夏养阳，秋冬养阴"的原则。运用五行、五脏、五味、五季生克制化理论，平衡膳食，保养平和质。

## 四、推荐食材

粳米、糯米、小麦、大麦、玉米、马铃薯、黄豆、黑豆、冬瓜、南瓜、茄子、萝卜、菠菜、蘑菇、香菇、木耳、银耳、梨、苹果、菠萝、花生、鸡肉、鸭肉、牛肉、猪肉、牛乳、鸡蛋、海参、墨鱼、人参、黄芪、党参、茯苓、白术、天冬、麦冬、薏苡仁、大枣、山药、黑芝麻、板栗、白豆蔻、枸杞子、五味子、生地黄、熟地黄、白芍、当归、川芎、甘草、陈皮、草果、小茴香等。

## 五、应用举例

**1. 健脾益气粥【《常用特色药膳技术指南（第一批）》】**

【组成】生黄芪 10g，党参 10g，茯苓 6g，炒白术 6g，薏苡仁 10g，大米 200g，大枣20g。

【制法与用法】先将生黄芪、炒白术用纱布包好，放入锅中，加 3000mL 清水，浸泡 40分钟备用；将党参、茯苓润湿，蒸软后切成颗粒状备用；将薏苡仁浸泡软后，放入锅中煮 30分钟备用；大米、大枣放入浸泡药材包及薏苡仁煮后的锅中，武火煮开后改为文火熬煮 2 小时，取出纱布包，加入党参、茯苓即成。每日 1 ~ 2 次，代餐食用。

【功效】健脾益气。

【方解】方中生黄芪、党参健脾益气，补虚固精，茯苓、薏苡仁利水渗湿健脾，炒白术燥湿健脾，大米、大枣顾护胃气，大枣还可配伍党参、黄芪，增强健脾、温补中焦之效。全方共用，益气健脾，和胃祛湿。

**2. 怀药芝麻糊（《中医药膳学》）**

【组成】怀山药 15g，黑芝麻 120g，粳米 60g，鲜牛乳 200mL，冰糖 120g，玫瑰糖 6g。

【制法与用法】粳米淘净，加适量水泡约 1 小时，捞出沥干，文火炒香；山药洗净，切成小颗粒；黑芝麻洗净沥干，炒香；上三物同入盆中，加入牛乳、清水调匀，磨细，滤去细茸，取浆液待用。另取锅加入清水、冰糖，烧沸溶化，用纱布过滤，糖汁放入锅内再次烧沸后，将粳米、山药、芝麻浆慢慢倒入锅内，不断搅动，加玫瑰糖搅拌成糊状，熟后起锅。每日 1～2 次，代餐食用。

【功效】滋补肝肾。

【方解】方中怀山药为健脾补肾益肺的药食同源之品，性味甘、平，养阴益气，对脾胃虚弱，消化不良，形体瘦削者，既补脾气，又养胃阴；对肺气、肺阴不足，咳喘少气，或虚劳咳嗽乏力者，既补肺气，又益肺阴，且又入肾而益肾阴，故为补脾肺肾三脏之佳品。方中重用的黑芝麻性味平和，补肝益肾，滋润五脏，其所含脂肪大部分为不饱和脂肪酸，与怀山药配伍同用，共收滋补肝肾之效。对肝肾阴虚，病后体弱，中老年肝肾不足，大便燥结，须发早白者，尤为适宜。

**3. 板栗烧鸡块【《常用特色药膳技术指南（第一批）》】**

【组成】板栗 300g，鸡 1 只（1200g），白豆蔻 20g，枸杞 50g，葱白 9g，姜丝 9g，淀粉 15g，胡椒粉 10g，食盐 3～5g，黄酒 15g，酱油 10g。

【制法与用法】将干净的鸡剔除粗骨，剁成长、宽约 3cm 的方块；板栗肉洗净滤干；葱切成斜段，姜片备用；油倒入锅中烧至六成熟时，板栗过油上色后捞出备用；锅中留少量底油烧热后下葱、姜煸香，倒入鸡块炒干水气，烹黄酒，加入清水、盐、酱油，小火煨至八成熟后，再放入炸过的板栗肉、枸杞子、肉豆蔻，煨至鸡块软烂，调入胡椒粉炒匀，勾芡即可。佐餐食用。

【功效】健脾补肾。

【方解】方中鸡肉甘温，入脾胃两经，温中益气，补精填髓；板栗甘平，入脾肾两经，《名医别录》谓其"主益气，厚肠胃，补肾气，令人耐饥"，有益气健脾，补肾强筋之效，常食令人强健；豆蔻行气理脾，枸杞补益肝肾。全方配伍，健脾开胃，补肾益精，增强体质。

**4. 参枣米饭（《醒园录》）**

【组成】党参 15g，糯米 250g，大枣 30g，白糖 50g。

【制法与用法】先将党参、大枣煎取药汁备用，再将糯米淘净，置瓷碗中加水适量，煮熟，扣于盘中，将煮好的党参、大枣摆在饭上，加白糖于药汁内，煎成浓汁，浇在枣饭上即成。每日 1～2 次，空腹食用。

【功效】健脾益气，养胃。

【方解】方中党参性味甘平，入脾、肺经，为补中益气、养血生津之佳品，尤为补中益气之要药，诚如《本草从新》所云："主补中益气，和脾胃，除烦渴，中气微弱，用以调补，甚为平妥。"大枣补中益气，养血安神，缓和药性，《吴普本草》中记载"主调中益脾气，令人好颜色"，《本草汇言》称其"补中益气，壮心神，助脾胃，养肝血，保肺气，调营卫，生津之药也"。党参与大枣合用，功能补中益气，并有养血的作用，用治脾气虚弱和气虚血弱等。糯米具有补脾益气之功，其质黏柔，富于滋养，并可治脾虚泄泻，《本经逢原》谓"糯米，益气补脾肺"。白糖性味甘平，入脾经，具有润肺生津、补益中气之功。党参、大枣、糯米、白糖合用，共奏益气补脾、养血安神之效。

【注意事项】本方甘温壅中，且糯米黏滞难化，故脾为湿困，中气壅滞，脾失健运者不宜服。凡属阴虚火旺及身体健壮者不宜服用。其他人以秋冬季节服用为佳。

**5. 长生固本酒（《中医药膳学》）**

【组成】枸杞子、天冬、五味子、麦冬、山药、人参、生地黄、熟地黄各60g，白酒3000mL。

【制法与用法】分别将人参、山药、生地黄、熟地黄切片，枸杞子、五味子拣净杂质，天冬、麦冬切分两半，全部药物用纱布袋装好，扎紧袋口；将酒倒入净坛中，放入药袋，酒坛口用湿棉纸封固加盖；再将酒坛置于锅中，隔水加热蒸约1小时，取出酒坛，候冷，埋于土中以除火毒，3～5日后破土取出，开封，去掉药袋，再用细纱布过滤1遍，贮入净瓶中，静置7日即可饮用。每日1～2次，每次5～10mL。

【功效】益气养阴，补肾健脾，固本延年。

【方解】方中人参大补元气，山药补脾益气，五味子安神养心，枸杞子平补肝肾，亦能助脾益气，四味相合，能补元气，益中气，有助气血生化。天冬、麦冬、生地黄、熟地黄、枸杞子等能补肝肾，益精血，大补肾中元阴。与诸补气之品配伍，即成气阴两补之方，有补元气，生气血，滋肝肾，助元阴的作用。诸药制酒，酒助药势，使先天之本得滋，后天之本得调，脏腑安和而气机调和，身体健康，中老年人常服，可以达到益寿延年的目的。

# 第二节　气虚质饮食养生

扫一扫，看课件

## 一、概念及形成机制

**1. 概念**　气虚质是因先天禀赋不足、后天失养、年老体弱或病后气亏，出现的以元气不足、疲倦乏力、脏腑功能低下、活力不足为主要特征的一种体质状态。

**2. 形成机制**　气虚质的形成有几个方面：一是父母体弱、遗传缺陷、胎中失养致使先天禀赋不足，体弱而气虚；二是喂养不当、饮食、思虑、劳倦伤脾致使后天失养，脾虚气弱；三是大病久病或年老体衰等致使精亏血少而气虚。

## 二、特征

**1. 总体特征**　元气不足，神懒怠惰，疲乏，气短，自汗等气虚表现。
**2. 形体特征**　肌肉松软不实，形体萎弱，肥瘦不匀。
**3. 常见表现**　语音低弱，气短懒言，疲倦乏力，精神不振，自汗怕冷，舌淡苔白或滑，舌边齿印，脉缓而弱。
**4. 心理特征**　性格内向，不喜冒险，怯懦消极。

**5. 发病倾向** 易患感冒、咳喘、内脏脱垂等病证，病后康复缓慢。

**6. 对环境适应能力** 不耐风、寒、暑、湿邪。

## 三、食养原则

益气养血，调补脾肾。气虚则补气益气。血为气之母，养血则气得生。脾主中气，为后天之本；肾主先天元阴元阳之气，为气之根。补气必兼顾调理脾肾二脏，而以补中气为最重要。在食材的选择上，首先以性味平和、补气益气食物为主，辅以健脾益胃、补肾益肺之品。气虚忌用寒湿、油腻、厚味食物。宜制成膏滋、粥汤、酒露等服食。

1. 气虚兼脾虚者，以益气补气食物为主，辅以宽中健脾益胃食物或药食两用的食材。宜粥汤之品。忌生硬寒凉、滑利通下。

2. 气虚兼血少者，以益气补气食物为主，辅以补血养血食物。宜膏滋、粥汤等品。慎辛辣。

3. 气虚兼肾虚或年老体衰者，以益气补气食物为主，辅以温肾滋肾、养精益髓食物。宜膏滋、酒露等品。慎寒湿、厚味。

4. 气虚怕冷神倦者，以益气补气食物为主，辅以甘淡温阳类食物。宜酒露、膏滋、粥汤等品。忌寒凉、滑利。

5. 气虚质饮食养生还要注意季节和地域的影响。例如春夏温养肺卫阳气，长夏顾护脾胃之气，秋冬则滋补营阴之气。从地域上看，西北地区气候寒冷干燥，饮食重口酸辣，伤脾伤气，补气不失温润。东南地区气候炎热潮湿，饮食冷凉辛辣，伤胃伤津，补气兼顾燥湿。

## 四、推荐食材

糯米、粳米、小米、粟米、黄米、籼米、燕麦、大麦、荞麦、玉米、黑豆、黄豆、刀豆、栗子、花生、榛子、胡桃仁、山药、香菇、蘑菇、木耳、甘薯、马铃薯、芋艿、胡萝卜、甘蓝、大枣、龙眼、椰子、葡萄、苹果、樱桃、桑葚、荔枝、甘蔗、饴糖、赤砂糖、燕窝、桂花、牛乳、羊乳、人乳、蜂蜜、蛋类、豆腐、猪肚、羊肚、牛肉、羊肉、狗肉、鹿肉、兔肉、鸡肉、鹅肉、乌鸡、乳鸽、鹌鹑、青鱼、乌鱼、黑鱼、银鱼、鲢鱼、甲鱼、黄鱼、鱼鳔、鳗鲡、鳜鱼、鲈鱼、鳝鱼、泥鳅、带鱼、黄花鱼、人参、西洋参、太子参、党参、灵芝、冬虫夏草、黄芪、黄精、白术、茯苓、山茱萸、甘草等。

## 五、应用举例

### 1. 补虚正气粥（《圣济总录》）

【组成】炙黄芪30g，人参3g（或党参15g），粳米100g，白糖少许。

【制法与用法】黄芪、人参（或党参）洗净切片，浸泡半小时后入锅水煎二次，取汁备用。粳米煮粥烂熟后加入芪参汁、少许白糖，稍炖即成。每日早晚服用。亦可用参粉加入黄芪粥煎煮服用。

【功效】补正气，健脾胃，疗虚损。

【方解】本方原名"补虚正气粥饮"，是补气健脾加强中焦之方。黄芪味甘微温，补气升阳，益卫固表。《日华子本草》谓其"助气，壮筋骨，长肉补血"，《神农本草经》称其"主五脏不足，五劳七伤，虚损瘦弱"。人参甘温补气，粳米健脾胃、养气血，熬煮为粥，补气壮力，和胃养气。黄芪与人参合用，同粳米煮粥，补益五脏，调养气血，使正气得复，虚损之证得以恢复。所以本方适于气虚体衰之人。服食期间禁忌萝卜、茶叶。有热证、实证者忌用。

**2. 黄芪炖鸡（《中医食疗学》）**

【组成】黄芪30g，母鸡1只，调料适量。

【制法与用法】母鸡去毛和内脏，洗净，黄芪放入母鸡腹中缝合，置锅中加水、葱、姜、大料、绍酒等炖至烂熟，加盐即成。佐餐食用。

【功效】益气养血，升阳补虚。

【方解】黄芪性味甘温，补气升阳，益卫固表。母鸡补益肝肾，养血补血，填髓补精，黄芪得鸡肉之助，气化于精血，补气之力加强，鸡肉得黄芪以健脾化血生精之功更著，二者相配，相得益彰。适于气虚体弱、多种虚损者。

【注意事项】黄芪有升高血压作用，高血压患者应在医师指导下服用。母鸡肉蛋白质和脂肪含量较高，血脂异常、体重超标、肥胖者忌食。表虚邪盛、气滞湿阻、食积停滞、阴虚阳亢者不宜。

**3. 人参猪肚（《中医药膳学》）**

【组成】人参10g，甜杏仁10g，茯苓15g，红枣12g，陈皮1片，糯米100g，猪肚1具，花椒、胡椒、葱、姜、调料适量。

【制法与用法】人参洗净，旺火煨30分钟，切片留汤。猪肚洗净，水烫。杏仁、茯苓、陈皮、红枣、糯米等洗净与胡椒、花椒同装布袋扎口，放入猪肚内，置于碗中，加葱、姜、调料等，上蒸屉旺火蒸2小时，猪肚熟烂，去掉布袋和调料，糯米饭单盛。猪肚、红枣切片，与人参汤煮沸，加盐调味，饮汤吃肚配糯米饭。每周1～2次。适于气虚乏力、脾胃虚弱之体。

【功效】益气健脾，滋养补虚。

【方解】人参味甘性温微苦，大补元气。茯苓、红枣健脾益气，猪肚味甘性温，健脾胃、补虚损。杏仁、陈皮、胡椒等宽中理气和胃。诸品相合，补中有行，补而不壅，为养生佳品。

**4. 蘑菇鹌鹑肉片（《美容保健技术》）**

【组成】鹌鹑肉100g，水发蘑菇5g。

【制法与用法】鹌鹑肉切片，加豆粉少许，素油炒熟，放入水发蘑菇，加调料即成。每日适量佐餐。

【功效】补益中气。

【方解】鹌鹑俗称"动物人参"，富含氨基酸，营养价值高，温阳益血。蘑菇味甘性平，消食健脾开胃。二者相须为伍，具有健脾温肾、补气益血的功能。适于中气不足，脾肾气虚之体。

**5. 乌鸡豆蔻（《中医药膳学》）**

【组成】乌骨母鸡1只，豆蔻50g，草果2枚。

【制法与用法】乌鸡去毛和内脏，洗净，豆蔻、草果烧存性，放入鸡腹内扎好。煮熟，空腹服之。

【功效】益气补虚，健脾止泻。

【方解】乌骨母鸡性味甘平，补虚劳，退热养阴。豆蔻、草果性味辛温，燥湿温中。烧存性用者，减辛温之性，免浮散。三者相须为用，适于气虚体弱、寒湿郁滞之人。

# 第三节　阳虚质饮食养生

扫一扫，看课件

## 一、概念及形成机制

**1. 概念**　阳虚质是由于人体脏腑功能减退、体内阳气不足、阳不制阴、阴寒内盛而形成的一种体质状态。

**2. 形成机制**　阳虚质的形成多与先天禀赋不足，如父母年老得子、母亲妊娠调养不当，或后天调摄失宜，如过食寒凉生冷、情志不遂、房劳过度、久病失养等因素有关。阳虚多在气虚的基础上产生，气虚为阳虚之渐，阳虚为气虚之极。阳虚与心、脾、肾三脏关系最为密切。尤其肾藏元阳，为诸阳之根，阳虚质者多元阳不足。

## 二、特征

**1. 总体特征**　阳气不足，以畏寒怕冷、手足不温等虚寒表现为主要特征。

**2. 常见表现**　平素畏寒，手足不温，喜热饮食，精神不振，声低懒言，舌淡胖嫩，脉沉迟。

**3. 形体特征**　肌肉松软不实。

**4. 心理特征**　性格多沉静、内向。

**5. 发病倾向**　易患痰饮、肿胀、泄泻等，感邪易从寒化。

**6. 对外界环境适应性表现**　耐夏不耐冬，易感风、寒、湿邪。

## 三、食养原则

温补阳气。阳虚质的病理基础是阳气不足、阴寒内盛，根据"虚则补之""寒者热之"的原则，阳虚质者重在温补。宜多选用具有温热性质和补阳功效的食材。同时注意阳虚质人群在不同季节、地区、饮食习惯、口味和风俗特点而因人因地实施调养。

1. 心阳虚为心之阳气不足、虚寒内生所致，以畏寒肢冷、胸闷胸痛、心悸冷汗为特征，食养宜多选用干姜、肉桂、薤白、桂圆等食材以温补心阳。

2. 脾阳虚为脾阳虚衰、失于温运、阴虚内生所致，以畏食生冷、食少便溏、腹胀腹痛、喜温喜按为特征，食养宜多选用高良姜、牛肉、猪肚、大枣等食材以温补脾阳。

3. 肾阳虚为肾阳虚衰、温煦失职、气化失权所致，以腰膝冷痛、小便清长、夜尿频多、阳痿早泄为特征，食养宜多选用羊肉、鹿肉、板栗、核桃等食材以温补肾阳。

温补阳气宜慢温、慢补，缓缓图之，同时注意配合养阴，故古籍中温阳食养方多搭配米类做成粥羹服食，取其甘缓养阴之意。切忌过用温燥之品，以免耗气伤津。

阳虚质者应忌食生冷寒凉之品，如螃蟹、柿子、西瓜、香蕉、柚子、梨、苦瓜、绿豆、绿茶，以及冰镇饮料、冰激凌等，以免损伤阳气。

NOTE

## 四、推荐食材

羊肉、牛肉、狗肉、鹿肉、鸡肉、牛肚、猪肚、羊肾、虾、淡菜、板栗、荔枝、龙眼、胡桃肉、韭菜、洋葱、刀豆、茴香、南瓜、熟藕、胡萝卜、糯米、粳米、稷米、大枣、红糖、葱、生姜、干姜、高良姜、大蒜、胡椒、花椒、肉桂、丁香、八角、小茴香、肉豆蔻、薤白、益智仁、辣椒、草果、荜茇、肉苁蓉、杜仲叶、人参等。

## 五、应用举例

### 1. 羊肉稷米粥（《本草纲目》）

【组成】羊肉100g，稷米100g，葱、食盐各适量。

【制法与用法】将羊肉洗净、切丁，放入锅中，加适量水煮至八成熟，再放入稷米煮至米熟，加少许葱、食盐调味即可。空腹服用，每日2次。

【功效】温肾助阳，暖脾散寒。

【方解】方中羊肉味甘，性热，入脾、胃、肾经，可温中健脾、补肾壮阳、益气养血，《名医别录》记载其"主缓中，字乳余疾，及头脑大风汗出，虚劳寒冷，补中益气，安心止惊"；稷米味甘，性平，入脾、胃经，能和中益气，《千金要方·食治》言其"益气安中，补虚和胃，宜脾"；葱白味辛，性温，入肺、胃经，具有发表、通阳、解毒、杀虫的功效，《本草经疏》记载"葱，辛能发散，能解肌，能通上下阳气，故外来怫郁诸证，悉皆主之"。诸味合用，共奏温补脾肾、益气祛寒之功。

### 2. 桂浆粥（《粥谱》）

【组方】肉桂2～3g，粳米50～100g，红糖适量。

【制法与用法】先将肉桂煎取浓汁去渣，再用粳米煮粥，待粥煮沸后，调入肉桂汁及红糖，同煮为粥。或用肉桂末1～2g调入粥内同煮服食。一般以3～5天为一疗程，早晚温热服食。

【功效】温中补阳，散寒止痛。

【方解】肉桂味辛、甘，性热，入肾、脾、心、肝经，功擅补火助阳，引火归元，散寒止痛，温经通脉。粳米味甘，性平，入脾、胃经，可补气健脾，除烦渴，止泻痢。《备急千金要方·食治》言其可"平胃气，长肌肉"。红糖味甘，性温，入肝、脾、胃经，补脾暖肝，活血散瘀，兼以调味。三者合用，共奏温中助阳、缓急止痛之功。

【注意事项】本方属于温热之剂，凡实证、热证、阴虚火旺者均不宜食用。

### 3. 羊脊骨羹（《饮膳正要》）

【组成】羊脊骨1具，肉苁蓉30g，草果3个，荜茇6g，葱白适量。

【制法与用法】先将羊脊骨洗净，剁成小块，煮熟捞去羊骨，与肉苁蓉、草果、荜茇共熬成汁，加入适量葱白及调味品，制成羹汤，可下面条食用。

【功效】温中散寒，温肾助阳。

【方解】羊脊骨味甘，性温，入肾经，具有补肾、强筋骨、止血的功效。《本草纲目》言"脊骨：补肾虚，通督脉，治腰痛下痢"。肉苁蓉味甘、咸，性温，入肾、大肠经，可补肾阳，益精血，润肠道。《玉楸药解》记载"肉苁蓉，暖腰膝，健骨肉，滋肾肝精血，润肠胃结燥"。

草果味辛，性温，入脾、胃经，擅燥湿温中，祛痰截疟。荜茇味辛，性热，入脾、胃、大肠、肺、膀胱、肝、肾经，可温中散寒，下气止痛。《本草拾遗》言其可"温中下气，补腰脚，消食，除胃冷，阴疝，痃癖"。葱白味辛，性温，入肺、胃经，具有发表、通阳、解毒、杀虫的功效，《本草经疏》记载"葱，辛能发散，能解肌，能通上下阳气"。诸味合用，共奏温中散寒、温肾助阳之功。

**4. 人参胡桃汤（《济生方》）**

【组成】人参10g，胡桃5个，生姜5片。

【制法与用法】人参切成片，胡桃肉洗净，生姜片洗净备用。人参、胡桃肉放入砂锅内，加入生姜、清水，武火煮开，改用文火煮约20分钟即可。每日1～2次，适量温服。

【功效】补气益肾，温阳散寒。

【方解】人参味甘、微苦，性温，入脾、肺经，具有大补元气、固脱生津、安神之功效，《医学启源》言其可"治脾胃阳气不足及肺气促，短气、少气，补中缓中"；胡桃味甘、涩，性温，入肾、肝、肺经，可补肾固精，温肺定喘，润肠通便，《本草纲目》言其可"补气养血，润燥化痰，益命门，利三焦，温肺润肠"；生姜味辛，性温，入肺、胃、脾经，擅长散寒解表，降逆止呕，化痰止咳。诸味合用，共奏补气益肾、温阳散寒之功。

**5. 肉苁蓉粥（《药性论》）**

【组成】肉苁蓉15g，精羊肉100g，粳米50g。

【制法与用法】肉苁蓉加水100g，煮烂去渣；精羊肉切片，砂锅内加水200g，煎煮，待肉烂后，再加水300g；将粳米煮至米开汤稠时加入肉苁蓉汁及羊肉，再同煮片刻停火，焖5分钟即可。每日1～2次，适量温服。

【功效】补肾助阳，温中健脾。

【方解】肉苁蓉味甘、咸，性温，入肾、大肠经，可补肾阳，益精血，润肠道；羊肉味甘，性热，入脾、胃、肾经，可温中健脾、补肾壮阳、益气养血；粳米味甘，性平，入脾、胃经，可补气健脾，除烦渴，止泻痢，《滇南本草》言其可"治诸虚百损，强阴壮骨，生津，明目，长智"。诸味合用，共奏补肾助阳、温中健脾之功。

扫一扫，看课件

# 第四节　阴虚质饮食养生

## 一、概念及形成机制

**1. 概念**　阴虚质是指机体津液、精血等阴液相对不足，以阴虚内热等虚热表现为主要特征的体质状态。

**2. 形成机制**　在正常的生理情况下，人体的阴阳水火存在着相互制约、互根互用的关系，并维持着相对平衡的状态。但是由于各种原因出现阴的某一方面功能减退或物质减少，导致其不能制约阳而引起阳的相对亢盛，则会形成"阴虚则热"的病理现象。

阴虚质形成原因常见于先天禀赋不足、情绪长期压抑、喜食辛辣燥热之品等。先天不足是阴虚质形成的最主要因素，如孕育时父母体弱年长、早产等。另外，长期郁闷，情绪不得宣泄，日久郁而化火，暗耗人体阴精也易形成阴虚质。而长期过食辛辣燥热之品，则会加重阴虚表现。

## 二、特征

**1. 总体特征**　以阴液亏虚、虚热、干燥不润、虚火躁扰不宁等为主要特征。

**2. 常见表现**　手足心热，口燥咽干，鼻干唇干，渴喜冷饮，大便干燥，小便量少色黄，舌红少津少苔，脉细数。亦可见面色潮红，两目干涩，皮肤干燥，消谷善饥等。

**3. 形体特征**　形体消瘦。

**4. 心理特征**　性情急躁，容易心烦；外向好动，精力充沛。

**5. 发病倾向**　易患虚劳、不寐、痿证等；感邪后易从热化，表现为阴亏的症状。

**6. 对外界环境适应性表现**　耐冬不耐夏；不耐受暑、燥、热邪。

## 三、食养原则

滋阴清热润燥。虚热内扰，暗耗心阴，心阴亏少，心失所养，心神不宁，则可见心悸、心烦、失眠、多梦等，所以阴虚质调养除了滋阴清热润燥，应辅以镇静安神。

1. 应明辨阴虚所属脏腑以对证调养。如心阴虚者可食用百合、酸枣仁以滋养心阴；肺阴虚者食用南沙参、麦冬滋阴润肺；胃阴虚者，石斛、玉竹可益胃阴；肝阴虚者宜育阴潜阳、滋养肝阴，可选用枸杞、当归以滋阴养血柔肝；偏肾阴虚者予女贞子、桑葚以滋阴补肾。

2. 真阴不足与机体精、血、津液等物质亏损有关。津液是血液的重要组成部分，津血同源于后天的水谷精微，津液亏乏，容易导致血燥，虚热内生或血燥生风的病理状态。所以在阴虚质调养的同时，应注意配伍填精益髓、养血补血之品，如熟地黄、当归等。

3. 养阴兼顾理气健脾。滋阴食物多阴柔滋润，久服常服易滞脾碍胃，导致乏力、纳呆、腹胀、便溏等，故可在滋阴食方中加一些理气健脾和胃之品，如白术、砂仁、陈皮等，以助脾胃运化。

4. 温燥、香浓、辛辣的食物都易耗伤人体的阴津。阴虚质者应避免食用燥热辛辣之品，如葱、姜、蒜、辣椒、花椒、胡椒、桂皮、茴香、五香粉等调味品，荔枝、桂圆、榴梿等水果，羊肉、狗肉等动物性食物及核桃等，以免燥热伤阴、助火、动血。更应注意在炎热干燥的季节，忌食以上食物。

5. 秋季，万物成熟，阳气始敛，阴气渐长，是阴虚质者饮食调养的重要季节。养生应注意收敛精气，保养阴津。饮食上应防燥护阴。

6. 戒烟限酒。烟酒皆为伤阴助热之品，阴虚质者应尽量避免抽烟喝酒。

## 四、推荐食材

枸杞、百合、银耳、燕窝、蜂蜜、甘蔗、荸荠、玉竹、北沙参、麦冬、石斛、鸭肉、海蜇、田螺、甲鱼、乌龟、菠菜、莲藕、黑芝麻、黑木耳、大白菜、梨、葡萄、桑葚、牛奶、鸡蛋黄、乌贼、猪皮等。

## 五、应用举例

**1. 银耳枸杞汤**（《美容营养学》）

【组成】银耳 10～15g，枸杞 5～10g。

【制法与用法】银耳浸泡数小时后洗净，加水，文火煎成稠汁再加枸杞。可依据个人口味酌情加入适量冰糖。每日 1 次，可久服。

【功效】滋阴润肺。

【方解】银耳，又名白木耳、雪耳。性味甘淡、平，归肺、胃、肾经，可润肺养胃，滋阴生津。主治肺燥干咳，口渴少津。《饮片新参》记载，银耳能"清补肺阴，滋液，治劳咳"。枸杞，性味甘、平，归肝、肾经，补肝肾，益精血，明目，止渴。用于头晕目眩、视力减退、消渴等。《本草汇言》记载，枸杞可"润肺生津，补肾添精"。银耳枸杞汤可滋阴润肺，适用于五心烦热、神疲失眠、口唇干燥、皮肤干燥者服食。湿热生痰者忌食；大便溏泄者慎食。

**2. 石斛绿茶饮**（《美容营养学》）

【组成】石斛 5g，绿茶 2～4g。

【制法与用法】将石斛与绿茶一同放入杯中，沸水冲泡。每日 1 剂，频频饮用。

【功效】养阴清热，生津止渴。

【方解】石斛，味甘、性微寒，归胃、肾经，养阴清热，益胃生津。用于热病津伤、低热烦渴、口咽干燥、胃阴不足等。《本草纲目拾遗》记载，石斛"清胃，除虚热，生津，已劳损。以之代茶，开胃健脾"。绿茶性凉，味苦甘，归心、肺、胃、肾经，可清心提神，清热降火。《本草纲目》载"茶苦而寒，阴中之阴，沉也，降也，最能降火。火为百病，火降则上清矣"。石斛绿茶饮可养阴清热，生津止渴，适用于口渴咽干，胃脘嘈杂或灼痛，食少呕逆等胃阴虚之体，能促进胃液分泌，助消化。脾胃虚寒、失眠者不宜饮用。

**3. 鸭肉包子**（《美容保健技术》）

【组成】鸭肉（去骨）100g，黑豆（煮熟煮烂）、黑芝麻（炒熟）各 20g。

【制法与用法】三物切碎，加盐少许，拌和为馅。用粗制（连皮）小麦磨成面粉，制作成肉包，蒸熟服食。

【功效】滋补肝肾，增液润燥，利水通便。

【方解】鸭肉性凉味甘、咸，入脾、胃、肺、肾经，为主食，能滋补阴液而润燥。黑豆味甘性平，入肾经，为辅食，兼为引经之使，能养阴补气。黑芝麻味甘性平，入肝、肾、脾、肺经，为辅食，能滋补肝肾而润燥通便，还有养血增乳的功能。所用面粉连皮磨成，其性凉，故能滋养心肝，清热止渴。

**4. 黑芝麻豆浆**（《美容营养学》）

【组成】黑芝麻 10g，鲜豆浆 300mL。

【制法与用法】将黑芝麻洗净、晒干、炒熟，磨成粉备用。豆浆煮好后再加入适量黑芝麻粉搅匀即可饮用。可依据个人口味加入冰糖或蜂蜜。适量佐餐。

【功效】补肝肾，益精血，润肠燥。

【方解】黑芝麻性味甘、平，归肝、肾、大肠经，可补肝肾之阴，养血润肠通便。豆浆滋阴润燥，本品适用于阴虚质肝肾精血不足的须发早白，血虚津亏肠燥的便秘人群。

**5. 百合粥（《本草纲目》）**

【组成】百合 30g（或干百合粉 20g），糯米 50g，冰糖适量。

【制法与用法】将百合剥皮、去须、切碎（或干百合粉），糯米洗净。上两味同入砂锅中，加水适量，煮至米烂汤稠，加入冰糖即成。温热服。

【功效】养阴安神。

【适宜人群】适用于肺阴虚者，症见精神恍惚、心神不安，以及妇女更年期综合征等，也可用于中老年人的滋养保健。

【方解】方中百合微寒，质润，入肺、心二经，具有润肺止咳、清心安神之效，为治疗虚烦不眠、心神不宁、低热不退、久咳久喘之要药；糯米甘平，为本方之主料，可益气补虚、定心神、除烦渴，适用于各种慢性虚证及热病伤津、心悸、烦热等。二者相伍，共奏安神养心之功效。

【注意事项】粥不宜过稠。

扫一扫，看课件

# 第五节　痰湿质饮食养生

## 一、概念及形成机制

**1. 概念**　痰湿质是由于人体脏腑功能紊乱、水液代谢失调、水液内停、痰湿凝聚而形成的一种体质状态。

**2. 形成机制**　痰湿质的形成多与先天禀赋不足或后天过食肥甘厚味、久坐少动、思虑过度、久居湿地、病后失养等因素有关。痰湿的产生与肺、脾、肾三脏关系密切。肺受外邪，宣发肃降失常，水道不能通调，则津失输布，液聚成痰；脾失健运，水谷精微运化障碍，则湿浊留滞，湿聚成痰；肾气亏虚，气化不足，不能制水，则水液停留，水聚为痰。

## 二、特征

**1. 总体特征**　痰湿凝聚，以形体肥胖、腹部肥满、口黏苔腻等痰湿表现为主要特征。

**2. 常见表现**　面部皮肤油脂较多，多汗且黏，胸闷，痰多，口黏腻或甜，喜食肥甘甜黏，苔腻，脉滑。

**3. 形体特征**　体形肥胖，腹部肥满松软。

**4. 心理特征**　性格偏温和、稳重，多善于忍耐。

**5. 发病倾向**　易患消渴、中风、胸痹等病。

**6. 对外界环境适应性表现**　对梅雨季节及湿重环境适应能力差。

## 三、食养原则

祛湿化痰、健脾助运。多选用辛味、苦味、淡味食材。辛味食材能行能散，多具芳香化湿之功，如藿香、茼蒿、香薷等；苦味食材能燥能泻，多具燥湿祛痰之效，如陈皮、砂仁、荷叶等；淡味食材能渗能利，擅长渗湿利湿，如薏苡仁、冬瓜、茯苓等，可酌情选用。

1.因湿为阴邪，遇寒则凝，得温则行。《金匮要略》云："病痰饮者，当以温药和之。"故痰湿质者宜多选用性质温和，具有化湿功效的食物。不宜过食寒凉生冷之品，如寒凉水果、冷饮等，以免凝滞气机，加重痰湿。

2.脾主运化，为生痰之源。痰湿是标，脾虚为本。故痰湿质者应同时配合健脾益气，标本兼治，宜选用茯苓、山药、芡实、白扁豆等具有健脾化湿功效的食材。平日饮食宜时时注意固护脾胃，少食多餐，忌暴饮暴食。

3.饮食应以清淡为原则，忌食膏粱厚味如肥肉、动物内脏、蟹黄、鱼子、奶油、奶酪、巧克力、甜点、酒等，以免滋腻碍胃，助湿生痰。

## 四、推荐食材

薏苡仁、白扁豆、白扁豆花、赤小豆、豌豆、蚕豆、豇豆、茯苓、山药、芡实、荷叶、陈皮、籼米、大麦、高粱、玉米、黄豆、黑豆、豆腐、荸荠、枇杷、茄子、丝瓜、冬瓜、黄瓜、竹笋、萝卜、茼蒿、香椿、大头菜、葫芦、莴苣、芥菜、茭白、芹菜、包菜、白菜、紫菜、海带、海蜇、海藻、鲤鱼、鲫鱼、砂仁、藿香、香薷等。

## 五、应用举例

### 1.赤小豆鲤鱼汤（《外台秘要》）

【组成】鲤鱼1条（250g左右），赤小豆100g，生姜2片，盐、味精、料酒、食用油适量。

【制法与用法】将赤小豆洗净，加水浸泡半小时；鲤鱼去内脏，洗净。起油锅，煎鲤鱼，放入赤小豆、生姜、料酒，加入清水适量，武火煮沸，改文火焖至赤小豆熟，调入盐和味精即可。佐餐服食。

【功效】利水消肿，祛湿健脾。

【方解】方中赤小豆味甘、酸，性微寒，入心、脾、肾、小肠经，具有利水消肿退黄、清热解毒消痈之功效。《本草纲目》言"赤小豆，其性下行，通乎小肠，能入阴分，治有形之病。故行津液、利小便，消胀除肿，止吐而治下痢肠澼，解酒病，除寒热痈肿，排脓散血而通乳汁，下胞衣产难，皆病之有形者"。鲤鱼味甘，性平，入脾、肾、胃、胆经，功擅健脾和胃，利水下气，通乳，安胎。《本草纲目》记载其可"煮食，下水气，利小便；烧末，能发汗，定气喘、咳嗽，下乳汁，消肿"。少佐生姜，亦有燥湿化痰之功。诸味合用，共奏利水消肿、祛湿健脾之效。

### 2.茼蒿炒萝卜（《中华临床药膳食疗学》）

【组成】白萝卜200g，茼蒿100g，植物油10g，花椒、盐、淀粉适量。

【制法与用法】白萝卜洗净切条，茼蒿洗净切段。先将植物油入锅烧熟，放入花椒，待花椒炸黑后捞出，加入白萝卜条，煸炒至七成熟，加入茼蒿及盐，熟透后淋上淀粉汁即可。佐餐服食。

【功效】化痰消积，宽中理气。

【方解】白萝卜味辛、甘，性凉，熟者味甘，性平，入脾、胃、肺、大肠经，具有消食、下气、化痰、利尿、解渴、止血之功效。《日用本草》言其可"宽胸膈，利大小便，熟食之，化痰消谷；生啖之，止渴宽中"。茼蒿味辛、甘，性凉，入心、脾、胃经，功擅和脾胃，消痰饮，安心神。《千金要方·食治》记载其可"安心气，养脾胃，消痰饮"。花椒味辛，性温，入脾、肺、肝、肾、心、心包经，能够温中止痛，除湿止泻，杀虫止痒。《本草纲目》言其可"散寒除湿，解郁结，消宿食，通三焦，温脾胃，补右肾命门，杀蛔虫，止泄泻"。诸味相配，共奏化痰消积、宽中理气之功。

**3. 薏苡仁粥（《福寿丹书》）**

【组成】薏苡仁 60g，粳米 100g。

【制法与用法】将两者分别淘洗干净，先把薏苡仁倒入锅中，加水煮沸，然后加米煮粥。或者先将薏苡仁洗净晒干，碾成细粉，每次取薏苡仁 60g，同粳米共煮成粥。适量温服。

【功效】健脾胃，益气，利水湿。

【方解】薏苡仁味甘、淡，性微寒，入脾、肺、肾经，能利湿健脾，舒筋除痹，清热排脓，《本草新编》称其"最善利水，不至损耗真阴之气，凡湿盛在下身者，最适用之"。粳米味甘，性平，入脾、胃、肺经，能健脾补气，《本草纲目》论"粳米粥：利小便，止烦渴，养肠胃"。与薏苡仁合用煮粥，共奏健脾渗湿、利水消肿之功。

【注意事项】薏苡仁具甘淡下行之势，孕妇不宜。服膳期间忌食辛辣燥热及肥厚油腻之物。

**4. 党参鸡丝冬瓜汤（《中华临床药膳食疗学》）**

【组成】鸡脯肉 200g，冬瓜 200g，党参 3g。

【制法与用法】将鸡肉洗净切丝，冬瓜洗净切片。先将鸡丝与党参放入砂锅，加水适量，小火炖至八分熟，入冬瓜片，加适量盐、黄酒、味精调味，至冬瓜熟透即可。每日 2 次。

【功效】健脾益气，利水祛湿。

【方解】鸡肉味甘，性温，入脾、胃经，具有温中益气、补精、填髓之功效；党参味甘，性平，入脾、肺经，擅长健脾补肺、益气生津，《本草正义》称"党参力能补脾养胃，润肺生津，健运中气"；冬瓜味甘、淡，性微寒，入肺、大小肠、膀胱经，具有利尿、清热、化痰、生津、解毒之功效。诸味相配，共奏健脾益气、利水祛湿之功。

**5. 扁豆山药粥（《本草纲目》）**

【组成】扁豆 60g，山药 60g，粳米 50g。

【制法与用法】将白扁豆、山药、粳米三味淘洗干净，一同入锅，加水适量，武火煮开，转文火煮至米熟粥稠即可。适量服食。

【功效】健脾益胃，化湿和中。

【方解】扁豆味甘，性平，入脾、胃经，具有健脾和中、消暑化湿之功效，《本草纲目》论其可"止泄泻，消暑，暖脾胃，除湿热，止消渴"；山药味甘，性平，入肺、脾、肾经，擅长补脾、养肺、固肾、益精，《本草正》言"山药，能健脾补虚，滋精固肾，治诸虚百损，疗五劳七伤"；粳米味甘，性平，入脾、胃经，具有健脾养胃之功效。三者合用，共奏健脾益胃、化湿和中之功。

# 第六节　湿热质饮食养生

扫一扫，看课件

## 一、概念及形成机制

**1. 概念**　湿热质是指脾胃运化功能障碍、肝胆疏泄功能失职，以湿热内蕴等湿热表现为主要特征的体质状态。

**2. 形成机制**　湿热质形成可能与先天禀赋，久居湿地，感受湿热之邪，喜食辛热肥甘厚腻之品或嗜酒无度，酿成湿热，火热内蕴有关，最终导致脾胃、肝胆功能失调而形成湿浊湿热内蕴之体。

湿热质人群多见湿热内蕴中焦，脾胃运化失职的证候。湿热郁阻，气机不利，可见肢体困重；湿热郁阻中焦，脾失健运，多见脘腹痞闷，胀满不舒，纳呆，便溏不爽；湿遏热伏，郁蒸于内，故多见口渴多饮，小便短黄；湿热内蕴脾胃，熏蒸肝胆，导致肝胆疏泄失职，又常见皮肤瘙痒等。湿热内蕴，舌红、苔黄腻，脉濡数为舌脉之征。

## 二、特征

**1. 总体特征**　湿热内蕴，以面部油腻、易生粉刺、口干口苦、便溏、苔黄腻等湿热表现为主要特征。

**2. 常见表现**　皮肤多油腻，易生粉刺、痤疮，口干口苦，身重，易困倦，大便溏泄不爽，舌红、苔黄腻，脉滑数。或可见纳呆，阴部瘙痒，带下色黄臭秽等。

**3. 形体特征**　体形或胖或瘦，似无特异。

**4. 心理特征**　性情多急躁易怒，亦可见紧张、焦虑、压抑。

**5. 发病倾向**　易患各类皮肤病如湿疮、疔疮肿毒、黄疸等。

**6. 对外界环境适应性表现**　对于夏末初秋气温偏高、湿度较大等湿热交蒸之气候较难适应。

## 三、食养原则

清热祛湿，佐以健运脾胃。脾失健运，湿浊内生是湿热质产生的基础，日久湿遏热伏，郁蒸于内，湿从热化形成湿热，因此食养原则应以清热利湿为主，以治其标；同时健运脾胃，促进湿邪代谢以固其本，以求祛湿与扶正兼顾。扶正即顾护脾胃，脾喜燥恶湿，湿热质者养生应注意保持"干燥"，体内外环境均应"干燥清爽"，防止邪从湿化。

1. 辨湿热所侵袭的脏腑进行食养。湿热内蕴脾胃可导致脾胃湿热；湿热熏蒸肝胆，可形成肝胆湿热；湿热下注大肠，易致大肠湿热；下注膀胱可致膀胱湿热。

2. 化湿的同时兼顾养阴。湿热内蕴日久易伤阴，湿热质应根据实际情况分清湿热的轻重缓急程度，即湿重于热还是热重于湿，调养时清热化湿并重，化湿与养阴兼顾，对症调理，使清热利湿不伤阴，养阴生津不助湿。

3. 忌肥甘厚腻之品，以免助湿生痰，引起身重、肥胖、痰多等。辛辣温热之品易生热，使

NOTE

热象加重，故也应少食。如羊肉、狗肉、奶油、咖喱、核桃等。

4. 戒烟酒，勿熬夜。嗜酒无度，易酿成湿热，内蕴脾胃，加重湿热表现。经常熬夜容易耗气伤阴，日久损伤元气，脾胃气虚，气化机能减退，致水湿潴留，而生痰、生湿，也会导致湿热加重。故湿热质者应避免熬夜，戒烟酒。

## 四、推荐食材

冬瓜、丝瓜、西瓜、柚子、木瓜、白萝卜、苦瓜、黄瓜、香椿、荞麦、茯苓、白菊花、薏苡仁、绿豆、芹菜、玉米、豆芽、冬瓜子、荸荠、紫菜、海蜇、海藻、海带、鹿角菜、荷叶、香菇、金针菇、鸭肉等。

## 五、应用举例

**1. 双瓜粥（《美容营养学》）**

【组成】冬瓜 50g，丝瓜 50g，粳米 50g，食盐适量。

【制法与用法】将冬瓜、黄瓜洗净后切成小块，加适量水与粳米同煮为粥，粥熟后加少许盐调味。每日 1 次，长期服用效佳。

【功效】清热利水消肿。

【方解】冬瓜，又名白瓜、白冬瓜、东瓜，性味甘、淡，微寒，归肺、大小肠、膀胱经，能清热，化痰，利尿，生津。据《本草再新》记载，冬瓜可"清心火，泻脾火，利湿祛风，消肿止渴，解暑化热"。丝瓜，又名天丝瓜、天罗、绵瓜等，性味甘、凉，归肺、肝、胃、大肠经，有清热解毒、凉血通络之功效。《随息居饮食谱》记载丝瓜能"调营，补阳，理疝。老者入药能补能通，化湿除黄，熄风止血"。《药性纂要》载："少食润肺清热，多食滑肠。"双瓜粥性偏凉，能清热利水消肿，适用于痤疮，皮肤油腻，身重，腹胀，水肿，小便不利或短赤，大便稀溏不成形等。夏季可多食用，脾胃虚寒者不宜过多食用。

**2. 绿豆薏仁汤（《美容营养学》）**

【组成】绿豆 50g，薏苡仁 50g。

【制法与用法】绿豆、薏苡仁分别洗净后放入锅中，注入清水约 750mL 同煮，武火烧开后，文火煨熬至薏苡仁与绿豆熟烂即可食用。每日 1 次，可长期服用。

【功效】清热解毒，健脾利湿，润肤白面。

【方解】绿豆，又名青小豆，味甘，性寒，归心、肝、胃经，具清热解毒、清暑利水之功效。《冯氏锦囊》记载，绿豆"除湿消肿，益气除热，解酒毒烦热，并百药毒及一切痈肿痘毒"。薏苡仁，又名薏米、薏仁，味甘、淡，性微寒，归脾、胃、肺经，有利水渗湿、健脾、除痹、清热排脓之效，尤其适用于脾虚湿滞者。本品力缓，日常可做粥长期食用，为食疗佳品，能健脾利湿，润肤白面，适用于湿热内蕴之皮肤油腻、粗糙黯黄、痤疮、黄褐斑等。脾胃虚寒、肠滑泄泻、脾虚无湿者不可过食或久食。

**3. 茯苓菊花粉（《美容营养学》）**

【组成】茯苓 1500g，白菊花 500g。

【制法与用法】将茯苓、白菊花捣细为末，贮瓶备用。每日晨起空腹一小勺，温水送服。

【功效】清热利湿，健脾益气。

【方解】茯苓味甘、淡，性平，归心、脾、肾经，有利水渗湿、健脾安神之功效，用于治疗寒热虚实各种水肿和脾虚诸症。《本草衍义》："行水之功多，益心脾。"菊花味辛、甘、苦，性微寒，归肺、肝经，具有疏散风热、清热解毒、平肝明目的功效。《本草便读》："平肝疏肺，清上焦之邪热，治目祛风，益阴滋肾。"茯苓菊花粉具有清热利湿、健脾益气之功效，适用于湿热内蕴，体倦乏力，食少纳呆，腹胀便溏等湿热内蕴之体。阴虚无湿热、气虚胃寒者慎食。

**4. 凉拌二瓜（《中医食疗学》）**

【组成】黄瓜、西瓜皮适量。

【制法与用法】将黄瓜、西瓜皮去翠衣洗净切好，加少许盐腌制 15 分钟，再加适量醋、油拌匀即可，佐餐食用。

【功效】清热利湿。

【方解】黄瓜性味甘、凉，归肺、脾、胃经，可清热利水解毒。西瓜皮性味甘、凉，归心、胃、膀胱经，具有清热解渴利尿之功效。凉拌二瓜适用于夏季暑热烦渴，脾胃湿热，腹胀、纳差、口干、小便黄赤量少者。

**5. 苦瓜炒双菇（《美容营养学》）**

【组成】苦瓜 100g，香菇、金针菇各 100g。

【制法与用法】将苦瓜洗净切丝，加油入锅，与香菇、金针菇同炒，起锅前加入调料即可。佐餐服食。

【功效】清热利湿。

【方解】香菇性味甘、平，归肝、胃经，具有扶正补虚、健脾开胃等功效，可"治湿热肿胀"。金针菇又名冬菇，性味甘、凉，可清热利湿祛浊脂，《本草纲目》中记载金针菇可"消食，利湿热"。苦瓜性味苦、寒，归心、脾、肺经，可清热解毒明目。苦瓜炒双菇，可清暑益气，止烦渴，适用于湿热质人群。

# 第七节　血瘀质饮食养生

扫一扫，看课件

## 一、概念及形成机制

**1. 概念**　血瘀质是由于体内推动和促进气血运行的因素减弱，血液运行速度迟缓而引起的一种体质状态。

**2. 形成机制**　血瘀质形成的主要因素有气滞、气虚、寒凝、热灼及外伤。由于情怀忧郁或恼怒愤懑，气机不畅，气滞血瘀；先天禀赋不足或后天耗伤气血，气虚无力推动至瘀；外感寒邪或阳虚生寒，血为寒凝，气血运行迟缓而瘀；阳盛血热或阴虚生热，血为热灼，炼而成瘀；跌仆闪挫，血气逆乱而致血瘀。血瘀的产生与心、肺、肝的关系密切。气滞可使血行受阻，气虚可使血行迟缓，痰浊阻络，寒热之邪搏结于血、外伤等均可形成血瘀，血瘀形成之后，又可阻于脉络，加重血瘀。

## 二、特征

**1. 总体特征**　以面色黧黑、肤色晦暗、舌质紫暗等血瘀表现为主要特征。

**2. 常见表现**　面色黧黑，肤色晦暗，肌肤甲错，瘀点瘀斑，唇舌色暗，舌边舌尖或瘀点或瘀斑，舌下络脉紫暗或增粗，脉细涩或弦涩。

**3. 形体特征**　胖瘦均见。

**4. 心理特征**　抑郁烦躁，怠惰消极，焦虑，健忘。

**5. 发病倾向**　易患痛证、血证、闭经、痛经、癥瘕等。

**6. 对外界环境适应性表现**　不耐寒邪，乏力神疲，情绪不稳，心焦气躁等。

## 三、食养原则

活血化瘀，行气化滞。血瘀质的主要病理基础是由于气血失调，血脉瘀滞不畅，引起脏腑、组织的血液循环与新陈代谢障碍。瘀者通之。首先选择活血理血食物为主，辅以理气、补气、温经、清热等食物，加工成粥、汤、膏、酒等品服食。血瘀的形成常与寒、热相关，施方应用要注意四季气候、环境及生活地区的差异，因人、因时、因地，方能奏效。

1. 气滞血瘀者，以理血活血食物为主，佐以理气行气食物，疏肝理气，行气化瘀。"气行则血行"，血行则瘀去。宜汤、茶、粥、菜等品，慎辛辣、厚味、油腻之品。

2. 气虚血瘀者，以理血活血食物为主，佐以补气温阳食物，益气化瘀。宜酒品、膏滋等，忌滑利、寒凉、伤气之品。

3. 寒凝血瘀者，以理血活血食物为主，佐以性温辛散食物，温经活血化瘀。宜粥、汤之品，禁寒凉、酸涩之品。

4. 热灼血瘀者，以理血活血食物为主，佐以性凉甘寒养阴食物，清热化瘀。宜粥、汤、膏滋等品，忌辛散、温热之品。

5. 外伤血瘀者，以理血活血食物为主，佐以化瘀活络止痛食物。宜酒、汤、膏滋等品。

## 四、推荐食材

黑木耳、油菜、蘑菇、香蕈、山楂、黑豆、玫瑰花、月季花、桃花、薤白、菱角、橘皮、厚朴、食醋、红糖、生姜、洋葱、白酒、黄酒、葡萄酒、益母草、丹参、红花、桃仁、赤芍、牡丹皮、川芎、当归、鸡内金、地龙、香榧、山慈菇、茄子、蚶肉等。

## 五、应用举例

**1. 坤草童鸡（《中医药膳学》）**

【组成】益母草15g，童子鸡500g，鲜月季花10瓣，冬菇15g，火腿5g，香菜叶2g，绍酒30g，白糖10g，精盐5g，香油3g。

【制法与用法】将益母草洗净，碗内加入绍酒、白糖，上屉蒸1小时，纱布过滤，留汁备用。童子鸡，砂锅内加水、绍酒、冬菇、火腿、葱、姜、精盐，小火熬烂，去掉葱、姜，加入益母草汁、味精、香油、香菜叶和鲜月季花瓣即成。佐餐服食。

【功效】活血化瘀，调经止痛。

【方解】益母草活血利水，化瘀调经，治血瘀诸症，配以活血调经之月季花，加强活血化瘀之力。草木枝叶，以童子鸡配伍，生精养血，兼养五脏，可补气血之虚，又可滋补益母草、月季花之不及。全方食材配合得当，活血祛瘀而无伤血之虑，是一道实用好用的祛瘀食养方。适用于血瘀质、瘀血各证、跌打瘀痛等。

**2. 山楂内金粥（《美容保健技术》）**

【组成】山楂片 15g，鸡内金 1 个，粳米 50g。

【制法与用法】山楂片文火炒至棕黄色，与粳米一起熬熟煮烂。鸡内金洗净烘干，研细末，倒入煮沸粥中，盛于碗中服食。

【功效】散气结，化瘀血。

【方解】山楂酸甘微温，入脾、胃、肝经，助脾健胃，助消化；又入血分，善化痰，散结，止痛，《医学衷中参西录》盛赞山楂"善入血分，为化瘀血之要药"。佐以粳米之甘，扶正气以行瘀血，为主食。鸡内金性味甘平，入脾、胃、膀胱经，消食磨积，健脾止泻。三品相合，化瘀血，散气结，适用于血瘀质者。

**3. 鲜藕炒木耳（《美容保健技术》）**

【组成】鲜藕片 250g，黑木耳 10g。

【制法与用法】鲜藕洗净切片，黑木耳温水浸软，少许调料，略炒即可。佐餐服食。

【功效】益气补虚，凉血散瘀。

【方解】藕味甘性凉，凉血止血，健脾开胃，养心和血，兼能化瘀，为主食。黑木耳甘平无毒，滋养益胃，活血润燥，为辅食。适用于气阴两虚，虚热致瘀的血瘀质人群服食。

**4. 山楂红糖汤（《中医饮食营养学》）**

【组成】山楂 10 枚，红糖适量。

【制法与用法】山楂洗净，去核打碎，入锅加清水适量，熬煮 20 分钟，调以红糖，趁热服食。

【功效】活血散瘀，散寒止痛。

【方解】山楂性味酸甘、微温，入脾、胃、肝经，散瘀血，消食积，利尿，止泻。《医学衷中参西录》："山楂，若以甘药佐之，化瘀血而不伤新血，开郁气而不伤正气，其性尤和平也。"红糖味甘性温，入脾、胃、肝经，补中缓肝，和血化瘀，调经，和胃降逆。《随息居饮食谱》："散寒活血，舒筋止痛。"二者合用，活血化瘀散寒，温经活络止痛，瘀血得除，冲任调畅。原方多用于产后恶露不尽，儿枕痛，适用于因寒而致的血瘀之体。

**5. 当归红花酒（《中医食疗学》）**

【组成】当归 20g，红花 50g，葡萄酒 500mL。

【制法与用法】当归切片，与红花一起放入葡萄酒中浸泡 10 天即可。每日饮用 1 次，每次 20mL。

【功效】活血祛瘀，通经止痛。

【方解】当归性味甘辛温，入心、肝、脾经，能补血和血，调经止痛。红花辛温，入心、肝经，能活血通经，祛瘀止痛。葡萄酒温经脉，祛瘀滞。三品相合，能活血化瘀，通经止痛，适用于寒凝血瘀之体。

# 第八节　气郁质饮食养生

扫一扫，看课件

## 一、概念及形成机制

**1. 概念**　由于长期情志不畅、气机郁滞而形成的以性格内向不稳定、忧郁脆弱、敏感多虑为主要特征的一种体质状态。

**2. 形成机制**　中医理论七情致病所说"怒伤肝、喜伤心、思伤脾、悲伤肺、恐伤肾"，其中"怒伤肝、思伤脾"最易形成气郁质。《黄帝内经》载"愁忧者，气闭塞而不行"。不同体质的人表现出不同的心理情志趋向，长期或突然剧烈的情志改变会对机体产生不一样的影响。大怒使气机上逆，过分思虑使气机郁结，过分悲忧使气机耗伤，过分恐惧使气机下陷，突然强烈的惊吓使气机混乱。一般情感上悲喜过度，怒思交结，以及不良的环境因素（人文环境、工作环境、家庭生活环境）等长期影响容易形成气郁质。

## 二、特征

**1. 形体特征**　形体瘦弱为多。

**2. 常见表现**　胸胁易于满闷，心烦，嗳气时作，情绪低沉，易紧张焦虑不安，易多愁善感，肋部、乳房胀痛，咽部有异物感，舌红、苔薄白，脉沉涩。

**3. 心理特征**　性格内向不稳定，敏感多虑。

**4. 发病倾向**　易患脏躁、梅核气、百合病及抑郁症等。

**5. 对外界环境适应能力**　对精神刺激适应能力较差；不适应阴雨天气。

## 三、食养原则

疏通气机，宜用行气、调肝、理脾之品。

1. 疏通气机以疏肝理气为主。肝主疏泄，调畅全身的气机，气郁质者饮食调养需以疏肝理气、解郁散结为要。气机不畅，易致脾胃运化失调，因此，疏通气机同时需辅以具有调理脾胃功能的食材；同时注意，行气之品有寒温之别，饮食需要识别食药之性。

2. 气郁者多兼湿郁、血瘀、火郁、痰郁、食滞，但以"气郁"为先导，可根据具体情况分别配以祛湿、活血、清热、化痰、消食等药食。

3. 适当进食甜品，可以提高情绪。忌食辛辣、咖啡、浓茶等。不建议饮酒。

## 四、推荐食材

香橼、橙子、柑皮、佛手、柑、荞麦、高粱米、刀豆、菠菜、白萝卜、韭菜、茴香菜、大蒜、陈皮（橘皮）、青皮、砂仁、木香、洋葱、丝瓜、包菜、香菜、玫瑰花、茉莉花、高良姜、丁香等。

## 五、应用举例

**1. 香橼露（《本草纲目拾遗》）**

【组成】香橼 500g。

【制法与用法】香橼加水浸泡 2 小时，入蒸馏器内蒸 2 次，收集芳香蒸馏液。每日 2 次，每次 30mL，温服。

【功效】疏肝理脾，和中化痰。

【方解】香橼味辛苦酸，性温，入肝、肺、脾经，能疏肝理气，宽中，化痰。《饮膳正要》载 "味酸甘，平，无毒""下气，开胸膈"。主要用于治疗肝胃气滞，胸胁胀痛，脘腹痞满，呕吐噫气，痰多咳嗽等。《本草拾遗》谓之 "去气，除心头痰水"。《本草通玄》载："理上焦之气，止呕逆，进食，健脾。" 本品四季均宜，尤其适合气滞兼有痰郁者。

**2. 橘皮粥（《饮食辨录》）**

【组成】橘皮 10～20g，粳米 30～60g。

【制法与用法】将干橘皮擦洗干净，研成细末；粳米淘洗干净，用冷水浸泡半小时，捞出，沥干水分。取锅放入冷水、粳米，先用旺火煮沸，然后改用小火熬煮，至粥将成时，加入橘皮末和白糖，再略煮片刻，即可盛起食用。空腹食用，每日 2 次。

【功效】顺气，健胃，化痰，止咳。

【方解】橘皮即陈皮，《本草择要纲目》记载，其性味 "苦辛温无毒，又气薄味浓，阳中之阴也，可升可降。橘皮苦能泻能燥，辛能散能温，能补能和，化痰治嗽，顺气理中，调脾快膈，通五淋，疗酒病。其功当在诸药之上，皆是取其理气燥湿之功"。橘皮为脾肺二经气分之药。粳米味甘淡，性平和，能益脾胃。本品顺气，健胃，化痰，止咳。适于脾胃气滞，脘腹胀满，消化不良，食欲不振，恶心呕吐，咳嗽多痰，胸膈满闷之人。阴虚燥咳、干咳无痰者不宜选用，吐血者忌服。

**3. 橘朴茶（《江西中医药》）**

【组成】橘络 3g，厚朴花 3g，红茶 3g，党参 6g。

【制法与用法】上四味共制粗末，放入茶杯中，沸水冲泡即可。代茶频饮，每日 1 剂。

【功效】疏肝理气，解郁化痰。

【方解】方中橘络味淡微苦，性平微温，具有理气、化痰、通络之功效。厚朴辛苦温，入脾、胃、肺经，既可温中行气降逆，又能健脾燥湿化痰。红茶温中暖胃，散寒除湿。党参健脾益胃，取 "见肝之病，知肝传脾，当先实脾" 之义。上方组方合理、严谨，为治疗气滞湿痰所致梅核气的佳品。

**4. 丁香梨（《中医营养治疗学》）**

【组成】大雪梨 1 个（约 100g），公丁香 15 粒，冰糖 20g。

【制法与用法】梨去皮，用竹签均匀扎 15 孔，每孔内放入 1 粒丁香，再把梨放入合适的容器内，封严容器口，蒸 30 分钟，冰糖加少许水溶化，熬成糖汁，取出梨，抠去丁香，浇上冰糖汁即成。每日服食 1 次。

【功效】理气化痰，益胃降逆。

【方解】梨肉性寒，能化痰生津、消食散痞，煨用又善益胃滋阴；丁香性温，行气和胃，降逆上呕。药食同蒸，梨之寒性大减，共奏理气化痰、益胃降逆之功。《仙拈集》称此方治"噎膈，反胃"，可用于气郁质见咽喉异物，呃逆或反胃，呕吐，口干，舌红少苔，脉细数等。本品适用于夏秋之季，气郁质兼有燥热伤阴，肺胃气逆者。

**5. 柚皮醪糟（《重庆草药》）**

【组成】柚子皮（去白）、木香、川芎各等份，醪糟、红糖各适量。

【制法与用法】前三味制成细末，每煮红糖醪糟一小碗，兑入药末 3～6g，趁热食用，每日 2 次。

【功效】疏肝理气，和胃宁神。

【方解】柚子皮辛苦性温，能宽中理气，消食化痰，温中止痛。木香行气止痛，温中和胃。川芎行气散郁止痛。醪糟、红糖既温经散寒和血，又健脾宜胃和中。全方合用，共奏疏肝理气解郁，温中行气止痛之效，适用于肝郁气滞，肝胃不和，症见精神抑郁、烦躁，脘胁胀闷疼痛，嗳气呃逆，不思饮食者。

# 第九节　特禀质饮食养生

扫一扫，看课件

## 一、概念及形成机制

**1. 概念**　特禀质与现代医学"过敏质"相类似，是指由于先天禀赋不足和遗传等因素造成的一种特殊体质状态。包括先天性、遗传性的生理缺陷与疾病，过敏反应等。

**2. 形成机制**　先天禀赋不足、后天调养不当，或环境因素、药物因素等所致。

## 二、特征

**1. 总体特征**　先天失常，以生理缺陷、过敏反应等为主要特征。

**2. 常见表现**　过敏质者常见哮喘、风团、咽痒、鼻塞、喷嚏等；患遗传性疾病者有垂直遗传、先天性、家族性特征；患胎传性疾病者具有母体影响胎儿个体生长发育及相关疾病特征。

**3. 形体特征**　过敏质者一般无特殊；先天禀赋异常者或有畸形，或有生理缺陷。

**4. 心理特征**　随禀质不同情况各异。

**5. 发病倾向**　过敏质者易患哮喘、荨麻疹、花粉症及药物过敏等；遗传疾病如血友病、先天愚型等；胎传疾病如五迟（立迟、行迟、发迟、齿迟和语迟）、五软（头软、项软、手足软、肌肉软、口软）、解颅、胎惊、胎痫等。

**6. 对外界环境适应性表现**　适应能力差，如过敏质者对易致敏季节适应能力差，易引发宿疾。

## 三、食养原则

益气固表，温补肺脾肾。避免食用各种致敏食物，减少发作机会。特禀质者应根据自身过敏源制定不同的保健食谱。通过补益肺气，可以益气固表、预防外邪的侵袭；健脾益气，可以增强脾胃功能，防止痰浊内生；补肾益气，可以固本扶正，提高免疫力。饮食调养要因时因人因地，并结合过敏源。选用性质平和、清淡、温补类食物及补养肺气的食材，可减少过敏的发生。

1.避免吃容易诱发过敏的食物。海鲜类，如虾、蟹、贝类及不新鲜的鱼；含食品添加剂的食物；蔬菜豆类，如香菇、芹菜、竹笋、芒果、花生、豌豆、荞麦等；核果类，如核桃、腰果、杏仁等；含咖啡因类，如巧克力、咖啡、可乐、茶等；含酒精的饮料或菜肴；其他如蛋、牛奶等。

2.不宜多食生冷苦寒、辛辣燥热等寒热偏性明显的食物。

3.少食肥甘厚腻的食物。

## 四、推荐食材

冬虫夏草、蛤蚧、黄芪、山药、人参、党参、灵芝、白扁豆、当归、芡实、龙眼肉、茯苓、白术、薏苡仁、白芍、莲子、白果、桑葚、补骨脂、菟丝子、苏子、五味子、熟地黄、蜂蜜、大枣、生姜等。

## 五、应用举例

**1.虫草蒸老鸭**（《本草纲目拾遗》）

【组成】冬虫夏草5枚，老雄鸭一只，黄酒、生姜、葱白、食盐适量。

【制法与用法】老鸭去毛及内脏，洗净入开水锅略烫捞出，鸭头顺颈劈开，放入冬虫夏草，用线扎好，放入大钵中。加黄酒、生姜、葱白、食盐、清水，隔水蒸约2小时即成。佐餐食用。

【功效】补虚益精，滋阴助阳。

【方解】本方为调补虚弱劳损常用方。冬虫夏草味甘性平，入肺、肾经，助肾阳、益精血，补肺益肾，止血化痰。老鸭味甘、咸，性平，入脾、胃、肺、肾经，滋阴补虚，养胃健脾，利水消肿。二者合用，一助阳，一滋阴，阴阳双补，补虚益精，是先天不足、虚弱劳损者食补之佳肴。

**2.八宝饭**（《中医药膳学》）

【组成】芡实、山药、莲子、茯苓、党参、白术、薏苡仁、白扁豆各6g，糯米150g，冰糖适量。

【制法与用法】先将党参、白术、茯苓煎煮取汁；糯米淘洗干净，将芡实、山药、莲子、薏苡仁、白扁豆打成粗末，与糯米混合；加入党参、白术、茯苓煎液和冰糖上笼蒸熟。亦可直接加水煮熟，当主食食用。

【功效】益气健脾，养生延年。

【方解】本方主要功能为益气健脾。脾后天得健，生化有源，气血自能充盈，而得长生。本方针对脾虚体弱之人，其中所用药食均为平补脾胃之物。党参、白术、茯苓，为益气健脾名方"四君子汤"的基本组成，能调补脾胃，山药平补三焦，芡实、莲子健脾涩精，白扁豆、薏苡仁健脾渗湿，糯米润养脾阴，诸药制成饭食，共成补脾益气之方。食之日久，可望脾胃健运，气血生化有源，形神得养，正气存内，邪不可干。

### 3. 蛤蚧粥（《中医药膳学》）

【组成】成年蛤蚧 1 只，党参 30g，糯米 50g，米酒、蜂蜜适量。

【制法与用法】蛤蚧涂上米酒和蜂蜜，置瓦片上炙熟；党参洗净，炙干，与蛤蚧共研末，再加适量蜂蜜调匀成饼；煮糯米稀粥八成熟，加入蛤蚧党参饼搅化，继续煮至粥熟即可食用。每日早、晚温服。

【功效】补益肺肾，纳气定喘。

【方解】本方功效为补益肺肾，健脾益胃，纳气定喘，作为特禀体质及肺肾气虚引起的过敏性哮喘辅助治疗之用。方中蛤蚧性平，味咸，入肺、肾经，能峻补肺肾之气而纳气平喘，为治虚喘劳嗽之要药。《海药本草》载其"疗折伤，主肺痿上气，咯血，咳嗽"。《本草纲目》言其"补肺气，益精血，定喘止嗽，疗肺痈，消渴，助阳道"。党参味甘，性平，入脾、肺经，有补中益气、养血生津之功，又能"治肺虚，能益肺气"（《本草纲目拾遗》）。与糯米合用，可健脾胃以补中土，益肾气以司摄纳，补肺气以助肃降，共使咳止喘平。

### 4. 芪蒸鹌鹑（《中医药膳学》）

【组成】鹌鹑 2 只，黄芪、生姜、葱各 10g，清汤 100mL，胡椒粉、食盐各适量。

【制法与用法】将鹌鹑去毛、内脏和爪后，洗净，入沸水中余 1 分钟捞出待用。黄芪切薄片，和生姜片、葱一起装入鹌鹑腹内，放入蒸碗，注入清汤，用湿棉纸封口，上笼蒸约 30 分钟，出笼揭去棉纸，出原汁，加食盐、胡椒粉等调好味，再将鹌鹑扣入碗内，灌入原汁即成。饮汤，食肉，隔日 1 次。

【功效】益气健脾。

【方解】本方以鹌鹑为主料，味甘、性平，有补中益气、清利湿热的作用，《本草纲目》载"肉能补五脏，益中续气，实筋骨，耐寒暑，消结热"，"肉和小豆、生姜煮食，止泻痢、酥煮食，令人下焦肥"。临床可用于调治身体虚弱、神经衰弱、消化不良、咳嗽哮喘等，其食用价值被视为"动物人参"。黄芪健脾益气，利水消肿，敛汗固脱。两者并用，增强健脾益气、增力耐劳的作用。

### 5. 苏子煎饼（《养老奉亲书》）

【组成】苏子 30g，白面 150g，生姜汁 30mL，食盐适量。

【制法与用法】将洗净的苏子捣如泥，与白面、生姜汁相合，加水、食盐适量，调匀，油锅内烙成煎饼。每日 1 次，空腹食之。

【功效】化痰宣肺止咳。

【方解】方中苏子味辛，性温，入肺、大肠经，能降气止咳、化痰平喘，《本草汇言》："苏子，散气甚捷，最能清利上下诸气，定喘痰有功。"白面味甘，入心、脾、肾经，可养心、益肾、除热、止渴。生姜味辛，性微温，入肺、脾、胃经，能解表散寒、温中止呕、化痰止咳。三者并用，增强化痰、宣肺、止咳的功效。

# 第九章　不同人群饮食养生

## 第一节　育龄妇女（孕前调理）饮食养生

扫一扫，看课件

### 一、概述

育龄妇女即处于生育时期的妇女。生育期又称性成熟期，理论上指从月经初潮后第一次排卵到绝经期，联合国的人口统计把育龄妇女规定为 15～49 岁，其中 20～29 岁属于生育旺盛期。现代女性由于生活环境变化及社会压力增大，导致内分泌紊乱、生育能力降低，且随着我国二胎政策的开放，高龄孕产妇比重也有所增加，随着年龄增长，受孕难度也逐渐增大。因此，进行孕前调理饮食养生，即在准备怀孕前根据女性生理机能特点，确定相应的饮食养生方案，不但能增加受孕机会，还可以增强宝宝体质。

### 二、育龄妇女生理特点

**1. 精气血与女性生理**　气血是人体一切生命活动的物质基础，为女性生理功能（经、孕、产、乳）提供物质基础。女子以血为主，以血为用：月经的主要成分是血，血海充盈，由满而溢，则月事以时下；怀孕以后，赖血聚以养胎；分娩时，血气充足，则生产顺利，分娩过程中不免要耗血，产后则血下为产露；哺乳期则血上化为乳汁。血与气紧密联系：气为血之帅，血为气之母；气行则血行，气滞则血滞；血旺则气足。精与血互生：阴精与血气亦有密切的关系，精生血，血化精。先天之精是人体生长发育之本，气血生化之源。而阴精也有赖于血气的不断充养，才能保持充盈的状态。故精气血和调，则经、孕、产、乳功能才可正常。

**2. 脏腑与女性生理**　精、气、血均来源于脏腑。其中与女性生理关系比较密切者，乃肾、肝、脾三脏。肾为先天之本，肾气盛，天癸至，任脉通，太冲脉盛，月经才会按期来潮。肾藏精，男女两精相搏，合而成形，胎孕乃成。胞脉系于肾，肾气充盛，才能维系胎元，否则就有陨堕之虞。故肾之精气盛衰与月经、妊娠都有密切关系。脾为后天之本，有生化气血的作用。血气和调，则月事如常。脾还有统血的功能，使经血适时而止，不致过多而无制。肝藏血，主疏泄，有调节气血和疏泄气机的作用。肝肾协调，则子宫藏泻有期，月经有规律来潮。此外，心、肺与气血的调节也有重要关系。

**3. 经络与女性生理**　女性生理与经络中的冲脉、任脉关系最为密切。冲为血海，任主胞胎，冲任二脉的盛衰与月经和妊娠都有密切关系。冲任受损，是导致月经病和妊娠病的主要病机之一。

**4.女子胞的藏泻功能**　女子的生殖脏器主要是子宫，即女子胞。女子胞属于"奇恒之腑"，功能类于脏而形态类于腑，既藏又泻，且定期藏泻，受到脏腑中肾、肝、脾的调节，冲任二脉又把精气血输注于子宫，使其完成月经与孕育的功能。

### 三、育龄妇女食养原则与方法

**1.均衡营养**　育龄妇女需要经历经、带、胎、产的过程，对气、血、精的损耗较大，需要全面充分的营养素供给，应多吃富含蛋白质、脂肪、碳水化合物、维生素、矿物质的食物，保证钙、磷、铁及各种维生素的摄入。《素问·脏气法时论》中就指出"五谷为养，五果为助，五畜为益，五菜为充，气味合而服之，以补精益气"，《素问·五常政大论》也说"谷、肉、果、菜，食养尽之"，其对育龄妇女饮食方面有指导意义。其中，以谷类为主食，以肉类为副食，以蔬菜来充实，以水果为辅助。根据需要，兼而取之。这样调配饮食，才会供给人体需求的大部分营养，有益于人体健康。

**2.饮食有节**　脾胃为后天之本，气血生化之源，饮食有节，就是饮食要有节制。这里所说的节制包含两层意思，一是指进食的量，一是指进食的时间，即进食要定量、定时。《吕氏春秋》说"食能以时，身必无灾，凡食之道，无饥无饱，是之谓五脏之葆"。暴饮暴食损伤脾胃，也是造成女性生理疾病的重要原因。要养成饮食定时定量的良好习惯，尤其晚餐不宜过饱，宵夜也属于不良的饮食习惯，要尽量避免。

**3.慎生冷油腻**　过食肥甘厚味，非但不能化生气血津液以养四肢、充血海，久之易劳伤脾胃，反生痰涎湿浊，阻碍于胞脉胞络之间，使得血海不通，两精不能相搏而致不孕。饮食生冷，易损伤阳气，久则易致胞冷不孕。

**4.忌烟酒**　烟和酒有碍女性生殖健康。

### 四、应用举例

（一）补肾益精

**1.推荐食材**　海参、冬虫夏草、乌骨鸡、淡菜、乌贼、鲍鱼、枸杞子、鱼鳔等。

**2.推荐食养方**

（1）*海参羊肉汤（《随息居饮食谱》）*

【组成】海参30g，羊肉150g，精盐、味精各适量。

【制法与用法】用温水将海参泡软后，剪开参体，去内脏，洗净，再用开水煮10分钟左右，取出后连同水倒入碗内，泡2～3小时。将羊肉洗净，去血水，切成小块，加水适量，小火炖煮，煮至将熟，将海参切成小块放入同煮，再煮沸15分钟左右，加入生姜末、葱段、胡椒末及精盐即可。温食参肉，饮汤。

【功效】补肾填精。

【适宜人群】孕前调理肾精不足者。

【方解】方中海参味甘咸，补肾水，益精髓，摄小便，壮阳疗痿，其性温补，足抵人参。羊肉甘温，入脾胃经，补体虚，祛寒冷，益精血，益肾气，补形衰，助元阳。二者相伍补肾填精，用于肾精不足导致的阳痿精衰、形瘦怕冷、夜尿频多等。

（2）枸杞炖乌鸡（验方）

【组成】乌鸡一只，枸杞20g，火腿50g，葱段、姜片、绍酒、盐、胡椒粉各适量。

【制法与用法】把乌鸡膛内杂质掏净，里外冲洗干净，放入开水锅中焯一下，洗净血沫；枸杞洗净待用。砂锅中置清水，将乌鸡、枸杞、火腿、葱段、姜片、绍酒、胡椒粉放入锅中，烧开后改用小火炖。待乌鸡肉炖烂后，酌情加入盐，调汤的咸淡即可食用，食肉饮汤。

【功效】养肝滋肾，补虚益精。

【适宜人群】孕前调理肝肾不足者。

【方解】方中枸杞养肝、滋肾、润肺，乌鸡性平、味甘，具有滋阴养血、补肝益肾健脾功效。二者合用，补益肾精，同时补益脾肺之气。用于孕前肾精不足导致的腰酸疲劳、畏寒肢冷等。

（二）疏肝解郁

**1. 推荐食材** 陈皮、砂仁、玫瑰花、白梅花、茉莉花、麦芽、薄荷等。

**2. 推荐食养方**

（1）玫瑰猪蹄（验方）

【组成】玫瑰花15g，山楂30g，猪蹄1只，黄酒30g，生姜、红糖、食盐各适量。

【制法与用法】先将猪蹄洗净，切成6～7块，然后将诸味同入锅，加清水1000mL，用小火煮2小时，去药渣，加食盐再煮5分钟，加糖调味收汁即可取食。

【功效】疏肝解郁，活血消食。

【适宜人群】情志抑郁、胸胁或少腹胀满窜痛的肝气郁结者。

【方解】猪蹄可补气血，润肌肤，通乳汁，托疮毒；玫瑰花可理气解郁，和血散瘀；山楂可消食健胃，行气散瘀，化浊降脂；黄酒可行经络而通痹塞，温血脉而散凝瘀。全方共奏疏肝解郁，活血消食之功。用于情志抑郁，胸胁或少腹胀满窜痛，善太息，或见咽部异物感，或颈部瘿瘤，或胁下肿块；伴有乳房胀痛，月经不调，痛经等。

（2）陈皮粥（《圣济总录》）

【组成】陈皮10g（鲜者加倍），大米100g。

【制法与用法】将陈皮择净，切丝，水煎取汁，加大米煮为稀粥服食；或将陈皮研末，每次取3～5g，调入已沸的稀粥中，同煮为粥服食。

【功效】理气健脾，燥湿化痰。

【适宜人群】脾虚气滞者。

【方解】方中陈皮理气健脾，燥湿化痰，配伍大米煮粥，健脾和胃，二者合用，健脾益气消滞。用于脾虚气滞导致的腹胀痛、食少、疲乏等。

（三）补血养肝

**1. 推荐食材** 乌贼、阿胶、海参、枸杞子、猪肝、大枣、黑木耳、驴肉、黑芝麻等。

**2. 推荐食养方**

（1）猪肝大枣汤（验方）

【组成】猪肝250g，大枣30g，葱、味精、精盐各适量。

【制法与用法】将猪肝、大枣分别洗净后，猪肝、姜切片，葱切花备用。大枣放入锅内，并加适量清水，用火烧开。待大枣煮烂时，下入猪肝、姜片，猪肝煮熟后放入葱花、味精、精盐即可食用，食猪肝、大枣，喝汤。

【功效】补血养肝。

【适宜人群】肝血不足者。

【方解】方中猪肝味甘、苦，性温，能补肝明目、养血；大枣味甘，性温，能健脾养胃，补气益血。二者合用，补血养肝，健脾益气。用于肝血不足之头晕目眩，失眠多梦，面白无华，两目干涩，视物模糊，爪甲不荣，肢麻震颤、拘挛，妇女月经量少、色淡，甚至经闭，舌淡苔薄，脉细弱等。

（2）冰糖蛤蟆油（《中国药膳学》）

【组成】蛤蟆油9g，冰糖适量。

【制法与用法】蛤蟆油用水泡开，由暗黑色变纯白色并增大，换水加冰糖调服。

【功效】补肾益精，化精添髓。

【适宜人群】肾虚精亏者。

【方解】方中蛤蟆油味甘咸，性平，可补肾益精，化精添髓。

（四）补脾益气

**1. 推荐食材**　人参、山药、茯苓、大枣、莲子、牛肉、鸡肉、粳米、薏苡仁等。

**2. 推荐食养方**

（1）人参莲肉汤（《经验良方全集》）

【组成】白人参10g，莲实（去皮、心）10枚，冰糖30g。

【制法与用法】将莲肉和人参放入小碗内，加水适量泡发，放入蒸锅内隔水蒸炖1小时，冰糖调味即可。喝汤，吃莲肉。将剩余人参于次日再加入莲子，如法蒸炖、服用。人参可连续用3次，最后一并吃掉。每日1剂。

【功效】益气健脾，养心安神。

【适宜人群】心脾两虚者。

【方解】人参具有大补元气、补脾益肺、安神益智、生津止渴的作用，《药性论》载："主五脏气不足，五劳七伤，虚损瘦弱。"莲子肉味甘、涩，性平，具有补脾止泻、益肾固精、补养心神的作用，《本草纲目》载："交心肾，厚肠胃，固精气，强筋骨，补虚损。"冰糖补中益气兼调味。以上诸味配伍，甘甜清香，补而不滞，共奏补气益脾、养心固肾之效。用于孕前心脾两虚导致的夜寐多梦、心悸失眠等。

【注意事项】脾虚气滞或湿阻、食积所致的胸闷腹胀、食欲不振、舌苔厚腻者不宜食用；忌用铁器，忌食萝卜和茶；大便干结者不宜食用。糖尿病患者及糖耐量异常患者用木糖醇代糖。

（2）莲米苡仁排骨（《良药佳馐——食疗新编》）

【组成】莲米30g，苡仁50g，排骨2500g，冰糖500g，调料适量。

【制法与用法】莲米浸后去皮、心，与苡仁同炒香捣碎，水煎取汁。排骨洗净，放入水中，加拍破的生姜、蒜、花椒，煮至七成熟时，去泡沫，捞出晾凉。将汤倒另一锅内，加冰糖、盐，在文火上煮浓汁，倾入排骨，烹黄酒，翻炒后淋上麻油。佐餐服食。

【功效】健脾止泻。

【适宜人群】脾虚湿盛作泻者。

【方解】方中莲米可健脾止泻，益肾涩精。薏苡仁能健脾渗湿，清热止泻。二者合用，具有健脾止泻的功效。用于脾虚湿盛导致的泄泻、水肿等。

# 第二节　男性（育前保健）饮食养生

扫一扫，看课件

## 一、概述

男性生育必须以生殖器官发育成熟为根本条件。生育的最佳年龄也就是生殖能力最旺盛的时期，当从生理学角度来考虑，在这一时期，生殖能力最旺盛，精子质量最高，为生育体质强、智力高的后代打下良好的基础。一般而言，男性从15岁左右睾丸开始发育成熟，即可有精子产生而初具生育能力，当睾丸功能完全停止时，生育能力中止。男性的育前保健极为重要，养生保精为其中关键一环，良好的精子质量是生育健康、敏慧后代的前提。

## 二、男性生理特点

**1.男子以肾为本**　中医学对男性生理特点的认识是通过"肾主生殖"等有关理论来阐述的。中医学认为肾藏精、主生殖，在男性生长发育和生殖生理方面起着重要作用，肾的功能正常决定了男性生理功能的正常发挥，而肾功能的正常必赖于其他脏腑功能的正常与协调。男子生殖系统的发育及精子活力等都与肾气密切相关，而肾气之盛衰又与天癸的至与竭有直接关系。肾气虚可导致天癸迟至或天癸早竭，天癸迟至则性机能不得成熟，天癸早竭则性机能过早衰退。男子到了16岁前后的青春期，肾气始盛，天癸充盈，发育迅速，尤其是性器官和性征的发育最为明显，性机能和生殖能力趋于成熟，并开始出现排精现象，初步具备了生育能力。24～30岁是男性发育的鼎盛时期，此时肾气充实，天癸充足，为最佳的生育年龄，故《周易》谓"男子三十而娶"。当年龄增大，肾气渐衰，天癸渐竭，性机能和生殖能力逐渐衰退，性能力明显下降，一般不再有生育能力。个别善于养生、先天禀赋充足者或许有生育可能。

《黄帝内经》对男性的这一生理特点亦有高度的概括，如《素问·上古天真论》记载"丈夫八岁，肾气实，发长齿更；二八肾气盛，天癸至，精气溢泻，阴阳和，故能有子……八八则齿发去。肾者主水，受五脏六腑之精而藏之，故五脏盛，乃能泻。今五脏皆衰，筋骨解堕，天癸尽矣，故发鬓白，身体重，行步不正，而无子耳。"以八岁为一个年龄周期记述了男性在生长、发育、生殖机能成熟和衰退的生理变化过程中的特点，突出了肾气、天癸、精三者在人体生理活动和生殖功能方面的重要作用。

**2.男子以精为主**　生殖之精的生成与排泄是男性特有的生理特点之一。生殖之精的生成以脏腑、经络、气血的功能正常及其协调作用为基础，以肾气的强弱和天癸的至竭为决定性因素，即生殖之精生成的多少直接受肾气、天癸的影响。心主调神，肾主藏精，肝主疏泄，脾主统摄，肺朝百脉，诸脏功能正常并协同作用，共同维持着排精功能的正常进行。肾主宰着人体的生长、发育、衰老过程和生殖活动，男子一生的自然盛衰现象正是肾气自然盛衰的外在表现。中医学精辟地揭示男子性能力和生殖能力的基础是肾气、天癸和生殖之精三大物质。三大物质之间既相互区别，又紧密联系。天癸来源于先天之精气，靠后天水谷滋养；肾气的充实促

NOTE

使天癸充盛，随着天癸的充实，精室产生成熟精子而精液溢泄。三者之中，天癸是促进男性性能力和生殖能力旺盛的关键物质，性能力和生殖能力的强弱随着天癸的盛衰而发生变化。因此，男性的生理特点以肾主生殖为中心，以肾气、天癸、精三大物质为基础，以"肾气－天癸－精"为主轴。

**3. 男性为阳刚之质**　《素问·寿夭刚柔》曰："人之生也，有刚有柔，有弱有强，有短有长，有阴有阳。"中医学认为，男性禀赋了自然界的阳气，女性则禀赋了自然界的阴气，故男为阳，女为阴。因此，在生理情况下，男性处于一种相对阳强阴弱的阴阳动态平衡状态之中，呈现出一派"阳刚之气"，从而决定了具有彪悍勇敢、争强好胜、喜动恶静的性格特征。

## 三、男性食养原则与方法

**1. 调节脾胃**　饮食调理能否达到治疗疾病、补养身体的目的，很大程度上取决于患者脾胃功能的强弱。因为无论食养或药疗，皆经过脾胃运化而发挥其作用，因此，调理饮食必须注重脾胃运化功能。若脾胃功能旺盛时，可以根据疾病的需要，配合饮食营养，增加血肉有情之品以补养之。湿热壅遏中下焦或大病初愈，脾胃功能未复，此时若以厚味补之，实者阻碍中土，邪毒不化，易生变证；虚者精微难化，有损脾胃，其病难复，俗称"虚不受补"。此时只能先予清淡、易于消化的饮食，配合用药，调理脾胃，诱发食欲，待脾胃功能恢复后，再根据病情的需要适当增加饮食营养，为治疗及康复创造条件。因此，调节脾胃是饮食护理的关键。

**2. 加强营养**　男性生育的关键是要有足够发育成熟的精子，加强营养，提高身体素质有利于精子的发育和成熟。而加强营养多从饮食入手，若择食、偏食，或久病消化吸收功能障碍，可导致一些与精子发育关系极为密切的营养物质如维生素 A、维生素 E 及微量元素锌等的缺乏，从而影响精子的质量。动物肝脏、植物油、胡萝卜、西红柿、南瓜、扁豆、大枣等均含有丰富的维生素和微量元素，其中锌和镁等对提高精子质量有利，因此也可以适当进食。

**3. 饮食有节**　是指饮食有所节制，要定时、定量。按时有规律的饮食对于疾病的康复是十分重要的，它可以保证脾胃和肠道的消化、吸收功能，有节奏地规律活动，使消化器官有张有弛，有劳有逸。倘若不分时间，随意进食，必然会破坏正常的消化规律，影响脾胃，有损健康和加重病情。再者，饮食以适度为宜，过饥过饱都有害于身体。饮食不足，过饥则身体营养无源，"半日不食则少气"，暴饮暴食则损伤脾胃，"饮食自倍，脾胃乃伤"。所以，饮食并非多多益善，合理节制饮食乃是保证健康的重要法则。

**4. 饮食宜忌**　男性饮食必须注意体质属阳的特点，阴阳之中，侧重补养阳气，防止损伤阳气。在饮食的选择上，注意少食肥腻厚味，多食禽类食品。由于男子属阳，基础代谢率高，所需的热量较多。因此，男性应多食偏于温热之食物，以壮其阳气，补充热量，切忌贪食寒凉食物。在酸苦甘辛咸五味之中，辛甘食物多能助阳益气，男子宜适当多食。尤其辛味食物多能通助阳气，通畅精窍，增强性功能。

**5. 戒除烟酒**　吸烟能降低血中睾酮水平，使阴茎动脉发生动脉粥样变化，从而引起男性性功能障碍。香烟中还含有许多能损害精子的有害物质，受损害的精子受精，则会造成胎儿畸形，因此，吸烟可直接影响后代的健康与发育。男性嗜酒不仅会导致性功能障碍，而且因酒精能使睾丸萎缩和体内睾酮水平降低，从而影响精子的生成，导致不育。同时，酒精对生殖细胞的正常发育有毒害作用，大量饮酒会直接损伤精子，受毒害的精子若与卵子结合，则可致受精卵发育不健康或产生畸胎。中医对饮酒会影响精子质量从而降低后代素质这一问题也有所认识，《景岳全书·妇人规》说："酒性淫热，非惟乱性，亦且乱精。精为酒乱，则湿热其半，真精其半耳。精不充实，则胎元不固，精多湿热，则他日痘疹、惊风、脾败之类，率已受造于此矣。故凡欲择期布种者，必宜先有所慎，与其多饮，不如少饮；与其少饮，犹不如不饮，此亦胎元之一大机也。"

## 四、应用举例

### （一）温阳补肾

**1. 推荐食材**　韭菜、核桃仁、肉桂、枸杞、洋葱、羊肾、肉苁蓉、五味子等。

**2. 推荐食养方**

（1）苁蓉强身粥（《药性论》）

【组成】肉苁蓉 30g，精羊肉 100g，大米 100g。葱、姜、盐少许。

【制法与用法】将肉苁蓉煮熟后切成薄片，将羊肉细切，诸味相和煮粥。空腹食。

【功效】益肾壮阳。

【适宜人群】肾阳不足者。

【方解】方中肉苁蓉入肾，可补肾阳，益精血。羊肉能补肾壮阳，益气养血。二者相合，用于肾阳亏虚导致的阳痿早泄、腰膝冷痛等。

【注意事项】阴虚火旺者忌服。

（2）脂桃膏（《寿世传真》）

【组成】补骨脂 300g，胡桃仁 600g，蜂蜜适量，黄酒 1 瓶。

【制法与用法】补骨脂用黄酒泡 1 日后，取出研细末，胡桃仁用温水泡后去皮捣如泥；蜂蜜入锅煎一二滚，将 3 味搅拌均匀。每于饭前空腹用酒调服 1 匙，不饮酒者则用温开水调服。

【功效】温肾固精。

【适宜人群】肾虚不固者。

【方解】方中补骨脂可温肾助阳，温脾止泻。胡桃仁能补肾涩精。二者合用，具有温肾固精之功，用于肾虚不固导致的肾虚冷泄、遗尿滑精、小便频数等。

【注意事项】阴虚火旺者忌服。

### （二）补脾益气

**1. 推荐食材**　党参、黄芪、老鸭、鳝鱼、当归、山药、枸杞、龙眼肉、莲子、红枣等。

**2. 推荐食养方**

（1）参芪鸭条（《中国药膳》）

【组成】老鸭 1 只，陈皮 10g，党参 15g，黄芪 15g，精猪肉 100g，调料适量。

【制法与用法】鸭洗净，皮上抹一层酱油，炸至皮金黄色时捞出，沥去油，用温水洗去油腻，放砂锅内（锅底垫上瓷碟）。猪肉切块，放沸水中汆一下，捞出放砂锅内，放入鸭子，加黄酒、姜、葱、参、芪、陈皮、盐、味精、酱油及清水适量，武火煮沸后，转用文火炖煮至鸭熟烂，取出，倒出原汤。将鸭拆去大骨，切成手指条块，整齐地放入大碗内，倒入原汤。食肉饮汤。

**NOTE**

【功效】补益脾胃。

【适宜人群】脾胃虚弱者。

【方解】方中陈皮可理气健脾，燥湿化痰。党参能补中益气，健脾和胃。黄芪益气固表，健脾开胃。三药合用，具有补益脾胃的功效。用于脾胃虚弱导致的体倦乏力、食少便溏、面色萎黄、表虚自汗、气虚水肿等。

（2）归参鳝鱼（《本经逢原》）

【组成】鳝鱼 500g，当归、党参各 15g，调料适量。

【制法与用法】鳝鱼去头、骨、内脏，洗净切丝；当归、党参入纱布袋，扎口；二者同放锅内，加清水适量，武火烧沸，去浮沫，加黄酒，转文火煮熬 1 小时，去药袋，加盐、味精。食鱼饮汤。

【功效】补益气血。

【适宜人群】气血不足者。

【方解】方中当归可补血活血，润肠通便；配伍党参益气健脾。二者合用具有补益气血、健脾养胃的功效。用于气血不足导致的面色少华、肢倦乏力等。

【注意事项】湿阻中满者慎服。

### （三）滋阴潜阳

**1. 推荐食材**　甲鱼、枸杞子、猪脊髓、蛤蟆油等。

**2. 推荐食养方**

（1）二冬甲鱼汤（验方）

【组成】甲鱼 1 只，天冬、麦冬各 15g，枸杞子 5g，百合 10g，火腿 50g，调料适量。

【制法与用法】将甲鱼去头及内脏、爪、尾，洗净入锅，加水煮沸后用文火煮 20 分钟取出，剔去上壳和腹甲，切成小块，与诸药同放锅内，加清汤、火腿及绍酒、葱、姜，炖煮至甲鱼烂熟。饮汤食肉。

【功效】养阴生津，清热除烦。

【适宜人群】阴虚火旺者。

【方解】方中甲鱼味咸，性微寒，可滋阴潜阳，退热除蒸。天冬味甘苦，性寒，养阴润燥，清肺生津。麦冬养阴生津，润肺清心。枸杞子味甘，性平，能滋补肝肾。百合味甘，性寒，能养阴润肺，清心安神。诸药合用，具有养阴生津、清热除烦的功效。用于阴虚火旺导致的心烦惊悸、失眠多梦、潮热盗汗、内热消渴等。

【注意事项】阳虚便溏者忌服。

（2）甲鱼猪髓汤（《良药佳馔——食疗新编》）

【组成】甲鱼 1 只，猪脊髓 200g，调料适量。

【制法与用法】猪脊髓洗净后放碗内；甲鱼用开水烫死后去甲、头、爪、内脏，置锅内，加水武火烧沸后，加姜、葱、胡椒粉，文火煮至将熟时，加猪脊髓，同煮至熟，放味精。食肉饮汤，佐餐服食。

【功效】滋阴降火。

【适宜人群】真阴不足者。

【方解】方中甲鱼味咸，性微寒，可滋阴潜阳，退热除蒸；配伍猪脊髓填精益髓，养阴除热。二者合用，具有滋阴降火之功，用于肝肾亏虚，真阴不足导致的骨蒸潮热、盗汗遗精、五心烦热等。

【注意事项】阳虚便溏者忌服。

扫一扫，看课件

# 第三节　老年人（延年益寿）饮食养生

## 一、概述

60 岁以后的人群称为老年人。健康长寿是人类一直以来的愿望和养生目标。随着年龄的增长，老年人脏腑功能逐渐衰退，机体的生理功能随之逐渐下降，生命活力逐渐降低。在这种自然衰退状况下，采用多种养生保健方法，例如起居调摄、精神调摄、导引吐纳、休娱养生、饮食有节等进行有针对性的养疗调护，可以起到延缓衰老、维护健康、预防疾病的作用。

老年饮食养生是根据老年人的生理特点，确定相应的饮食养生原则及方法，以达到减少疾病、延年益寿的目的。《养老寿亲书》载："高年之人，真气耗竭，五脏衰弱，全仰饮食以资气血。"老年人尤应注意饮食调养，将饮食养生作为防病抗衰、延年益寿的重要措施。

## 二、老年人生理特点

**1.脏腑精血亏虚**　《灵枢·天年》曰："六十岁，心气始衰，苦忧悲，血气懈惰，故好卧。七十岁，脾气虚，皮肤枯。八十岁，肺气衰，魄离，故言善误。九十岁，肾气焦，四脏经脉空虚。百岁，五脏皆虚，神气皆去，形骸独居而终矣。"衰老是随着年龄增长而出现的一个自然过程。老年人脏腑生理功能随着年龄的增长逐渐开始衰退，相应地体现出衰老的各种表征。肝藏血，开窍于目，在体合筋。老年人肝之阴血不足，不能上荣于目，不能濡养筋脉，则两目干涩、视物昏花、筋骨懈惰。心藏神，主神明。心气不足则反应迟钝、健忘、错语、情绪不良。脾为后天之本，气血生化之源。脾虚则运化不利，气血生化乏源，化源不足，气、血、津、液均出现不足，脏腑、组织、器官失于滋养，皮肤干燥、多皱纹、肌肉松懈、萎缩，同时也加速了其他脏腑的衰退。肺主气，司呼吸，在体合毛。高年之人肺气衰，语音低沉无力，毛发脱落。肾藏精，主生殖。年老肾精、肾气亏损，生殖能力降低，腰腿不利。且肾为先天之本，其他四脏的衰退均与肾精亏损有关，肾精亏损进一步加速了其他脏腑功能的衰退。

**2.气血运行不畅**　《灵枢·营卫生会》载："老者之气血衰，其肌肉枯，气道涩，五脏之气相搏，其营气衰少而卫气内伐……"年老体衰，气血津液均亏损，脉道空虚，气血运行不利，易发生涩滞，阻滞经络。而正气虚弱，容易感受外邪，阻滞经络，进一步造成气血运行不畅，引发各种病证。

## 三、老年人食养原则与方法

老年人消化系统功能减弱明显，消化液分泌减少，胃肠蠕动减慢，排泄减慢，加之牙齿松动、脱落，基于这些生理变化，日常饮食应以营养丰富、清淡易消化、温热熟软为总体原则。如果已患有基础疾病，日常饮食要兼顾疾病康复需求，选择合理膳食。

NOTE

**1.营养合理**　年高之人，精气渐衰，特别是肾精逐渐亏虚，更需要脾胃后天之本发挥作用以化生气血，饮食营养需要合理、均衡。日常饮食以谷为养，以果菜为充，肉类适量，摄入的食物品种丰富，以满足人体对于多种营养的需要，补益精气，延缓衰老。不可偏食、嗜食，也不要过分限制某些食物的摄入，正如《保生要录》中所说："凡所好之物，不可偏耽，耽则伤身生疾，所恶之物，不可全弃，弃则脏气不均。"

**2.饮食清淡**　中医认为，过食肥甘厚味容易助湿生痰。老年人脾胃消化功能减弱，过量食用肥甘厚味容易加重脾胃负担，脾胃运化失常，可能出现消化不良、肥胖等。因此，老年人在食物的选择上应当减少动物性脂肪的摄入，少荤多素，适量食用鱼类、瘦肉、豆制品等食物，增加蔬菜摄入量。在烹饪过程中应当注意减少食用油的使用，选择清蒸、水煮、炖等烹饪方式，少用或不用炸、煎、熏、烤等方法。同时，清淡饮食还要注意饮食宜少盐，少用各种含钠高的酱料及调味品，减少精制糖的摄入。正如《医学入门》所述："能甘淡薄，则五味之本自足以养脏，养老慈幼皆然。"

**3.烹制适宜**　老年人脾胃消化功能下降，消化液分泌不足，牙齿松动脱落，咀嚼能力差，因此，给老年人的饮食应当以熟烂食物为主。在烹饪过程中应将食物切成小块，煮烂，不宜提供煎炸、生硬及纤维太多、太老的食物。历代医家认为粥是最适于老年人的食品，粥不仅因其加工方便，宜于烹制，而且可减轻咀嚼和脾胃运化的负担，有利于脾胃的消化和吸收。老年人五脏虚衰，阳气不足，不耐寒凉克伐，要少食生冷，饮食宜温热，进补也应以平补或温补为主，尤忌大寒类食物。正如《寿亲养老新书》所说："老人之食，大抵宜其温热熟软，忌其黏硬生冷。"

**4.少食多餐**　《老老恒言》中指出："凡食总以少为有益，脾易磨运，乃化精液，否则极补之物，多食反至受伤，故曰少食以安脾也。"一方面，老年人五脏虚衰，对饮食量的需求减少；另一方面，脾胃功能虚衰，运化功能减退，饮食过饱加重脾胃负担，也容易诱发他病。建议老年人限量饮食，少食多餐，提倡七分饱，避免暴饮暴食。

**5.进食宜缓**　老年人胃肠道适应能力较差，进食过快容易引起消化不良，还容易出现吞咽呛咳等问题。缓缓进食能够使食物充分消化吸收，且可以避免"吞、呛、噎、咳"等不良情况的发生。

**6.饮食宜忌**　酒与茶是老年人日常生活中的常用饮品。中医认为，饮酒对人体具有活血通脉、助药力、暖肠胃的作用。老年人饮酒应在兼顾身体健康状况基础上，采取低度、少量、慢饮的原则，且不宜空腹饮酒。阴虚体质、湿热体质之人应忌酒。饮茶能清利头目、清理肠道、抗氧化等，有利于养生保健。但应注意，老年人饮茶不宜过浓、过频，不宜空腹饮、凉饮。脾胃虚寒、失眠少寐者不宜饮茶。

## 四、应用举例

### （一）补肾益精

**1.推荐食材**　核桃、黑芝麻、羊肾、猪肾、对虾、龟肉、猪肉、牛脊髓、枸杞子、黄精等。

**2. 推荐食养方**

（1）人参核桃饮（《济生方》）

【组成】人参 3g，核桃肉 3 个。

【制法与用法】将核桃肉掰成两块，放入锅内，加入人参，加水适量，置于武火上煮沸，用文火熬煮 1 小时即可。喝汤，食核桃肉、人参，温热服。每日 1 剂。

【功效】补肺益肾。

【适宜人群】老年肺肾不足者。

【方解】方中人参味甘、苦，性温，可大补元气，安神益智，补脾益肺。核桃仁味甘，性温，补肾固精，温肺定喘，兼可润肠通便。二者合用，补益肾精，同时补益脾肺之气，有助于肺金生肾水。用于老年肾精肾气不足导致的畏寒肢冷、夜尿频多、疲劳、善忘等。

【注意事项】服用本品不宜食用萝卜。

（2）芝麻茶（《醒园录》）

【组成】黑芝麻 500g，食盐 10～15g，红茶适量。

【制法与用法】将黑芝麻炒香，磨细，密封备用。每次取 30g，用淡盐水（食盐约 1g）适量调成糊状，再用滚开红茶水调入即可。每日 2 次，早晚空腹服用。

【功效】补肾填精。

【适宜人群】老年肾精不足者。

【方解】黑芝麻味甘，性平，功擅滋养肝肾，润燥滑肠，《食疗本草》谓其"填骨精，补虚气"。食盐味咸，性寒，可引药入肾。红茶温脾胃，佐食盐寒性。三味共奏补肾填精之效。常用于老年肾精不足所致的腰膝酸软、疲劳乏力、健忘、须发早白等。

【注意事项】失眠患者，红茶应减量且不宜睡前服用。血脂高者不适合频服。

（二）气血双补

**1. 推荐食材** 牛乳、海参、淡菜、大枣、桂圆、乌鸡、阿胶、大枣、山药、荔枝、葡萄、黑木耳、鸭血等。

**2. 推荐食养方**

（1）牛肉茯苓膏（《本经逢原》）

【组成】牛肉 4000g，白茯苓粉 120g，黄酒 100mL。

【制法与用法】将牛肉洗净，切小块，放入锅中，加水适量，熬煮，每小时取肉汁 1 次，加水再煎，如前取汁，共取汁 4 次，合并汁液，以小火继续煎熬，加入茯苓粉，熬至将黏稠时，加入黄酒，熬至黏稠时停火。倒入大碗中，冷藏备用。每次服用 10～15g，温开水冲服。每天 2 次，空腹服用。

【功效】补脾益气。

【适宜人群】气血亏虚，脾胃虚寒者。

【方解】方中牛肉味甘，性平，"专补脾土"（《韩氏医通》），益气血，强筋骨。茯苓味甘淡，性平，健脾利湿。黄酒味甘苦，性辛温，可暖胃辟寒，且酒辛散，可使老年人服用后补益而不积滞。三味合用，共奏温中、健脾、益气之效。用以治疗气血亏虚导致的少气懒言、面色无华、中焦虚冷、爪甲苍白、头发脱落等。

NOTE

（2）海参粥（《老老恒言》）

【组成】海参1个，粳米50g，生姜、食盐少许。

【制法与用法】海参用40℃温水泡软后，剪开参体，洗净，用开水煮10分钟左右，取出后连同水倒入碗内，盖好盖子，浸泡2～3小时，用煮海参的水煮粳米，煮至米半熟，将海参切细丝放入，加入少量生姜末、食盐调味即可。温热服用，每天1个海参。

【功效】补肾益精，养血润燥。

【适宜人群】老年阴血不足、肾精亏虚者。

【方解】海参味咸，性平，具有补肾益精、养血润燥、和胃的作用。粳米补益脾胃，二者合用，共奏养血、益肾、填精的功效。适用于老年气血不足，肾精亏虚导致的疲劳乏力、失眠健忘、面色无华、腰膝无力等。

（三）健脾养胃

**1. 推荐食材**　茯苓、山药、莲子、大枣、牛肉、猪肚、鲫鱼、粳米、鸡内金、薏米、大麦等。

**2. 推荐食养方**

（1）阳春白雪糕（《集验良方》）

【组成】白茯苓125g，炒山药125g，芡实肉125g，陈仓米500g，糯米500g，莲肉125g（去心），白糖500g。

【制法与用法】将上述食材除白糖外均碾为细末，加入白糖、水搅拌，混匀成较为稠厚的糊状，制成糕饼形状，烤箱烘烤至熟。作为点心随意食用。制作时可根据个人口味调整白糖用量。

【功效】健脾益肾，养心安神。

【适宜人群】老年脾肾不足，心失所养者。

【方解】茯苓味甘淡，性平，健脾利湿。山药甘平，健脾补肺，益精固肾。莲肉干涩平，补脾养心，益肾涩肠。芡实干涩平，固肾涩精，补脾止泻。四味合用，补脾、益肾、养心，与补益脾胃的陈仓米、糯米合用，进一步加强了补益中焦的作用。

【注意事项】糖尿病患者和糖耐量异常者可用木糖醇代替白糖，本品以碳水化合物为主，糖尿病患者及糖耐量异常患者不宜多食。

（2）莲子猪肚（《医学发明》）

【组成】莲子（去心）60g，猪肚1具。

【制法与用法】将莲子加水蒸烂，猪肚切片，焯水后文火煮烂，投入莲子（连汁），继续熬煮片刻，佐料调味。单食或佐餐食用，每日1～2次。

【功效】补益脾胃。

【适宜人群】老年脾胃功能较弱者。

【方解】莲肉干涩平，补脾养心，益肾涩肠。猪肚甘温，可补虚损，健脾胃，亦有以脏养脏之意。二者合用，补脾益胃。用于脾胃虚弱，症见食少纳呆、食后腹胀、大便溏薄者。

【注意事项】高脂血症及痛风患者不宜多食。

（四）益智强心

**1. 推荐食材**　核桃仁、益智仁、人参、黑芝麻、葡萄、荔枝、桂圆等。

---

**2. 推荐食养方**

（1）黄酒核桃泥汤（《本草纲目》）

【组成】核桃仁 5 个，白糖 25g，黄酒 50mL。

【制法与用法】将核桃仁、白糖放入瓷碗中捣成泥状，入锅内，加黄酒，小火煎煮 10 分钟。顿服，每次 1 剂，每日 1～2 次。

【功效】补肾、健脑、益智。

【适宜人群】老年肾精亏虚者。

【方解】核桃仁味甘，性温，补肾固精，温肺定喘，兼可润肠通便。白糖甘平，可补中益气，又可调味。黄酒味甘苦，性辛温，可暖胃辟寒，且酒辛散，有助于行药势。三者合用，共奏填精益髓、补肾健脑之效。用于老年肾精亏虚导致的善忘、下焦虚冷、肠燥便秘等。

【注意事项】糖尿病患者及糖耐量异常患者用木糖醇代糖。

（2）桂圆醴（验方）

【组成】桂圆肉 200g，52°白酒 400mL。

【制法与用法】取洁净的桂圆肉放在细口瓶内，加入白酒，密封瓶口，放置阴凉干燥通风处，每日振摇 1 次，半月后可以饮用。每次服用约 30mL，每日 1 次。

【功效】养心安神。

【适宜人群】老年心血不足者。

【方解】桂圆肉甘温，可益心脾，补气血，安神。酒味甘苦，性辛温，可通行血脉，行药势。将桂圆肉做成药酒，能起到缓缓补益心脾、养血安神的功效。

【注意事项】高血压、酒精过敏者不宜使用酒剂。对于烈性酒不耐受的人群可以减量服用，也可以稀释服用。

# 第四节　小儿（顺势养育）饮食养生

扫一扫，看课件

## 一、概述

从胎儿出生到满月为初生儿，又称新生儿。从满月到 1 周岁的小儿为乳儿，又称婴儿。从 1 周岁到 3 周岁的小儿为幼儿。从 3 周岁至 7 周岁的小儿为幼童，又称学龄前儿童。从 7 周岁到 12 周岁的小儿为学童，又称儿童、学龄儿童。这些年龄阶段是人体生长发育最旺盛的时期，因此，小儿机体的营养状况对其一生的健康都会产生重要影响。

## 二、小儿生理特点

**1. 生机蓬勃，发育迅速**　小儿在生长发育过程中，其机体形态结构和各种生理功能活动都表现出生机勃勃、旺盛发展的趋势，并且年龄越小，生长发育速度越快。古代医家对小儿的这种蓬勃旺盛的生命力概括为"纯阳之体"，喻其在不断生长发育过程中有如旭日之初升，草木之方萌，蒸蒸日上，欣欣向荣。

**2. 脏腑娇嫩，形气未充**　古人将小儿另一个生理特点概括为"稚阴稚阳"。小儿自出生之后，五脏六腑功能尚未完善，脏腑、四肢、肌肉、筋骨皆娇嫩柔弱，表现为形气未充。清代医家吴鞠通把小儿时期的生理特点归纳为"稚阳未充，稚阴未长"。小儿脏腑的特点常可见到肺、脾、肾不足。

（1）脾常不足　脾胃为后天之本。小儿生长发育旺盛，各项机能发育迅速，需要大量的营养物质作为能量支撑。而小儿脾胃功能薄弱，运化水谷精微之力尚不完善，如果饮食不加节制，脾胃负担加重，极易引起运化功能失常，出现消化不良、积食等。而饮食进入机体，如果不能正常化生为水谷精微，则会导致气血化生乏源，从而引起气血不足。正如《幼科发挥》中所说："人以脾胃为本，所当调理。小儿脾常不足，尤不可不调理也。调理之法，不专在医，唯调乳母，节饮食，慎医药，使脾胃无伤，则根本常固矣。"

（2）肺常不足　肺主气，司呼吸。小儿脾胃功能尚弱，将水谷精微化生气血的能力有待于不断完善。肺受后天之本脾胃的支持尚弱，易出现肺气不足。肺脏娇嫩，肺外合皮毛腠理，肺气不足，腠理不密，肌肤疏松，卫外不固，易为外邪所侵而发生外感和肺系疾病。

（3）肾常虚　肾为先天之本，肾中元阴、元阳为生命之根，肾藏精，主骨生髓，主生殖。机体的任何一项生长发育、脏腑组织结构和功能的完善，都离不开肾精和肾气的作用。小儿初生，生长发育旺盛，然肾气未盛，气血未充，骨气未坚，抗病能力较弱。随着肾气渐充，可进一步促进身体的生长发育和生殖。如果肾气不足，则可见发育迟缓，甚至出现五迟、五软等。

## 三、小儿饮食养生原则及方法

《育婴家秘》谓："鞠养以慎其疾。"对小儿进行合理喂养是保证其良好营养和健康成长的根本途径。应根据小儿的生理特点，特别是脏腑娇嫩、形气未充的特点，结合小儿不同的年龄阶段，进行合理饮食调养。除乳儿期应以母乳喂养为主，辅以添加辅食外，在饮食养生上，总以补益、优质、足量、有节为总体原则。根据小儿脾常不足、肾常虚及肺常不足的生理特点，重在补气健脾和补肾益精，而肺常不足往往需要通过益气健脾以实现培土生金。此外，还要兼顾饮食卫生，防治肠道寄生虫病。

**1. 营养合理**　小儿生长发育需要多种营养物质，均衡膳食、合理营养十分重要。婴儿期以乳类为主，逐渐过渡到以奶、蛋、鱼、禽、肉及蔬菜、水果为主的混合膳食，最后形成以谷类为主的平衡膳食。小儿饮食中优质蛋白、脂肪及碳水化合物的配比要合理，配合丰富的维生素和适量的矿物质，这些是其健康成长的营养保障。小儿时期由于生长发育迅速，对食物质量特别是蛋白质的要求较高，宜选用血肉有情之品，以提高补益的作用。但需要注意，一些成人的补品如阿胶、蜂王浆等，都会促进生殖系统发育，过早、过量服用会令孩子性早熟。选用的食材应当种类丰富，容易消化，不热不燥。

**2. 饮食有节**　"若要小儿安，三分饥与寒"，"乳贵有时，食贵有节"。由于小儿机体柔弱，脏腑娇嫩，脾胃不足，饮食过量则增加脾胃负担，脾胃运化失司，容易变生他症。此外，小儿饥饱不能自主，寒热不知自调，在饮食上尤其要有节制，每餐不宜过饱。宜少食多餐，每日进餐次数可增至5～6次，保证热量供应，兼顾小儿脾常不足的生理特点。

**3. 不宜生冷**　小儿脾常不足，进食生冷或寒凉食物，极易克伐脾气，损伤脾阳，出现腹痛、腹泻、消化不良等脾胃病证，特别是夏秋季节，肠胃疾病易于流行，更应避免进食生冷或寒凉食物。

**4.烹调合理**　由于小儿在生理上存在着脾常不足的特点，咀嚼和运化功能尚未成熟，因此，烹饪过程中应做到细、软、温，食材加工宜以小块、泥碎为主，对于带有骨刺的动物性原料和带核的植物性原料，应尽可能剔除。减少煎炸食品，少食用油腻、坚硬食物。在调味上，宜于五味调和，清淡饮食。

## 四、应用举例

**（一）益气健脾**

**1.推荐食材**　山药、茯苓、大枣、莲子、芡实、扁豆、猪肚、鲫鱼、粳米等。

**2.推荐食养方**

（1）一味薯蓣饮（《医学衷中参西录》）

【组成】鲜山药100g，白糖少许。

【制法与用法】将鲜山药洗净、去皮，切成薄片，加水用武火烧沸后转文火煮约40分钟，取汁。待汁稍凉，白糖调味。温热代茶饮，每日2剂，早晚温服。

【功效】益气健脾。

【适宜人群】脾气虚者。

【方解】方中山药甘平，健脾补肺，益精固肾。白糖甘平，可补中益气，补益脾胃。二者合用，益气健脾。用于小儿脾胃气虚导致的食少纳呆、消化不良。

（2）莲肉膏（《食鉴本草》）

【组成】莲肉120g，粳米120g，茯苓60g，蜂蜜适量。

【制法与用法】将莲肉、茯苓、粳米炒香、磨粉，调入适量蜂蜜，搅匀成膏。每次服用15～20g，每日3次。

【功效】益气健脾。

【适宜人群】脾胃虚弱者。

【方解】方中莲肉干涩，性平，补脾养心，益肾涩肠。茯苓味甘淡，性平，健脾利湿。粳米补益中焦。蜂蜜补中，可安五脏。诸食合用，补益中焦，健运脾胃。用于脾胃不足导致的消化不良、厌食、食后腹胀、纳差等。

【注意事项】小于3岁小儿不用蜂蜜调制，可将蔗糖熬制成糖浆代替，调入成膏。

**（二）固本培元**

**1.推荐食材**　栗子、黑芝麻、核桃仁、枸杞子、葡萄、海参、龟肉、牛脊髓、干贝等。

**2.推荐食养方**

（1）山栗粥（《遵生八笺》）

【组成】栗子100g，粳米50g。

【制法与用法】栗子去壳和皮，洗净备用；粳米洗净，与栗子一起置于锅内注入清水煮粥。温热服用，每日1～2次。

【功效】固本培元，健脾益胃。

【适宜人群】小儿肾元不固者。

【方解】栗子甘温，可养胃健脾，补肾强筋。粳米补益中焦。二者合用，既能补益先天之本，又可补益后天之本，起到固本培元、健脾益胃的作用。用于小儿肾元不固导致的腰膝无

NOTE

力、五迟五软、暴泻如注等。

【注意事项】栗子食用过量可能导致胀气、便秘，食用频率根据小儿具体情况酌情调整。

（2）益智糖（《百病饮食疗法》）

【组成】核桃仁、黑芝麻各250g，红糖500g。

【制法与用法】将核桃仁、黑芝麻分别炒香。将红糖加水置于文火上熬制稠厚时，加入核桃仁、黑芝麻，搅拌均匀，停火。将其倒入涂熟菜油的搪瓷盘中，待稍微冷却，划成小块，装罐密封。早晚各食用3块。

【功效】补肾健脑。

【适宜人群】小儿肾精不足者。

【方解】核桃仁味甘，性温，补肾固精，温肺定喘，兼可润肠通便。黑芝麻味甘，性平，"填骨精，补虚气"（《食疗本草》）。核桃仁与黑芝麻合用，加强补肾填精、健脑增智的功效。红糖甘温，补益中焦脾胃后天之本，补后天以益先天。三者合用，固本培元，健脑益智。用于小儿肾精不足导致的腰脚无力，发育迟缓，智力低下等。

【注意事项】食用后注意漱口，防治蛀牙。湿盛者不宜多食。

（三）实卫固表

**1. 推荐食材**　大枣、山药、杏仁、枇杷、白梨、荸荠、蜂蜜、百合、葡萄、薤白、葱、蒜、生姜、猪肺等。

**2. 推荐食养方**

（1）大米荔枝粥（民间验方）

【组成】荔枝干果3个，鲜山药30g，莲肉5g，大枣5枚，粳米30g。

【制法与用法】将上述食材清洗干净，放入锅内，添水煮粥。温热服用，每日1～2次。

【功效】益气健脾。

【适宜人群】脾胃气虚，正气不足，时有外感者。

【方解】方中荔枝味甘酸，性温，具有生津止渴、健脾养血之效。山药甘平，补脾益气。莲肉甘平，补益脾胃，养心安神。荔枝、山药、莲肉合用，加强健脾、养血、益气的功效，巩固正气。大枣甘温，补脾和胃，益气固表，调和营卫，加强固表之功。诸食合用，益气健脾，益卫固表。

（2）猪肺粥（《证治要诀》）

【组成】猪肺250g，薏米50g，食盐适量。

【制法与用法】将猪肺反复清洗干净，放入锅内，煮至七成熟时捞出，切成小丁块备用。薏米清洗干净，放入猪肺汤中，煮至半熟时，加入猪肺丁，继续煮至粥成，调入少量食盐即可。温热服用。

【功效】健脾补肺。

【适宜人群】小儿肺虚易外感者。

【方解】猪肺甘平，《本草纲目》记载"疗肺虚咳嗽，嗽血"。薏米味甘淡，性凉，健脾利湿。方中猪肺重在补肺，以脏养脏；薏米健脾利湿，培土生金，加强补肺的作用，肺气足则营卫固。用于小儿脾肺不足导致的易患感冒、咳嗽、喷嚏、痰多等。

NOTE

# 第十章　亚健康人群饮食养生

## 第一节　疲劳状态人群饮食养生

扫一扫，看课件

亚健康疲劳状态是指持续或反复出现 3 个月以上的疲劳感，但能维持正常工作生活，并且经系统检查排除可能导致上述表现的疾病的亚健康状态。其主要表现为自感疲乏、倦怠、精力不佳等。本状态亦属不能明确诊断为某种疾病，但具有疲乏劳倦等表现的亚健康状态。亚健康疲劳状态者有过度用脑、过度思虑、作息不规律、饮食不节、运动不调、情志受到刺激等诱导因素。世界卫生组织的一项调查显示，约 75% 的人处在亚健康状态，并有逐年上升的趋势，而在亚健康人群中，主诉疲劳的约占 24%。通过调研发现：亚健康疲劳状态人群年龄可见于 18 ～ 60 岁之间（含 18 岁与 60 岁）。从年龄段来分，青年人、中年人、老年人都为亚健康疲劳状态发生的常见人群，但以中年人为最常见。从性别来分，男性和女性都为亚健康疲劳状态发生的常见人群，但以女性居多。从工作性质来分，脑力劳动者和体力劳动者都为亚健康疲劳状态发生的常见人群，但以脑力劳动者居多。从工作岗位来分，白领、教师、公务员、学生都为亚健康疲劳状态发生的常见人群，但以白领为最常见。表现特点：躯体疲劳主要为疲劳虚弱，精力、体力下降，感觉犯困或昏昏欲睡，着手做事情时感到费力或力不从心等；脑力疲劳主要为注意力集中困难，记忆力下降，思考问题欠清晰敏捷，口头不利落等，可伴有睡眠欠佳、情绪易低落、不愿与人交往等。疲劳状态与中医学的"脏躁症""虚劳病"相似。常见于气虚质、阳虚质、阴虚质、血虚质、气郁质与痰湿质者。

### 一、病因病机

或因先天禀赋虚弱；或因脾胃虚弱或虚寒，气血虚少；或因劳累过度，耗气伤阴；或因出汗过多，气阴两虚；或因肾气虚弱，功能低下；或因肺气虚弱，宣降失常；或因心气不足，运血无力；或因肝失疏泄，情志抑郁等。

### 二、食养原则

辨证食养，如先天禀赋虚弱应当补充元气，脾胃虚弱应当健脾和胃，脾胃虚寒应当健脾温胃散寒，肝气郁结应疏肝理气，心肝火旺应清心平肝，痰湿内阻应健脾化湿，气虚应补气，阳虚应温阳，血虚应养血，阴虚应滋阴等。在食材的选用上，应当结合辨证合理组方，由于疲劳人群大多是以能量不足为主，因此在选择食材时应以温热性食物为主，尽量避免选用寒凉性食材。

## 三、推荐食材

**1.消除疲劳**　黄精、人参、花粉、红景天、灵芝、绞股蓝、刺五加、五味子、鹿茸、肉苁蓉、沙棘、陈皮、当归、黄芪、山药、白果、西红柿、猕猴桃、葡萄、葡萄干、牛肉、羊肉、鸡肉、猪肉、鸽肉、水产品、鸡蛋、巧克力、乌梅、大枣、蜂蜜，坚果如桃仁、杏仁、百合、核桃、开心果等，新鲜的蔬菜如紫甘蓝、花椰菜、芹菜、油麦菜、小白菜等。

**2.增加食欲**　花椒、胡椒、生姜、大茴香、小茴香、山楂、白芷、山药、黄精、黄芪、茯苓、大豆、辣椒、花生、大枣、鸡内金等。

**3.镇静催眠抗焦虑**　大枣、花生、黑芝麻、莲子、百合、酸枣、酸枣仁、桂圆、茯神等。

**4.抗抑郁**　肉桂、桂枝、陈皮、香橼、佛手、小金橘、姜黄、郁金、益智仁、荔枝、桂圆、黄花菜、羊肉、牛肉、鸽肉、鸡肉、代代花、茉莉花、玫瑰花、合欢花等。

## 四、辨证食养

（一）气虚

**1.症状**　疲乏无力少气，时有胸闷不舒，偶有食欲不佳，或偶伴腹胀不适，舌淡苔白，脉细或弱。

**2.食养原则**　温补元气。

**3.饮食宜忌**　饮食宜温热，忌寒凉生冷。

**4.推荐食物**　粳米、小麦、栗子、马铃薯、蘑菇、黄豆、扁豆、山药、大枣、胡萝卜、牛肉、兔肉、鲢鱼、鸡肉等。

**5.应用举例**

（1）黄芪炖鸡　见"气虚质饮食养生"节。

（2）山药粥（《中医食疗学》）

【组成】生山药250g，大米150g，大枣6个。

【制法与用法】生山药蒸熟、去皮，与大米和大枣同煮，煮熟即可。可经常食用。

【功效】健脾益气，养心安神。

【适宜人群】脾气虚、肺气虚、肾气虚、肾气不固、肾精亏虚者。

【方解】山药味甘，性平，入肺、脾、肾三经，健脾气、补肺气、养肾气。大枣健脾益气。本品适用于脾胃虚弱之食欲不振，消化不良，自汗盗汗，腹泻久痢，心慌及男子遗精、女子带下等，以及肺气虚、肾气虚、肾气不固、肾精亏虚等。

【注意事项】糖尿病、阴虚火旺者忌食。

（二）阳虚

**1.症状**　神疲乏力，少气懒言，时有肢凉喜暖，或偶有腰膝怕冷或痛，偶有大便不成形，舌淡胖，苔白或兼滑，脉沉迟无力。

**2.食养原则**　温阳益气。

**3.饮食宜忌**　忌食寒凉生冷食物。

**4.推荐食物**　干姜、肉桂、茴香、丁香、花椒、核桃仁、大枣、荔枝、韭菜、牛肉、羊肉、狗肉、海虾、鹌鹑等。

**5. 应用举例**

（1）核桃仁粥（《中医食疗学》）

【组成】核桃仁 50g，小米适量。

【制法与用法】一起入锅煮烂。可在三餐间当点心服用，食用前可加适量红糖。每日 1 ～ 2 次。

【功效】温肾固精。

【适宜人群】肾阳虚者。

【方解】核桃仁味甘，性温，入肾、肺经，补肾固精，温肺定喘，润肠。小米味甘咸，性凉，入肾经，兼入脾、胃经，补益虚损，和中益肾。

【注意事项】肾阴虚者慎用，由于小米性凉，煮粥时应加入生姜 3 ～ 6g。

（2）韭菜炒河虾（民间验方）

【组成】韭菜 250g，鲜河虾 400g，盐、葱、姜、黄酒、植物油各适量。

【制法与用法】将韭菜洗净切段，鲜虾洗净，葱切段，姜切末。烧热锅，放植物油，烧沸后先将葱下锅煸香，再放虾和韭菜、黄酒，翻炒至虾熟透即可。作为菜肴，每周可吃 2 ～ 3 餐，连吃 2 ～ 3 周。

【功效】温补肾阳。

【适宜人群】肾气虚、肾阳虚者。

【方解】韭菜味辛性温，温肾阳、安五脏；河虾味甘性温，补肾壮阳，两者相配补肾作用更强。

【注意事项】肾阴虚者慎用，胃阴虚、胃疼、消化不良、泛酸者忌食。皮肤过敏者、皮肤病患者慎用或忌食。

### （三）血虚

**1. 症状** 四肢倦怠，少气懒言，时有面色少华，睡眠不佳，或偶伴头晕头昏，时有食欲不佳，或偶伴脘腹部不适，舌淡苔白，脉细弱无力。

**2. 食养原则** 滋阴养血。

**3. 饮食宜忌** 忌食辛温香燥食物。

**4. 推荐食物** 红枣、酸枣、胡萝卜、松子、枸杞子、荔枝、龙眼肉、红糖、桑葚、黑芝麻、猪瘦肉、火腿、牛肝、羊肝、鸡肝、猪肝、海参、干贝、乌骨鸡、阿胶、菠菜、橘子、橙子、小金橘等。

**5. 应用举例**

（1）桂圆桑葚汤（《中医食疗学》）

【组成】桂圆肉 15g，桑葚 30g，蜂蜜适量。

【制法与用法】将桂圆肉及桑葚放锅内水煮，至桂圆肉膨胀后倒出，待凉后加入适量蜂蜜。一日三餐作为汤食用。

【功效】滋阴养血。

【适宜人群】阴虚质者。

【方解】桂圆性微温味甘，健脾养血；桑葚味甘性寒，补肝、养肾、滋阴、息风。二者合用，一寒一热，体现处方配伍中的相畏原则，佐以味甘性平能"安五脏"的蜂蜜，达到滋阴养血的目的。

【注意事项】脾虚湿盛者慎用。

（2）枸杞大枣茶（自拟方）

【组成】枸杞子30g，大枣6枚。

【制法与用法】将大枣和枸杞子一同放入水杯中，加适量开水，盖上水杯盖，15分钟后即可饮用，不拘时。

【功效】滋阴养血。

【适宜人群】血虚、阴虚者。

【方解】大枣味甘性平，健脾养血，枸杞子平补肾精，滋阴养血，二者同食，增强养血作用。

【注意事项】血糖高者忌食。

（四）阴虚

**1. 症状**　神疲乏力，汗出口干，时有腰膝酸软不适，或偶有眩晕耳鸣，偶有盗汗，舌红少苔，脉细数或兼无力。

**2. 食养原则**　以滋养阴液为主。

**3. 饮食宜忌**　忌食辛温香燥食物。

**4. 推荐食物**　梨、西瓜、黄瓜、大白菜、甘蔗、百合、鲜藕、黑木耳、银耳、山药、松子、鸭、燕窝、牛乳、荸荠、番茄、橙子、萝卜、丝瓜、冬瓜、苹果、柚子等。

**5. 应用举例**

（1）冰糖五果羹（《中医食疗学》）

【组成】梨、香蕉各1个，红枣5颗，龙眼5g，枸杞子10g。

【制法与用法】梨子连皮切碎；香蕉去皮，切片备用。先将红枣、去核龙眼肉及枸杞子共煮开10分钟，放入梨、香蕉，加冰糖适量，水尽后即能进食。可经常服用。

【功效】滋阴润燥。

【适宜人群】阴虚、血虚者。

【方解】梨味甘微酸性寒，滋阴润肺，凉血降火，解酒毒。香蕉味甘性寒，清热，润肠，解毒，止痛。大枣味甘性平，健脾养血。枸杞子平补肾精，滋阴养血。龙眼味甘性平，开胃健脾，滋阴养血。

【注意事项】阳虚者慎食。

（2）枸杞粥（《遵生八笺》）

【组成】枸杞30g，粳米100g。

【制法与用法】将枸杞、粳米洗净后放锅内，加适量水煮至粥成。可经常食用。

【功效】补肾益精，养肝明目，润肺益寿。

【适宜人群】阴虚、血虚者。

【方解】枸杞子平补肾精，滋阴养血。粳米味甘性平，补中益气。二者合用，气血双补。

【注意事项】血糖高者请在医师指导下食用。

（五）气郁

**1. 症状**　周身倦怠，神疲乏力，时有食欲不佳，或胸闷不舒，或偶伴身体某部位窜痛不适，或情绪低落，或急躁易怒，舌淡红或黯，苔白或腻，脉弦细或弦缓。

**2. 食养原则**　疏肝理气。

**3. 饮食宜忌**　忌食寒凉生冷食物。

**4. 推荐食物**　茴香、刀豆、白扁豆、白芷、陈皮、香橼、玫瑰花、茉莉花、代代花、佛手、小金橘、黄花菜、百合、大枣、荔枝、桂圆等。

**5. 应用举例**

（1）佛手酒（《中医食疗学》）

【组成】佛手柑 30g，白酒 500mL。

【制法与用法】将佛手柑放入盛放白酒的瓶中，密封，每天摇动数次，促使佛手中的有效成分溶出。7～10 天后食用，每日一次，每次 25mL。

【功效】疏肝理气。

【适宜人群】气郁质者。

【方解】佛手味辛苦酸，疏肝理气，和胃止痛。酒味辛甘苦，扶肝解忧。

【注意事项】高血压、高血糖、高血脂者忌食。阴虚、血虚者谨慎食用。

（2）法制青皮（《本草纲目》）

【组成】青皮一斤（浸去苦味，去瓤，炼净），白盐花五两，炙甘草六两，舶茴香四两。

【制法与用法】甜水一斗，煮之，不住搅，勿令着底，候水尽，慢火焙干，勿令焦，去甘草、茴香，只取青皮，密收用。可长期服用。

【功效】安神调气。

【适宜人群】肝气郁结者。

【方解】青皮味苦辛，性温，破坚癖，散滞气，去下焦诸湿，治左胁肝经积气，疏肝胆，泻肺气。

【注意事项】肝火上炎、肝气上逆、肝胆火旺、气虚者忌食。

# 第二节　易感冒人群饮食养生

扫一扫，看课件

感冒又称上呼吸道感染，是最常见的呼吸系统疾病，多呈自限性，但发生率较高，成人每年发生 2～6 次，儿童发生率更高，每年 6～8 次，常在季节交替时和冬、春季节发病。老幼体弱、免疫功能低下、患有慢性呼吸道疾病的患者易感，且容易发生严重并发症，使病程延长。病变轻者多咳嗽、胸痛、呼吸受影响，重者呼吸困难、缺氧，甚至呼吸衰竭而死亡。满足以下条件者可判定为易感冒：①累计 1 年以上反复出现上感症状，两次发病间隔时间不少于 7 天，每年上呼吸道感染次数≥5 次或半年内≥3 次。②排除特禀质及其他经常出现感冒样症状疾病（如过敏性鼻炎等）。易感冒人群是具有以下一种及以上特征的人群：①整体免疫力低下，存在先后天免疫缺陷性疾病、移植术后或接受特殊治疗（如大剂量激素、化疗、大量高级别抗生素等）。②气道免疫力低下，存在鼻咽部慢性病灶，如鼻炎、鼻窦炎、扁桃体肥大、腺体样肥大、慢性扁桃体炎等；或患有慢性气道疾患（如哮喘、慢性阻塞性肺疾病等）；或患有其他慢性非气道疾患但影响气道免疫状态的疾病（如心衰、糖尿病、慢性肝肾疾病、血液疾病）

NOTE

等。③易感风险高，如处于人群拥挤的环境（学校、医院、车站、机场等），或时值季节变化，气温不稳定。④不良生活方式，如久坐、过度疲劳、失眠、应激、饮食不节、吸烟或被动吸入烟雾等。以上属于中医虚体感冒等范畴，常见气虚质、阳虚质、阴虚质、痰湿质与湿热质者。

## 一、病因病机

易感冒人群或因先天禀赋虚弱，或因脾胃虚弱，气血虚少；或因大病之后，正气未复；或因感冒之后出汗过多，气阴两虚；或因阳气虚弱，抗邪无力，不能驱邪外出；或因肺气虚弱，卫外能力低下，外邪反复侵入机体等，导致感冒反复发生，缠绵难愈。

## 二、食养原则

1. 原则上应以补益为主。气虚者可选用具有健脾益气作用的食物，如白扁豆、山药、莲子、薏苡仁、大枣、芡实等，尽量少吃或不吃空心菜、槟榔、生萝卜等耗气的食物。阳虚者选用温补脾肾阳气的食物，如羊肉、核桃、栗子、韭菜、干姜、大蒜等，少食生冷黏腻之品，盛夏也不宜过食寒凉。阴虚者宜食用滋补机体阴气的食物，如蜂蜜、银耳、雪梨、甘蔗、鸭肉、芝麻、莲藕等，少食辛辣。痰湿者饮食宜清淡，宜食用通利三焦、化痰泄浊的食物，如薏苡仁、赤小豆、冬瓜等，少食肥甘油腻之品。湿热者宜食用清利化湿的食物，如薏苡仁、赤小豆、绿豆、鸭肉、冬瓜等，少饮酒，少食牛羊肉等温热性味的食物，禁忌辛辣燥烈之品如辣椒、葱、姜、蒜等。

2. 由于反复感冒人群以老年人、儿童、身体虚弱者为主，因此在食材的选用上应注意尽量少用或不用性质寒凉的食物或者药食同源的药物，饮食宜清淡易消化，避免辛辣油腻，少食甜食和苦味食物，忌食寒凉生冷食品。

## 三、推荐食材

黄精、人参、花粉、红景天、灵芝、绞股蓝、刺五加、五味子、鹿茸、肉苁蓉、沙棘、陈皮、当归、桂枝、肉桂、花椒、胡椒、大茴香、小茴香、黄芪、山药、人参、白果、西红柿、猕猴桃、牛肉、羊肉、鸡肉、猪肉、鸽肉、水产品、鸡蛋、巧克力、乌梅、大枣、蜂蜜、桃仁、杏仁、百合、莲子、葡萄、葡萄干、黑芝麻、紫菜、海苔、海带、核桃、开心果、紫甘蓝、花椰菜、芹菜、油麦菜、小白菜。

## 四、辨证食养

（一）气虚质见"第八章 辨体饮食养生 第二节 气虚质饮食养生"。
（二）阳虚质见"第八章 辨体饮食养生 第三节 阳虚质饮食养生"。
（三）阴虚质见"第八章 辨体饮食养生 第四节 阴虚质饮食养生"。
（四）痰湿质见"第八章 辨体饮食养生 第五节 痰湿质饮食养生"。
（五）湿热质见"第八章 辨体饮食养生 第六节 湿热质饮食养生"。
（六）肺气虚
**1. 症状**　气短，动则更甚，面色淡白或㿠白，神疲体倦，声音低怯，自汗，畏风，易于感冒，舌淡苔白，脉弱无力。

**2. 食养原则**　温补肺气。

**3. 饮食宜忌**　饮食宜温热，禁忌寒凉生冷。

**4. 推荐食物**　核桃仁、黄精、黄芪、党参、百合、玉竹、花生、白果、五味子、马铃薯、蘑菇、山药、大枣、牛肉、羊肉等。

**5. 应用举例**

（1）黄精枸杞丸（《本草纲目》）

【组成】黄精、枸杞子等份。

【制法与用法】捣作饼，为末，炼蜜丸梧子大。每汤下 50 丸。可常食用。

【功效】健脾补肺。

【适宜人群】脾气虚、肺气虚者。

【方解】黄精味甘性平，补气养阴，健脾润肺；枸杞子平补肾精，滋阴养血。

【注意事项】虚寒体质和阴盛体质者谨慎食用。

（2）清炖羊肉汤（自拟）

【组成】山药 1 根，羊肉 150g，料酒、葱、姜、花椒、盐适量。

【制法与用法】山药洗净切段，羊肉切片，将山药蒸熟，待凉后去皮，备用。羊肉放入锅内，加少量水煮沸后将羊肉捞出，将上述食材一同放入锅内炖煮。放入花椒、葱、姜，盖上锅盖，小火慢炖 1～1.5 小时后，撒入适量的食盐。转中火继续炖 15～20 分钟后关火即可进食。可常食用。

【功效】健脾补肺。

【适宜人群】脾气虚、肺气虚、肾阳虚者。

【方解】山药味甘，性平，入肺、脾、肾三经，健脾气、补肺气、养肾气。羊肉味甘，性大热，补中益气。

【注意事项】阳气偏盛和阴虚火旺者忌食，血脂异常者慎食。

（七）肾阳虚

**1. 症状**　腰膝酸痛，或腰背冷痛，畏寒肢冷，以下肢为甚，精神萎靡，或大便久泄不止，完谷不化，五更泄泻；或浮肿，腰以下为甚，按之凹陷不起，甚则腹部胀痛，心悸咳喘，舌淡胖苔白，脉沉弱，男性易患阳痿早泄，妇女易患宫寒不孕。

**2. 食养原则**　温补肾阳。

**3. 饮食宜忌**　饮食宜温热，禁忌寒凉生冷。

**4. 推荐食物**　核桃仁、狗肉、羊肉、羊肾、狗肾、淡菜、韭菜、韭菜籽、刀豆、肉桂、黑米、黑豆、黑芝麻、肉苁蓉、海虾、河虾、山药、枸杞子、桑葚、栗子等。

**5. 应用举例**

（1）白羊肾羹（《饮膳正要》）

【组成】肉苁蓉 50g，荜茇、草果各 10g，陈皮 5g，胡椒 10g，白羊肾 2 对，羊脂 200g，食盐、葱、酱油、酵母面、姜适量。

【制法与用法】将白羊肾、羊脂洗净；将肉苁蓉、陈皮、荜茇、草果、胡椒装入纱布袋内，扎住口，与白羊肾、羊脂一同放入锅内，加水适量。用武火烧沸，文火炖熬，待羊肾熟透时，放入葱、姜、酵母面、酱油，如常法制羹。吃羊肾，喝羹。

【功效】温肾、健脾、养胃。

【适宜人群】肾阳虚、脾气虚、胃气虚者。

【方解】肉苁蓉味甘性微温，补命门火，壮阳益髓。荜茇味甘性热，温中散寒。草果味辛性温，温中散寒。陈皮味辛苦性温，健脾理气。胡椒味辛性热，温中下气。羊肾味甘性温，温补肾阳。羊脂味甘性温，补虚润燥。

【注意事项】阳气偏盛、阴虚火旺者忌食。高血压、糖尿病、血脂异常者等忌食。

（2）枸杞羊肾粥　见"第六章 因时饮食养生 第五节 冬季饮食养生"。

### （八）脾胃虚寒

**1.症状**　胃痛隐隐，绵绵不休，冷痛不适，喜温喜按，空腹痛甚，得食则缓，劳累或食冷或受凉后疼痛发作或加重，呕吐清水，神疲乏力，手足不温，大便溏薄，舌淡苔白，脉弱。

**2.食养原则**　健脾温胃散寒。

**3.饮食宜忌**　饮食宜温热，禁忌寒凉生冷。

**4.推荐食物**　核桃仁、狗肉、羊肉、白扁豆、刀豆、肉桂、山药、大枣、芡实、莲子、生姜、胡椒、陈皮、羊肚、猪肚、牛肚、鸡内金、白芷、小茴香、红糖等。

**5.应用举例**

（1）羊肚汤（民间验方）

【组成】大羊肚两具，花椒2两，葱白10根，生姜1大块。

【制法与用法】将羊肚洗净，生姜切片，将羊肚、花椒、生姜、葱白一同放入锅内，加水适量，不放入任何佐料，武火烧沸，文火炖煮，将羊肚煮烂，关火，分为六次食用。吃羊肚，喝汤。

【功效】健脾温胃散寒。

【适宜人群】脾胃虚寒者。

【方解】羊肚味甘性温，补虚健脾胃。花椒味辛性热，温脾胃，消宿食。

【注意事项】胃火亢盛、胃阴亏虚、阳气偏盛、阴虚火旺者等忌食。

（2）双豆汤（自拟方）

【组成】白扁豆50g，刀豆30g，鸡内金30g，生姜1块，佐料适量。

【制法与用法】将鸡内金洗净放入纱布包内，生姜切片，将白扁豆、刀豆、生姜、鸡内金和佐料一同放入锅内，加水适量，武火烧沸，文火炖煮，将白扁豆和刀豆煮烂，关火，分3次食用。吃豆，喝汤。

【功效】健脾温肾，温胃散寒。

【适宜人群】脾胃虚寒者。

【方解】刀豆味甘性平，温中下气，利肠胃，止呃逆，益肾补元。白扁豆味甘性微温，和中，下气，补五脏。鸡内金味甘性平，健胃消食。

【注意事项】胃火亢盛、胃阴亏虚、阳气偏盛、阴虚火旺者等忌食。

扫一扫，看课件

# 第三节　睡眠紊乱状态人群饮食养生

亚健康睡眠紊乱状态指在亚健康状态下，人体的睡眠节律紊乱，睡眠的时间过长或过短，睡眠质量不高，不能获得正常睡眠的一种状态。其主要表现为睡眠满意度低、入睡困难、早醒、多梦、易醒、醒后不适、白天困倦、睡眠质量差等。亚健康睡眠紊乱状态的临床表现多样，但其形成是心理、生理等多方面因素综合作用的结果，也与社会生活环境、经济文化等有关系，尤其是与生活方式改变、工作节奏加快、社会压力加重最为密切。睡眠紊乱作为亚健康状态典型的躯体症状之一，其发生亦与上述影响因素密不可分。有研究显示，亚健康睡眠紊乱状态的好发人群以 30～50 岁的已婚人士居多，且以脑力劳动者为主，其职业以企事业和医疗卫生工作较多，在文化程度和职称上的分布则以本科学历和中级职称者较多，这表明亚健康睡眠紊乱人群的社会角色相对较为稳定。本状态亦属中医"不寐"或"多寐"的未病范畴，即有"不寐"或"多寐"的倾向，但尚未达到已病状态。

## 一、病因病机

营卫阴阳的正常运行是保证心神调节寐寤的基础。人体"阴平阳秘"，脏腑调和，气血充足，心神安定，卫能入于阴，阴阳相交，神安则得眠。心脾两虚、阴虚火旺、心胆气虚、食积停滞、肝火扰神等，均能导致心神不安，神不守舍，不能由动转静而致不寐。肝郁化火、痰热扰心，致神不安宅者为实证；心脾两虚、气血不足、心胆气虚、心肾不交，致心神失养，神不安宁者为虚证。其病位在心，与肝、脾、肾密切相关。

## 二、食养原则

1. 在食养上当以补虚泻实，调整阴阳为原则。虚者宜补其不足，益气养血，滋补肝肾；实者宜泻其有余，消导和中，清火化痰。实证日久，气血耗伤，亦可转为虚证。虚实夹杂者，应补泻兼顾。

2. 选用多种食物与药物熬粥，有利于营养成分的吸收，能够较好地发挥安神、促眠的功效。阴虚火旺倾向宜食小米百合粥、酸枣仁粥等；心肾不交倾向宜食莲子百合汤等；心脾两虚倾向宜食龙眼莲子羹等；肝气郁结倾向宜食陈皮粥、甘草桂枝糯米粥等；脾虚湿困倾向宜食山药薏米粥等。建议每日早、晚服用，同时保证副食、蔬菜及主食搭配齐全，营养充足。失眠患者在每日饮食中应多吃清淡而富有营养的食物，如奶类、谷类、蛋类、鱼类、蔬菜、水果等，保证摄入充足的维生素等。

3. 饮食注意事项：三餐安排适当；进食定时定量；清淡而有营养；避免过饱过饥；少饮用含有咖啡因的饮料；补充足够水分。

## 三、推荐食材

**1. 按功效**　补气类如人参、红景天、甘草、绞股蓝、黄芪、黄精等；补血类如地黄、百合等；补阳类如淫羊藿、巴戟天、刺五加、补骨脂等；补阴类如白芍、黄精、百合、何首乌、枸杞子、银耳、蛤蟆油等；安神类如远志、合欢花、五味子、石菖蒲、缬草等；清热化痰类如大黄、虎杖、积雪草、知母、栀子、黄芩、胡黄连等。

**2. 按药理作用**　具有镇静催眠作用的如酸枣仁、五味子、合欢花、远志、龙眼肉、灵芝等；具有抗焦虑作用的如金丝桃、刺五加、淫羊藿、积雪草、石菖蒲、人参、柴胡、莲子、五味子、远志等。

## 四、辨证食养

### (一) 心脾两虚

**1. 症状**　入睡困难，多梦易醒，心悸健忘，伴头晕目眩，神疲倦怠，食少纳呆，腹胀便溏，面色少华，舌质淡、苔薄白，脉细弱。

**2. 食养原则**　补益心脾，养血安神。

**3. 推荐食物**　粳米、糯米、大麦、高粱、小米、香菇、木耳、葡萄、牛肉等。

**4. 饮食宜忌**　饮食宜软烂，以养脾胃。忌坚硬、生冷及酒、咖啡、浓茶等刺激性食物和饮料。

**5. 应用举例**

（1）茯苓山药莲米粥（《中医养生与药膳食疗》）

【组成】茯苓 25g，山药 50g，莲子 25g，猪瘦肉末 50g，粳米 200g。

【制法与用法】将茯苓、山药、莲子、粳米洗净，加水 1500mL，文火煮成稀粥。佐餐食用。

【功效】益气健脾，养心安神。

【适宜人群】心脾两虚者。症见食少纳差、倦怠无力、心神不宁、心悸失眠眩晕、面色无华等。

【方解】方中茯苓性味甘平，入心、脾、肾经，有养心安神、健脾利湿之功；莲子性味甘平，具有健脾利湿、养心益肾之功；山药性味亦甘平，具有益气养阴、生津止渴、健脾补肺益肾之功；猪瘦肉末性平味甘，有润肠生津、补肾养血、安神定惊之功；粳米性平味甘，具有益脾胃、除烦渴、安神之功。五味药食相配伍，健脾益气，养心安神，且补而不滞，是养心健脾、补益气血之良方。

【注意事项】本品味甘，有碍脾胃，故素体肥满、有痰湿内蕴者慎用。

（2）枣莲洋白菜汤（《健脑的 12 个食疗方》）

【组成】洋白菜 500g，红枣、百合、莲子各 10g，油盐调料适量。

【制法与用法】将红枣、百合、莲子入锅内，加水煮至熟透，再入洋白菜煮熟，加油盐调味。佐餐食用。

【功效】健脾补血，养心安神。

【适宜人群】心脾两虚者。症见神经衰弱、失眠多梦等。

【方解】方中洋白菜味甘性平，补骨髓，润五脏六腑，益心力，壮筋骨；红枣滋阴养血；百合清心安神；莲子养心安神。三味与洋白菜同煮汤，共奏健脾补血、养心安神之功，是心脾两虚所致睡眠不佳、失眠多梦者的食疗佳品。

（二）心胆气虚

**1. 症状**　虚烦不寐，多梦易惊，伴心虚胆怯，终日惕惕，形体消瘦，倦怠乏力，小便清长，舌质淡、苔薄白，脉弦细。

**2. 食养原则**　益气镇惊，安神定志。

**3. 推荐食物**　粳米、糯米、大麦、小米、葡萄。

**4. 饮食宜忌**　饮食宜软烂、易消化。忌油腻及酒、咖啡、浓茶等刺激性食物和饮料。

**5. 应用举例**

养心粥（《食疗百味》）

【组成】人参10g（或党参30g），红枣10枚，麦冬、茯神各10g，糯米100g，红糖适量。

【制法与用法】将人参（或党参）、红枣、麦冬、茯神放入砂锅内，加水适量，共煎半小时左右，捞出党参、大枣、麦冬、茯神，在药液中加糯米100g，慢火煮至粥稠时，加入红糖适量，搅拌均匀即可食用，适温服。

【功效】益气、养心、安神。

【适宜人群】适用于气血两虚者，症见心悸健忘、失眠多梦、面色无华等。

【方解】方中人参味甘微苦，性微温，可大补元气，养阴安神；红枣养血，麦冬滋阴，茯神益气安神，糯米健脾胃，红糖养血。

【注意事项】粥不宜过稠。

（三）心肾不交

**1. 症状**　心烦不寐，心悸多梦，伴头晕耳鸣，腰膝酸软，潮热汗出，五心烦热，咽干口燥，男子遗精，女子月经不调，舌质红，苔少或无苔，脉细数。

**2. 食养原则**　滋阴降火，交通心肾。

**3. 推荐食物**　小麦、黑大豆、银耳、牛肉、猪肉等。

**4. 饮食宜忌**　饮食宜凉润，以免伤阴。忌辛辣、大热之品及酒、咖啡、浓茶等刺激性食物和饮料。

**5. 应用举例**

（1）人参炖乌骨鸡（《中国食疗大典》）

【组成】乌骨鸡2只，人参100g，猪肘500g，母鸡1只，料酒、食盐、味精、葱、姜及胡椒粉各适量。

【制法与用法】将乌骨鸡和母鸡宰杀，去毛、爪、头及内脏，腿别入肚内，出水。将人参用温水洗净；将猪肘用力刮洗干净，出水；葱切段、姜切片，备用。将大砂锅置旺火上，加足清水，入母鸡、猪肘、葱段、姜片，沸后移小火慢炖，至母鸡和猪肘五成烂时，再入乌骨鸡和人参同炖，用食盐、料酒、味精、胡椒粉调味，炖至鸡酥烂即可。

【功效】益气、养心、安神。

【适宜人群】阴虚内热者，症见虚烦少寐，神志不宁。

【方解】方中人参味甘微苦，性微温，可大补元气，养阴安神；乌骨鸡味甘性平，有滋补肝肾、退热安神的功效；猪肉性甘味平，具有滋阴润燥的功效。三味配伍，可补肝肾、降虚火、除烦热、安神志。

【注意事项】本方略滋腻，素有湿热内蕴或阳气不足者慎用。

NOTE

（2）百合粥　见"第八章 辨体饮食养生 第四节 阴虚质饮食养生"。

## （四）肝郁化火

**1. 症状**　不寐多梦，重则彻夜不眠，伴胸胁胀痛，头晕头胀，目赤耳鸣，口苦面赤，口渴欲饮，便秘溲赤，舌质红，苔黄或黄燥，脉弦数。

**2. 食养原则**　清肝泻火，镇心安神。

**3. 推荐食物**　绿豆、豆腐、丝瓜、黄瓜、苦瓜、芦笋、苦菊、梨、香蕉、西瓜、兔肉。

**4. 饮食宜忌**　饮食宜清淡、易消化。忌油腻及酒、咖啡、浓茶等刺激性食物和饮料。

**5. 应用举例**

（1）石膏粥（《食医心鉴》）

【组成】生石膏 30 ～ 60g，陈皮 5g，粳米 100g，白糖适量。

【制法与用法】石膏、陈皮先煎汁，取汁与粳米同煮粥，最后调入白糖，分次服食。

【功效】清热安神。

【适宜人群】实热之烦躁不眠者。

【方解】方中石膏味辛甘，性大寒，有清热除烦功效，粳米甘平，陈皮性温，健脾理气，白糖性凉清热。

【注意事项】脾胃虚弱者少量频服。

（2）生芦根粥（《食医心鉴》）

【组成】新鲜芦根 100 ～ 150g，青皮 5 ～ 10g，粳米 100g。

【制法与用法】取鲜芦根洗净后，切成小段，与青皮同煎取汁，去渣，入粳米煮粥，每日分 2 次服。

【功效】清热泻火，养阴安神。

【适宜人群】实热伤阴之心烦不眠者。

【方解】鲜芦根性味甘寒，生津润燥清热，青皮理气，粳米性味甘平，补益脾胃。

【注意事项】脾胃虚弱者少量频服。

## （五）痰热扰心

**1. 症状**　心烦不寐，甚则彻夜不眠，胸闷脘痞，伴头晕目眩，呕恶嗳气，口苦痰多，便秘，舌质红、苔黄腻，脉滑数。

**2. 食养原则**　清化痰热，和中安神。

**3. 推荐食物**　绿豆、豆腐、冬瓜、丝瓜、黄瓜、苦瓜、芦笋、苦菊、荠菜、梨、香蕉、西瓜、兔肉等。

**4. 饮食宜忌**　饮食宜软烂、清淡，养脾胃以免生痰。忌辛辣及酒、咖啡、浓茶等刺激性食物和饮料。

**5. 应用举例**

（1）朱砂煮猪心（《疾病食疗 900 方》）

【组成】猪心 1 个，朱砂 1g。

【制法与用法】将猪心洗净剖开，朱砂填入心腔内，外用细线捆扎。将猪心放入足量的清水中熬煮至熟为止，再酌加细盐、小葱等即成。食猪心，喝汤，2 天内吃完。

【功效】重镇安神，养心镇惊。

【适宜人群】心火亢盛者。适用于心火亢盛所致心烦失眠、心悸怔忡、神志不宁等。

【方解】方中朱砂味甘性微寒，能制浮游之火，重镇以安心神；猪心为血肉有情之品，味甘性平，可养心补血，安神定惊。两味相伍，一以寒降之性，泻偏盛之阳火，使心火下降；一以血肉之情补偏衰之阴血，使阴血上承，两药共奏重镇安神之效。

【注意事项】朱砂含硫化汞等有毒之品，故服用本方不宜过量，亦不可久服。孕妇及肝功能不全者忌服。

（2）磁石粥（《寿亲养老新书》）

【组成】磁石30g，粳米100g，姜、大葱适量（或加猪腰，去内膜，洗净切条）。

【制法与用法】将磁石捣碎，于砂锅内先煎1小时，滤汁去渣。砂锅内入粳米（猪腰）、生姜、大葱，倒入药汁，同煮为粥，晚餐温服。

【功效】重镇安神。

【适宜人群】心火亢盛者。适用于心火亢盛所致心神不宁、心烦失眠、心慌心悸、头晕头痛等。

【方解】方中磁石滋阴潜阳、镇惊安神，是治疗各种心神不宁、心悸失眠之要药；糯米甘平，可益心气、定心神、除烦热。二者相伍，共奏镇惊安神之功效。

【注意事项】磁石为磁铁矿的矿石，内服后不易消化，故不可多服。脾胃虚弱者慎用。

# 第四节　心理障碍状态人群饮食养生

扫一扫，看课件

　　亚健康心理障碍是指未达到心理疾患程度的偏常心理状态。临床表现有烦躁、焦虑、抑郁、冷漠、孤独、注意力不集中、反应迟钝等。这种状态未达到相关精神病学诊断标准，但同样会给工作和生活带来很大影响，甚至还可诱发躯体疾病、精神疾病和心理危机。本状态属中医"郁症"或"脏躁"的未病范畴，即有"郁症"或"脏躁"的倾向，但尚未达到已病状态。调查显示，本状态人群以30～40岁的中年人为主。工作压力大，患有心理偏常状态经治疗好转，直系亲属中有心理偏常患者，经历某些重大事情打击，心理压力未进行及时排解等因素，都会造成亚健康心理障碍。主要症状表现为：时有精神不振，疲乏无力，反应迟钝，失眠多梦，抑郁寡欢，焦躁不安，急躁易怒，恐惧胆怯，记忆力下降，注意力不集中等。亚健康心理障碍状态多无明显体征。常见体质有气郁质、气虚质、痰湿质、血瘀质、阴虚质与阳虚质等。

## 一、病因病机

　　病因包括外邪、情志等，导致气、血、痰、食、火、湿等病理产物的滞塞和郁结。亚健康心理障碍状态与肝的关系密切，其次涉及心、脾。其病机主要为肝失疏泄，脾失健运，心失所养，脏腑、阴阳、气血失调。

## 二、食养原则

　　**1.总的原则应平衡阴阳、调和气血**　虚则补其不足，益气养血，滋阴降火，健脾祛湿；实则泄其有余，疏肝理气。对于实证，首当理气开郁，并根据是否兼有血瘀、化火、痰结、湿滞、食积等分别采用活血、降火、化痰、祛湿、消食等法。虚证则应根据损及的脏腑及气血阴精亏虚的不同而补之，或养心安神，或补益心脾，或滋养肝肾。除食养调理外，精神治疗对郁症有极其重要的作用。

**2. 饮食注意事项**　加强饮食调养，晚餐不宜过饱，宜进食清淡、易消化、富含营养的食物，忌烟、酒、葱、椒等刺激性食物；多食碳水化合物及蔬菜、水果，如番茄、冬瓜、山药、银耳、莲藕、豆芽、苹果、香蕉、西瓜、梨之类，补充鸭蛋、猪肝、海蜇等，少食辛辣、刺激性及肥甘黏腻食物；保持心情愉快，促进食欲，饮食品种要可口、多样化，注意色香味美，合理饮食；忌食酒类及咖啡等食品，避免油炸食物。

## 三、推荐食材

**1. 按功效**　补益类如人参、红景天、甘草、淫羊藿、巴戟天、白芍、刺五加、地黄、绞股蓝、补骨脂、黄芪、黄精、百合、何首乌、枸杞子、银耳、蛤蟆油等；理气类中药如柴胡、佛手、陈皮、香附、枳壳、槟榔，大多具有疏肝理气解郁的作用；活血类中药如川芎、姜黄、牡丹皮、三七、桃花等；安神类如远志、合欢花、五味子、石菖蒲、缬草等；平肝息风类如天麻、罗布麻、刺蒺藜等；清热化湿类如知母、栀子、黄芩、胡黄连、大黄、虎杖、积雪草等。

**2. 按药理作用**　具有抗抑郁作用的中药如金丝桃、刺五加、淫羊藿、积雪草、石菖蒲、人参、柴胡、红景天、黄精、甘草、厚朴、知母、银杏、葛根、紫苏、槟榔、巴戟天等；抗焦虑作用的中药如栀子、石菖蒲、厚朴、人参、中国林蛙卵油、香菜、酸枣仁、生姜、熟地黄、天麻、钩藤、刺五加、朱砂、罗布麻、当归、红景天、肉桂等；具有镇静作用的中药如远志、合欢花、酸枣仁、五味子、龙眼肉、灵芝等。

## 四、辨证食养

### （一）肝气郁结

**1. 症状**　精神抑郁，情绪不宁，胸部满闷，胁肋胀痛，痛无定处，脘闷嗳气，不思饮食，或呕吐，大便不调，舌质淡红，苔薄，脉弦。

**2. 饮食调护原则**　疏肝解郁，理气和中。

**3. 推荐食物**　萝卜、洋葱、生姜、黑胡椒、小茴香、芹菜等。

**4. 饮食宜忌**　饮食清淡、易消化，忌油腻。

**5. 应用举例**

（1）柚皮醪糟　见"第八章 辨体饮食养生 第八节 气郁质饮食养生"。

（2）五香酒料　见"第七章 因地饮食养生 第四节 西北地区饮食养生"。

### （二）痰气郁结

**1. 症状**　精神抑郁，胸部闷塞，胁肋胀满，咽中不适，如有物梗阻，咳之不出，咽之不下，舌质淡红，苔白腻，脉弦滑。

**2. 饮食调护原则**　行气解郁，化痰散结。

**3. 推荐食物**　萝卜、洋葱、海带等。

**4. 饮食宜忌**　饮食宜软烂、清淡，养脾胃以免生痰，忌过食肥甘厚味。

**5. 应用举例**

（1）薯蓣半夏粥（《医学衷中参西录》）

【组成】山药 30g，半夏 30g，白糖适量。

【制法与用法】山药制成细末。半夏用温水浸泡，淘洗数次以去矾味，加水煎煮 5 分钟，取汁 250mL。将半夏汁倒入山药末中拌匀，加清水适量煮 3～5 分钟，入白糖调味。每日分 3 次食用。

【功效】健脾益胃，燥湿化痰。

【适宜人群】胃气上逆者。用于脾胃虚弱，痰湿壅盛，胃气上逆之恶心呕吐、脘痞纳呆、舌淡苔腻、脉沉缓或滑等。

【方解】薯蓣又名山药，味甘性平，不燥不腻，能补脾、肺、肾三脏之气阴，既是一味补药，又是日常佳蔬，用治肺、脾、肾气虚；半夏辛温，燥湿化痰，降逆止呕，善治胃气上逆之呕吐，现代研究表明半夏可抑制呕吐中枢；白糖甘寒，清热生津，与山药相配，既可防半夏温燥伤阴，又能矫味。三者合用，共奏健脾益胃、燥湿化痰、降逆止呕之功。

（2）竹茹芦根茶（《备急千金要方》）

【组成】竹茹 30g，芦根 30g，生姜 3 片。

【制法与用法】上三味水煎。代茶饮用。

【功效】化痰和胃，降逆宁神。

【适宜人群】胃气上逆者。用于胃热逆气上冲、中虚胃气失于和降之呃逆。临床用于急性胃肠炎、幽门不全梗阻，感染性、传染性病症恢复期之热性呕哕也可用本方调治。

【方解】方中竹茹、芦根与生姜均有和胃降逆的作用，都可用于呕吐呃逆的治疗，特别是竹茹、芦根为治疗胃热呕逆的常用药对。竹茹味甘，性微寒，入肺、胃二经，既可清热，又能降逆；芦根甘寒，既可清热生津，又能降逆止呕，用治热病津伤，胃热呕哕最为适宜；生姜辛温，主治胃寒呕哕，少量用之，意在专其和胃降逆之功。诸药相配，共奏清热益胃、降逆止呕之效。

【注意事项】忌食生冷、油腻等物。

**（三）心神失养**

**1. 症状**　精神恍惚，心神不宁，多疑易惊，悲忧善哭，或时时欠伸，或手舞足蹈，舌质淡，苔薄白，脉弦细。

**2. 饮食调护原则**　甘润缓急，养心安神。

**3. 推荐食物**　粳米、糯米、大麦、菠菜，鸡肉、栗子、牛肉、驴肉、鸡蛋等。

**4. 饮食宜忌**　饮食宜补养易消化之品，忌酒、咖啡、浓茶等刺激性食物和饮料。

**5. 应用举例**

（1）甘麦大枣汤（《金匮要略》）

【组成】甘草 20g，小麦 100g，大枣 10 枚。

【制法与用法】将甘草放入砂锅内，加清水 500mL，大火烧开，小火煎至 200mL，过滤取汁留用。将大枣洗净去杂质，与小麦一同入锅加水慢火煮至麦熟，加入甘草汁，再煮沸后即可食用。空腹温热服。

【功效】养心安神，和中缓急。

【适宜人群】心阴虚者。适用于心阴不足、肝气失和所致之脏躁，见心神不宁、精神恍惚、心烦失眠、悲伤欲哭、哈欠频作等。

【方解】方中主选甘草，甘缓养心以缓急；辅以小麦，微寒以养心宁神除烦；大枣甘温，可补脾胃、益气血、安心神、调营卫、和药性。三味相伍，具有甘缓滋补、宁心安神、柔肝缓急之效。

【注意事项】本品略有助湿生热之弊，故伴有湿盛脘腹胀满，以及痰热咳嗽者忌服。

（2）小麦红枣粥（《本草纲目》）

【组成】小麦 50g，粳米 100g，龙眼肉 15g，红枣 5 枚，白糖 20g。

【制法与用法】去净杂质，放入锅内，加水适量。慢火煮至粥稠时，加入白糖，搅拌均匀即可食用。空腹温热服。

【功效】养心安神，补中益气。

【适宜人群】心阴虚者。适用于存在精神疾患的各类人群，表现为烦躁易怒、焦虑、乏力、失眠等，亦可用于亚健康或健康人群的日常食养保健。

【方解】方中甘草甘缓解急，益气补脾，具有养心安神除烦的功效；大枣、百合益气养血，清心安神；鸡蛋除烦热，补阴血。诸味同用，共奏益气健脾、补血养心、安神定志之功。

### （四）心脾两虚

**1. 症状**　多思善虑，头晕神疲，心悸胆怯，失眠健忘，面色不华，食欲不振，舌质淡，苔薄白，脉细弱。

**2. 饮食调护原则**　健脾养心，补益气血。

**3. 推荐食物**　粳米、糯米、大麦、小米、香菇、木耳、牛肉、羊肉等。

**4. 饮食宜忌**　饮食宜软烂、清淡，以养脾胃，忌辛辣及酒、咖啡、浓茶等刺激性食物和饮料。

**5. 应用举例**

柏子仁粥（《粥谱》）

【组成】柏子仁 15g，粳米 100g，蜂蜜适量。

【制法与用法】柏子仁去净皮壳、杂质，捣烂，同粳米一起放入锅内，加水适量。慢火煮至粥稠时，加入蜂蜜，搅拌均匀即可食用。每日分 2 次温热服。

【功效】养心安神，润肠通便。

【适宜人群】心血虚者。适用于心血虚所致之虚烦不眠、惊悸怔忡、健忘多梦及习惯性便秘、老年性便秘等。另外，对血虚脱发有一定疗效。

【方解】方中柏子仁味甘性平，入心、肾、大肠经，是治疗心血不足引起的虚烦不眠、多梦健忘、惊悸等的常用药，配用粳米可补中益气，健脾和胃；蜂蜜养脾气，除心烦，润肠通便。三味相合，性平无毒，作用和缓，以养心安神为主，兼具润肠通便之效。

【注意事项】本方有润下、缓泻作用，故便溏或泄泻者忌服。

# 第五节　胃肠功能紊乱人群饮食养生

扫一扫，看课件

胃肠功能紊乱是一组胃肠功能综合征的总称，多系高级神经活动障碍诱发，以胃肠道运动功能失调为主的自主神经系统功能失常，不伴有生物化学或病理解剖学的器质性病变。临床多表现为胃肠道症状，常伴有失眠、焦虑、注意力涣散、健忘、头痛头晕等精神因素症状，青壮年和腹部手术后患者多发。伴有肥胖、脾胃虚弱、性格敏感及情绪焦虑等。中医认为胃肠功能紊乱属于"呃逆""胃脘痛""虚秘"和"泄泻"等范畴，常见于痰湿质、气虚质、气郁质、瘀血质、气虚质兼夹阴虚质、阳虚质兼夹阴虚质人群。

## 一、病因病机

脾胃气滞是其主要原因。发病常与情志不遂、饮食不节、劳累、腹腔手术等因素有关。起病或缓或急，常有反复发作病史。忧思恼怒，久郁不解，导致肝气不舒，日久横逆犯脾，而发本病。腹腔手术后，机体脏腑功能失调、气机不畅和血瘀是其必然结果。中医辨证属于中焦气闭、腑气壅滞、气滞血瘀之证，故采用理气消胀、行气通腑、活血化瘀等基本治法。

## 二、食养原则

**1. 总的原则为健脾和胃，饮食有节** 不暴饮暴食，同时也不饱食。食宜清淡，勿多食肥甘厚腻，勿食生冷，勿多食刺激性食品等。可适量吃些补益脾胃的食物，如山药、茯苓、莲子、薏苡仁、芡实、白扁豆、大枣、黄芪、糯米、红薯、粳米、鲫鱼等。注意少食或不吃损伤脾胃的食品，如过咸、含铝的食物、过氧脂质（如烧、烤的家禽）和油炸的食物，以及酒、糖、味精等。

**2. 辨体食养** 气郁质者适当食用具有疏肝理气作用的食物，如小麦、芹菜、茼蒿、萝卜、杏仁、陈皮等；气虚质者可适当食用小米、粳米、牛肉、鸡肉、鸡蛋、大枣、香菇、山药等具有健脾益气作用的食物；痰湿质者应适当食用健脾、利湿、通利三焦的食物，如薏苡仁、扁豆、山药、萝卜、黄牛肉、紫菜等；血瘀质者宜适当食用玉米、粳米、黑木耳、洋葱、黑豆、茄子等食物；气虚质兼阴虚质者可适当搭配食用粳米、大枣、山药、百合、银耳等益气养阴之品；阳虚质兼阴虚质者可适量搭配进食温阳、养阴之品，如黑大豆、黑芝麻、牛肉、百合、燕窝、大枣、生姜等食物。

**3. 调整膳食结构** 增加优质蛋白、维生素等摄入比例，防止贫血和营养不良；调节膳食酸碱平衡。肠道菌群失调者，使用益生菌调整肠道菌群。当胃酸分泌过多时，可喝牛奶、豆浆，吃馒头或面包以中和胃酸；当胃酸分泌减少时，可用浓缩的肉汤、鸡汤、带酸味的水果或果汁，以刺激胃液的分泌，帮助消化。可食用低可发酵低聚糖、二糖、单糖、多元醇饮食。

**4. 少食下列食物** 大蒜、洋葱、韭菜、芦笋、秋葵、豌豆、青葱、小麦、黑麦、大麦、豆类、坚果等低聚糖含量较高的食品，因人体内缺乏相应酶分解，不能被消化吸收；苹果、梨、芒果、西瓜和蜂蜜等中果糖（单糖）含量较高的食品，在部分人群中会引起果糖吸收不良；樱桃、鳄梨、苹果、杏、梨、油桃、西瓜、菜花、蘑菇所含的以及人造甜味剂山梨糖醇、甘露醇、麦芽糖醇、木糖醇等多元醇即糖醇，在小肠极少被吸收，进入结肠后厌氧发酵。

## 三、推荐食材

**1. 增加胃肠蠕动功能** 陈皮、代代花、木香、枳实、番泻叶、大黄等。
**2. 调节肠道菌群失调** 党参、茯苓、白术、甘草、木香等。

## 四、辨证食养

### (一) 中气下陷

**1. 症状**　头晕，纳差，伴有便溏，消瘦异常，食后腹胀，乏力，排便不畅，通常为多日一排，舌淡胖边有齿痕、苔白腻，脉弦细小。

**2. 饮食调护原则**　补中益气。

**3. 推荐食物**　鸡肉、莲子、黄芪、粳米、糯米、兔肉、鳝鱼、小米等。

**4. 饮食宜忌**　饮食宜软烂，以养脾胃。忌坚硬、生冷及酒、咖啡、浓茶等刺激性食物和饮料。

**5. 应用举例**

（1）黄芪蒸鸡（《随园食单》）

【组成】嫩母鸡1只，黄芪30g，绍酒15g，食盐1.5g，葱、生姜各10g，胡椒粉2g，清汤500g。

【制法与用法】母鸡宰杀后去毛，剖开去内脏，剁去爪，洗净。先入沸水锅内焯至鸡皮伸展，再捞出用清水冲洗，沥干水待用。黄芪用清水冲洗干净，趁湿润斜切成2mm厚的长片，塞入鸡腹内。葱洗净后切成段，生姜洗净去皮，切成片。把鸡放入砂锅内，加入葱、姜、绍酒、清汤、精盐，用湿棉纸封口。上蒸笼用武火蒸，水沸后蒸1.5～2小时，至鸡肉熟烂。出笼后去黄芪，再加入胡椒粉调味。空腹时食用，1日内分次食完。

【功效】补中益气。

【适宜人群】气虚质、阳虚质者。

【方解】本方所治之证，为脾肺气虚、中气下陷、卫表不固所致。治宜健脾补肺，升阳固表。方中黄芪性味甘温，力专补气升阳、固表止汗，为升阳、固表要药；鸡肉味甘性平，具有益气健脾、填精补髓之功，为血肉有情补品。黄芪与鸡肉相配，相得益彰，健脾益气作用益增，补虚强身功效更著。全方健脾补肺，益气升阳，固表止汗，确为脾肺气虚之良方。

【注意事项】本方偏于温补、缓补，脾胃虚弱者不可急于求效而过量食用；实证、热证、阳证及素体阴虚阳亢者均不宜服用。

（2）人参莲肉汤　见"第九章 不同人群饮食养生 第一节 育龄妇女（孕前调理）饮食养生"。

### (二) 脾肾虚寒

**1. 症状**　面色苍白，倦怠乏力，畏寒肢冷，胃脘冷痛，得温痛减，食冷痛甚，易腹泻，大便溏薄，舌淡胖边有齿痕、苔薄白，脉沉细无力。

**2. 饮食调护原则**　温中祛寒。

**3. 推荐食物**　鸡肉、羊肉、狗肉、葱、韭菜、肉桂等。

**4. 饮食宜忌**　宜清淡饮食，以顾护脾胃。不宜过酸、过甜及产气类食物，以免阻滞气机，加重病情。

**5. 应用举例**

（1）丁香草蔻肉桂鸭（广西壮族自治区梧州地区民间验方）

【组成】丁香5g，鸭子1只，草豆蔻5g，肉桂5g，生姜15g，葱15g，食盐5g，冰糖

3g，香油 3g，卤汁适量。

【制法与用法】丁香、肉桂、草豆蔻同用水煎熬至沸，每次沸后约 20 分钟即可熬出药汁，连煎两次收取药液约 200mL 待用。将鸭子宰杀洗净，放锅内，入姜、葱、适量水，用武火烧沸后撇去浮沫，改移小火上加入药汁，盖上盖，保持微沸煮约 15 分钟，捞出鸭子。卤汁倒入锅内烧沸后，再放入鸭子，用文火卤熟捞出。取适量的卤汁放入锅内，加入冰糖炒化，再加食盐调好味，均匀地涂在鸭子的全身，然后再均匀地抹上香油即成。

【功效】温养脾肾，理气止痛。

【适宜人群】阳虚质、气虚质者。

【方解】本方丁香、肉桂、草豆蔻同用，可壮元阳、温脾胃、消饮食、理气滞；选用全鸭做主食，可补虚劳、健脾胃、利水湿。药食相合，共奏温阳补虚、消食和胃之功。

（2）薏苡仁香糯粥（广西三江县侗族特色药膳资源的调查与分析）

【组成】薏苡仁 30g，糯米 50g，蜂蜜适量。

【制法与用法】取薏苡仁洗净，加糯米煮粥，兑蜂蜜分 3 次服。连服半月为一疗程。

【功效】健脾祛湿。

【适宜人群】阳虚质、气虚质、痰湿质者。

【方解】《本草纲目》载，薏苡仁可"健脾益胃，补肺清热，祛风渗湿。炊饭食，治冷气。煎饮，利小便热淋"。广西三江地区民间称："薏米胜过灵芝草，药用营养价值高，常吃可以延年寿，返老还童立功劳。"

### （三）肝气犯胃

**1. 症状**　胃肠不适，多因情志抑郁及急躁易怒等引发，泛酸嘈杂，口干口苦，失眠多梦，嗳气纳差，舌质红、苔黄、脉弦。

**2. 饮食调护原则**　疏肝解郁，健脾理气。

**3. 推荐食物**　小麦、葱、蒜、海带、海藻、代代花、萝卜、金橘、山楂等。

**4. 饮食宜忌**　多吃具有行气、解郁、消食、醒神的食物，少食辛辣刺激食物。

**5. 应用举例**

（1）柚皮糖（民间药膳）

【组成】柚子 1 个，冰糖 500g，水适量。

【制法与用法】将柚子皮切成薄片，浸泡于水中 20 分钟，挤干水分，反复几次，脱去柚子的苦味。将 500g 冰糖放进锅中加开水煮化，纳入处理过的柚子皮开火煮制。注意煮制过程不停翻炒，至糖汁的水分蒸发变成粉末状。炒好后放凉，用密封玻璃瓶装好保存即可。每日食用 10 颗。

【功效】理气和胃，止咳化痰。

【适宜人群】气郁质者。

【方解】方中柚子皮宽中理气，消食化痰，止咳平喘，主要用于气郁胸闷、脘腹冷痛、食积、咳喘等，《本草纲目》称其"消食快膈，散愤懑之气，化痰"。与冰糖同制，共奏理气和胃、止咳化痰之效。

（2）代代花茶（民间验方）

【功效】代代花 5g，砂仁 2g，炙甘草 3g。

【制法与用法】将代代花、砂仁、炙甘草去杂质洗净、晾干，放入大茶杯中，加沸水冲泡，加盖焖 10 分钟即成。代茶频频饮用，一般可冲泡 3 ～ 5 次。

【功效】疏肝和胃，理气解郁。

【适宜人群】气郁质者。

【方解】代代花是药食同源之品，具有理气、宽胸、开胃及防治胸脘胀闷、恶心、食欲不振等功效，用于胸腹闷胀痛、消化不良、痰饮等，现代常用于疏肝理气、消食和胃、理气化痰、解郁等。砂仁有化湿开胃、温脾止泻、理气安胎的功效。以此为茶，具有疏肝和胃、理气解郁之功。

### （四）湿阻中焦

**1. 症状**　肢体困重，脘腹痞闷，纳呆食少，自觉口中黏腻不适，口淡无味，或口中有甜味，渴不欲饮，或但欲漱水而不欲咽，舌淡、苔白腻，脉濡。

**2. 饮食调护原则**　健脾化湿。

**3. 推荐食物**　陈皮、茯苓、赤小豆、薏苡仁、眉豆、芡实等。

**4. 饮食宜忌**　忌肥甘滋腻之品。

**5. 应用举例**

（1）健脾茶（《滋补保健药膳食谱》）

【组成】橘皮 10g，炒山楂 3g，生麦芽、荷叶各 15g。

【制法与用法】取橘皮、荷叶切丝，与炒山楂、生麦芽同置锅内，加水适量，武火煎煮至沸，文火保持微沸 30 分钟，过滤取汁去渣即成。代茶频饮。

【功效】健脾祛湿，消积化滞。

【适宜人群】痰湿质、湿热质、气郁质者。

【方解】方中橘皮气味芳香，入脾经，既能健脾调中，又能燥湿，为本方之主药。山楂、麦芽皆有消食和胃之功，其中山楂长于消油腻肉食积滞，麦芽长于消淀粉类食物积滞，同为辅药。佐以荷叶祛湿，升清阳。四药合用，共奏健脾祛湿、消积化滞之功效。

（2）茯苓豆腐（《家庭中医食疗法》）

【组成】茯苓粉 30g，松子仁 40g，豆腐 500g，胡萝卜、菜豌豆、香菇、玉米、蛋清、盐、料酒、原汤、淀粉各适量。

【制作与用法】豆腐用干净棉纱布包好，压上重物以沥除水；干香菇用水发透、洗净，除去柄上木质物，大者撕成两半；菜豌豆去筋，洗净，切作两段；胡萝卜洗净、切菱形薄片；蛋清打入容器，用起泡器搅起泡沫。将豆腐与茯苓粉拌和均匀，用盐、酒调味，加蛋清混合均匀，上面再放香菇、胡萝卜、菜豌豆、松仁、玉米粒，入蒸笼用武火煮 8 分钟，再将原汤 200g 倒入锅内，用盐、酒、胡椒调味，以少量淀粉勾芡，淋在豆腐上即成。佐餐食用。

【功效】健脾化湿，消食减肥。

【适宜人群】痰湿质、湿热质者。

【方解】全方以茯苓、松子仁、豆腐为主组成。其中茯苓味甘淡，功能健脾和中，淡渗利湿，常用于治疗痰饮停聚、水湿潴留所致的小便不畅、浮肿、食欲不振、消化不良等。松子仁甘而微温，能滋补强身，润肠通便。豆腐甘凉，能益气和中，生津润燥，清热解毒，《食物本草》谓其"宽中益气，和脾胃，下大肠浊气，消胀满。"三物配伍，有减肥降脂之效。茯苓得豆腐，能健中气而复脾之运化；松子仁配茯苓，则宽肠胃而促大便下行，由此水湿化于脾胃健运，水湿利于二便通畅，故能减肥消脂。

【注意事项】本膳偏于寒凉，故阳虚肥胖者不宜。

## （五）胃阴不足

**1. 症状** 呃逆急促，纳呆厌食，胃脘灼热或隐痛，口干咽燥，大便秘结，五心烦热，舌红绛少苔或无苔，脉细数。

**2. 饮食调护原则** 益胃养阴。

**3. 推荐食物** 黄精、玉竹、天冬、石斛、竹茹、桑叶、梨、莲藕、梅干等。

**4. 饮食宜忌** 忌辛香温燥之品。

**5. 应用举例**

（1）三汁羹（《太平圣惠方》）

【组成】生黄精 1500g，大生地 1500g，鲜天冬 1500g，白茯苓 300g，白蜂蜜 2000g。

【制法与用法】将黄精、生地黄、天冬榨取药汁，混合备用。文火煎煮药汁，待药汁减半时，入蜂蜜搅匀，再下茯苓末拌和，再煎成羹状即成。每日 3 次，每次 1 匙，温酒调服。

【功效】滋阴生津，润肺益胃，凉血退热。

【适宜人群】阴虚质、气虚质者。

【方解】方中黄精性平味甘，宜补中益气、缓急止痛；生地黄清热凉血、滋阴润燥；天冬养阴清热、滋补肺肾；白茯苓味甘淡性平，善健脾和胃益气；蜂蜜润燥补虚。此羹养胃润燥，滋阴清热。

【注意事项】脾虚湿蕴、脘腹胀满、舌苔厚腻者不宜食用。

（2）生津茶（《慈禧光绪医方选议》）

【组成】青果 5 个，金石斛、甘菊、竹茹各 6g，麦冬、桑叶各 9g，鲜藕 10 片，黄梨 2 个，荸荠 6 个，鲜芦根 2 支。

【制法与用法】将以上各药煎水。代茶频饮，每日 1 剂。

【功效】解表清热，生津止渴。

【适宜人群】阴虚质、痰湿质、湿热质者。

【方解】方中桑叶甘苦寒，甘菊甘苦微寒，轻清灵动。桑叶清宣肺气，甘菊疏散风热，两药直走上焦，以驱除外邪，共为主料。然素体阴虚之质，汗源不充，单用发散之品邪气不易外解，且有劫液耗阴之弊，必须滋阴养液以治病本，故伍用较多的滋润之品。其中麦冬、石斛、芦根、藕、梨滋阴润燥，清热生津；青果、荸荠、竹茹清热利咽，化痰止咳。两组配料有标本兼顾之功。全方滋阴为主，兼以解表，疗效缓和。

【注意事项】适宜于素体肺胃阴虚的风热感冒患者。外感重证或阴伤不著者不宜，以免留邪。

# 第十一章　病前状态人群饮食养生

## 第一节　痛风高危人群饮食养生

扫一扫，看课件

痛风是一种单钠尿酸盐（MSU）沉积所致的晶体相关性关节病，与嘌呤代谢紊乱及（或）尿酸排泄减少所致的高尿酸血症直接相关，属代谢性风湿病范畴。痛风可并发肾脏病变，严重者可出现关节破坏、肾功能损害，常伴发高脂血症、高血压病、糖尿病、动脉硬化及冠心病等。尿酸是嘌呤代谢的最终产物，现代医学认为高尿酸血症是导致痛风发作的主要原因。目前我国痛风的患病率在 1%～3%，并呈逐年上升趋势。具有以下高危因素的人群痛风发病率高：①有痛风家族史或先天性酶缺陷的人群；②男性、绝经期后女性；③中老年人群；④合并高尿酸血症、高血压、高脂血症、糖尿病、肥胖等代谢性疾病，以及心脑血管疾病、肾病患者；⑤嗜好高嘌呤饮食，如酒类、海鲜、动物内脏、荤汤；⑥有吸烟、剧烈运动、静坐等生活方式；⑦肥胖、疲劳、受凉，以及使用部分药物、放化疗后。痛风属于中医学"痛风""热痹""历节"等疾病范畴，多见于湿热质、痰湿质、血瘀质等体质偏颇人群。

### 一、病因病机

高尿酸血症的病因主要有外感六淫，内伤七情；饮食不节，恣食肥甘厚味，脾失健运；先天禀赋不足，肾气亏虚等。病机是脾虚失运，湿浊内生，湿重蓄积，日久化热；肾气不足则各脏腑生理功能失调，清阳不升，浊阴不降，久则瘀血痰浊内生，浊毒瘀滞。现代医学认为其受到多种因素的影响，与遗传、性别、年龄、生活方式、饮食习惯、药物治疗和经济发展程度等有关。

### 二、食养原则

1. 总的原则为健脾补肾利湿，饮食清淡，避免汤类等食养方法。痰湿困脾证宜健脾化痰利湿，多选择薏苡仁、冬瓜、白扁豆、山药、樱桃等药食两用之品，饮食宜软烂，以养脾胃。饮食应以清淡为主，少食甜腻冰冷之物。湿热瘀阻证宜清热祛湿，多选择车前草、芥菜、土茯苓、南瓜花、木棉花等，少食辛温助热的食物。气滞血瘀证宜活血行气，少食寒凉冷物。肝肾亏虚证宜补肝肾、强筋骨，少食芳香辛燥的食物。脾肾阳虚证宜温补脾肾，忌生冷水果及寒性食物，以免损伤阳气。

2. 减少高嘌呤食物的摄入。限制短时间内大量摄入富含嘌呤的食物，限制富含嘌呤的肉类、海鲜及果糖饮料的摄入，推荐低脂或脱脂乳制品和蔬菜，减少酒精摄入（特别是啤酒、白酒和烈酒）。

3. 调整生活方式有助于痛风的预防和治疗。应遵循下述原则：①限酒；②减少高嘌呤食物的摄入；③防止剧烈运动或突然受凉；④减少富含果糖饮料的摄入；⑤大量饮水（每日2000mL 以上）；⑥控制体重；⑦增加新鲜蔬菜的摄入；⑧规律饮食和作息；⑨规律运动；⑩禁烟。

## 三、推荐食材

**1. 促进尿酸排泄**　香蕉、西兰花、西芹、竹笋、红薯、丝瓜等。

**2. 减少尿酸生成**　桑色素、芒果苷、海参等。

**3. 利尿**　冬瓜、黄瓜、车前草、荷叶等。

**4. 护肝强肾**　黑枸杞、葡萄籽、玫瑰花、茄子皮、玄参、海藻、松针、桑叶等。

## 四、辨证食养（痰湿质、湿热质、气虚质食养参考"第八章 辨体饮食养生"）

### （一）痰湿困脾

**1. 症状**　形体肥胖，腹部多松软肥满，面部皮肤油脂较多，多汗且黏，常自觉身体困顿，精神欠佳，倦怠乏力，脘腹胀闷，纳差，口泛黏腻或甜腻，伴有口臭、嗳气、气喘、腹胀等，大便黏滞不畅，舌胖大质暗，苔白腻，脉弦滑或细。

**2. 食养原则**　健脾化痰，祛湿通络。

**3. 推荐食物**　薏苡仁、冬瓜、白扁豆、山药、樱桃等。

**4. 饮食宜忌**　饮食宜软烂，以养脾胃，以清淡为主，少食甜腻冰冷之物。

**5. 应用举例**

（1）薏苡仁粥　见"第八章 辨体饮食养生 第五节 痰湿质饮食养生"。

（2）茯苓包子（《成都同仁堂滋补药店方》改良）

【组成】茯苓 50g，面粉 1000g，韭菜 300g，鸡蛋 4 个，生姜 15g，胡椒粉 5g，麻油 10g，绍油 10g，食盐 15g，酱油 100g，大葱 25g。

【组成】茯苓用水润透，蒸软切片，用煎煮法取汁，每次分别加水约 400mL，加热煮取 3 次，每次煮 1 小时，三次药汁合并滤净，再浓缩成 500mL 药汁，待用；将面粉倒于案板上，加入发面 300g 左右、温热茯苓浓缩汁 500mL，和成面团后发酵，待用；韭菜洗净切末，倒入盆内加酱油拌匀，再将鸡蛋、姜末、食盐、麻油、绍酒、葱花、胡椒、适量水等投入盆中搅拌成馅。待面团发成后，加碱水适量，揉匀碱液，测试酸碱度合适（不黄不酸），然后搓成 3～4cm 粗长条，按量揪成 20 块剂子，把剂子压成圆面皮，右手打馅，逐个包成生坯。将包好的生坯摆入蒸笼内，沸水上笼用武火蒸约 15 分钟即成。作主食食用，每日 2 次，3～5 日为一疗程。

【功效】健脾利水渗湿。

【适宜人群】痰湿质、气虚质者。

【方解】方中茯苓性平，味甘、淡，归心、肺、脾、膀胱四经，利水渗湿，健脾补中，为本方主药。韭菜温中散瘀解毒，《本草经疏》载"韭，生则辛而行血，熟则甘而补中"，配以生姜祛寒，胡椒、葱等升发助阳，温化水湿，诸物同用，温补脾胃，助阳利气，温化水湿，药食相配，共成健脾利水渗湿之功效。

### （二）湿热瘀阻

**1.症状** 发热口渴，口苦口干，易心烦不安，身重困倦，小便短赤，大便燥结或黏腻，舌质红，苔黄腻，脉滑数。

**2.食养原则** 清热祛湿，通络止痛。

**3.推荐食物** 车前草、芥菜、土茯苓、番茄、木棉花等。

**4.饮食宜忌** 饮食宜清淡，多吃甘寒、甘平的食物，如空心菜、苋菜、芹菜、黄瓜、冬瓜、藕、西瓜等，少食辛温助热的食物。

**5.应用举例**

（1）鲜车前叶粥（《圣济总录》）

【组成】鲜车前叶 30g，葱白 15g，淡豆豉 12g，粳米 50g，盐、姜、香油、味精、陈醋各适量。

【制法与用法】先将车前叶洗净，与淡豆豉、葱白置锅中，加水适量，同煎。微沸 30 分钟后，滤取药液，备用；另取淘洗洁净的粳米，置于锅内加水适量，先用武火烧沸，再改用文火熬煮至五分熟烂后，加入备用之药液，继续文火熬煮，调入食盐、味精、香油、姜末、陈醋等，即可。温服，每日 2 次，3～5 日为一疗程。

【功效】清热利尿，通淋泄浊。

【适宜人群】湿热质者。

【方解】方中车前草味甘性寒，有清热利尿通淋之功效，《药性论》言其能"利小便，通五淋"，故为本方主药。葱白辛温行散，能温通阳气以助行水利尿，故为辅药。淡豆豉有宣泄之功，与葱白相伍，有宣发肺气以助膀胱气化的作用。更以粳米养胃和中。诸药合用，共成清热利尿、通淋泄浊之功效。

（2）荠菜鸡蛋汤（《本草纲目》）

【组成】荠菜 250g，鲜鸡蛋 1 个，食用油、盐、味精等调料适量。

【制法与用法】将荠菜洗净、切段，鸡蛋去壳打匀，用清水煮成汤，加入调料矫味即成。温热服食，每日 1 次，30 天为一疗程。

【功效】清热利湿，凉血止血，清肝明目。

【适宜人群】湿热质者。

【方解】方中荠菜性味甘淡而凉，归肝、膀胱经，清热利湿、凉血止血、清肝明目三功皆备，且重用，故为主药。鸡蛋养血，滋阴润燥，防渗利清热太过伤正，为佐品。与荠菜同用，共同达到祛邪不伤正，补益不恋邪之目的。

### （三）气滞血瘀

**1.症状** 情绪抑郁，胸闷或喜太息，胸胁、脘腹、少腹胀满，伴见肌肤甲错，舌质暗苔薄，口唇舌紫，或紫暗、瘀斑、舌下络脉迂曲，脉弦涩。

**2.食养原则** 活血行气。

**3.推荐食物** 益母草、玫瑰花、牛膝、陈皮、山楂等。

**4.饮食宜忌** 饮食宜清淡，忌寒凉冷食。

**5. 应用举例**

（1）芝麻桂膝散（民间验方）

【组成】桂枝 20g，怀牛膝 20g，黑芝麻 120g，面粉 500g。

【制法与用法】将桂枝、牛膝共研成细末，与黑芝麻、面粉四味搅匀，做成丸状，蒸熟，焙干，研成面。每日 3 次，每次 20g，温开水冲服。

【功效】温经通络，养阴补虚。

【适宜人群】气虚质、血瘀质者。

【方解】方中桂枝、牛膝为临床常用活血通经止痛的药对，其中桂枝辛散甘温，气味俱轻，可温经通脉，宣百药而通血脉；牛膝性善下行，具活血通经、舒经利痹之功。两药相伍，一上一下，相须为用，可增强温经通络之功。佐以黑芝麻、面粉，助其养阴补虚之功。

（2）益母草煮鸡蛋（《食疗药膳》）

【组成】益母草 30 ～ 60g，鸡蛋 2 个。

【制法与用法】鸡蛋洗净，与益母草加水同煮，熟后剥去蛋壳，再入药液中复煮片刻即可。吃蛋饮汤，每日 1 剂，连用 5 ～ 7 天。

【功效】活血调经，利水消肿，养血益气。

【适宜人群】气郁质、血瘀质者。

【方解】方中益母草味辛苦性凉，因擅长于活血调经，能治各种妇女血瘀之症，为妇科常用要药，尤善于治产后恶露不尽、瘀阻腹痛，有祛瘀生新之效，故有益母之号。《本草汇言》云其"行血养血，行血而不伤新血，养血而不滞瘀血，诚为血家之圣药也"。鸡蛋甘平，具有滋阴润燥、养心安神之功。两者相伍，化瘀与扶正并举。疼痛明显者可加入黄酒适量，血虚者加入红糖适量。

【注意事项】脾胃虚弱者不宜多食，多食令人闷满。

（四）肝肾亏虚

**1. 症状**　腰膝酸痛或足跟疼痛，头昏耳鸣，畏热汗出，神疲乏力，舌淡苔白，脉细数。

**2. 食养原则**　滋补肝肾，活络止痛。

**3. 推荐食物**　板栗、桑寄生、杜仲、枸杞、龙眼肉、桑葚、葡萄等。

**4. 饮食宜忌**　多吃甘凉滋润的食物，比如冬瓜、芝麻、百合等。

**5. 应用举例**

（1）寄生杜仲蛋（民间验方）

【组成】桑寄生 30g，杜仲 20g，鸡蛋 2 个。

【制法与用法】杜仲、鸡蛋同煮，蛋熟后剥壳后小火继续，食蛋。佐餐食。

【功效】补肾益精，健骨强体。

【适宜人群】阴虚质者。

【方解】方中桑寄生苦燥，善祛风湿，又长于补肝肾、强筋骨，对痹证日久，伤及肝肾，腰膝酸软，筋骨无力者尤宜，配以杜仲甘温，归肝、肾经，具补肝肾、壮筋骨之效，《本草再新》认为杜仲"充筋力，强阳道"。辅以鸡蛋益精滋血助阳，可阴阳并调，而以滋化阳气偏重，故全方为肝肾同补、助阳健体为主之药膳方。

（2）麻条山药（《痛风中医特色疗法》）

【组成】鲜山药250g，熟芝麻粉30g，精制植物油、白糖各适量。

【制法与用法】先将山药洗净去皮，切成4cm长的段，再改成1cm宽的条，要求切整齐。炒锅上中火，放油烧至五成热，下山药条炸透，倒入漏勺。炒锅留少许底油，将白糖下锅烧开，炒至糖汁能拔出丝时将山药下锅，颠翻挂匀糖汁，将芝麻粉撒上，装在抹油的盘中。当甜点，随意食用。应趁热快吃，吃时可取一小碗凉水，将山药蘸凉水吃。

【功效】滋补肝肾。

【适宜人群】阴虚质、气虚质者。

【方解】方中山药气阴双补，平补肺、脾、肾，且嘌呤含量极少；芝麻滋补肝肾、润肠通便，两者合用可滋补肝肾。

（五）脾肾阳虚

**1. 症状** 腰痛，全身畏寒肢冷，气短懒言，身体倦怠，夜尿频多，大便溏泄或五更泄泻，或肢体浮肿，甚则腹满膨胀，舌淡胖，苔白滑，脉虚大或细弱。

**2. 食养原则** 温补脾肾。

**3. 推荐食物** 肉桂、韭菜、胡桃仁、茴香、丁香等。

**4. 饮食宜忌** 宜甘温补益，以利温暖脾胃。忌生冷水果及寒性食物，以免损伤阳气。

**5. 应用举例**

（1）桂浆粥 见"第八章 辨体饮食养生 第三节 阳虚质饮食养生"。

（2）韭菜炒胡桃仁（《方脉正宗》）

【组成】胡桃仁50g，韭菜200g，麻油5g，盐2g。

【制法与用法】胡桃仁开水浸泡去皮，沥干备用。韭菜择洗干净，切成寸段备用。麻油倒入炒锅，烧至七成热时，加入胡桃仁，炸至焦黄，再加入韭菜、食盐，翻炒至熟。佐餐食用。

【功效】补肾助阳，温暖腰膝。

【适宜人群】阳虚质者。

【方解】方中韭菜暖腰膝，除冷痛；胡桃仁补肾阳，固肾精。二者合用以增强温补肾阳之功。方中以麻油为辅，滋补以防韭菜辛燥，兼可调味，共奏补肾助阳、温暖腰膝之功。

# 第二节　糖尿病高危人群饮食养生

扫一扫，看课件

糖尿病高危人群又称糖尿病前期或早期患者，包括血糖正常性高危人群和糖尿病前期人群。成年人具有下列任何一个及以上因素即为糖尿病高危人群：①年龄≥40岁；②有糖尿病前期[空腹血糖受损（IFG）、糖耐量异常（IGT），或两者同时存在]史；③超重（BMI≥24）或肥胖（BMI≥28）和（或）中心型肥胖（男性腰围≥90cm，女性腰围≥85cm）；④静坐生活方式；⑤一级亲属中有2型糖尿病家族史；⑥有妊娠期糖尿病史的妇女；⑦高血压[收缩压≥140mmHg（1mmHg=0.133kPa）和（或）舒张压≥90mmHg]，或正在接受降压治疗者；⑧血脂异常[高密度脂蛋白胆固醇（HDL～C）≤0.91 mmol/L和（或）甘油三酯（TG）≥2.22

mmol/L]，或正在接受调脂治疗者；⑨动脉粥样硬化性心血管疾病（ASCVD）患者；⑩有一过性类固醇糖尿病病史者；⑪多囊卵巢综合征（PCOS）患者或伴有与胰岛素抵抗相关的临床状态（如黑棘皮征等）；⑫长期接受抗精神病药物和（或）抗抑郁药物治疗和他汀类药物治疗的患者。老年糖尿病前期患者发展成糖尿病的概率是正常人群的 8 ～ 10 倍。糖尿病高危人群可以无临床症状，多在健康体检或因其他疾病检查时发现。多形体肥胖或超重，其他体征不明显。糖尿病高危人群，控制饮食就能奏效，故饮食养生可以有效干预糖尿病前期，对预防糖尿病发生具有重要意义。中医古代无"糖尿病高危人群"病名，糖尿病前期（或伴有超重、肥胖、血脂异常、代谢综合征）可参见中医"脾瘅"等病证。常见于气虚质、痰湿质、阴虚质、湿热质等体质偏颇人群。

## 一、病因病机

脾瘅是源于《黄帝内经》的重要概念，其核心病机是中满内热，多见于肥胖人群，其转归可发为消渴病。脾瘅为脾热之病，即由于过食肥甘厚味，导致内热中满蓄积于脾，脾气上溢于口，从而出现口干之症状，日久可转发为消渴病。脾瘅的病因包括先天禀赋不足、饮食失节、情志内伤、外感六淫、伏邪等，导致脾失健运，脾不散精，浊毒内蕴，湿热蕴结，伏邪散膏，发为脾瘅。因痰、湿、浊、瘀，中满内热，故脾瘅的食养应当重视健脾助运。

## 二、食养原则

1.注重整体观念，药食同源，辨证食养，尤其应重视用芳香辛散药物来祛湿浊之邪。无明显临床症状的高危人群可参照中医体质养生部分，而有明显临床症状的高危人群可参照中医辨证食养。在平衡膳食的基础上，根据病人体质的寒热虚实选择相应的食物：火热者选用清凉类食物，如苦瓜、蒲公英、苦菜、苦杏仁等；虚寒者选用温补类食物，如生姜、干姜、肉桂、花椒做调味品炖羊肉、牛肉等；阴虚者选用养阴类食物，如黄瓜、西葫芦、丝瓜、百合、生菜等；肥胖者采用低热量、粗纤维的减肥食谱；脂代谢紊乱者可用菊花、决明子、枸杞子、山楂等药物泡水代茶饮。

2.饮食要坚持做到总量控制、结构调整、吃序颠倒，就是指每餐只吃七八分饱，以素食为主，其他为辅，营养均衡，进餐时先喝汤、吃青菜，快饱时再吃些主食、肉类。应戒烟酒，忌肥甘厚味、甜腻食物；宜食性偏凉且具有生津止渴、滋阴清热功效的食物，如白菜、油菜、木耳、冬瓜等；主食宜容易消化，以谷麦类为佳。药食同源的组方主食替代普通主食的糖尿病饮食疗法优于常规糖尿病饮食治疗。

3.复合全谷豆粗杂粮膳食干预。膳食纤维具有降低血糖的作用，对控制血糖有利。在日常菜肴方面，尽量少选择增加热量、富含淀粉及饱和脂肪的食材，更多选择富含蛋白质、膳食纤维、维生素、无机盐及微量元素的食材。对于有糖尿病家族史或肥胖病人，平时即宜控制饮食，注意减重。

4.食用粥品注意事项：煮粥时不要煮得太烂，稍微硬点，这样食物在消化道停留的时间长，吸收得就相对慢了。黑米、糙米、薏米、小米、高粱米、纯燕麦片等血糖指数较低，与粳米混合食用，也可以加一些杂豆，降低升糖指数。一般建议早餐喝 15 ～ 25g 主食煮的粥，最好搭配一点蛋白质类的食物。

## 三、推荐食材

**1. 降低血糖（药食两用）** 黄精、苦瓜、葛根、薏苡仁、枸杞等。

**2. 改善胃肠功能** 砂仁、麦芽、山楂等。

**3. 降压作用** 夏枯草、决明子、蒲公英等。

## 四、辨证食养

（一）痰热互结

**1. 症状** 形体肥胖，腹部胀大，口干口渴，喜冷饮，饮水量多，脘腹胀满，易饥多食，心烦口苦，大便干结，小便色黄，舌质淡红，苔黄腻，脉弦滑。

**2. 食养原则** 清热化痰。

**3. 推荐食物** 芹菜、菠菜等蔬菜为主。

**4. 饮食宜忌** 饮食宜清淡为主，忌辛辣刺激食物。

**5. 应用举例**

（1）芹菜粥（《本草纲目》）

【组成】芹菜 60g，粳米 50～100g，水 500mL。

【制法与用法】将新鲜芹菜切碎，同粳米入电饭锅，加水煮 1 小时，软烂为度。每天早晚餐时，温热食。

【功效】清热平肝，固肾利尿。

【适宜人群】阴虚质、瘀血质、湿热质者。

【方解】芹菜性味甘、凉，入肝、胃、肺经，有清热平肝、祛风利湿、润肺止咳之功，《本草纲目》言其主"女子赤沃，止血养精"，《本经逢原》言其"清理胃中浊湿"，《本草推陈》言其"治肝阳头昏，面红目赤，头重脚轻，步行飘摇等证"。芹菜煮粥服食，可发挥《本草纲目》所说的"去伏热，利大小肠"之功。

【注意事项】此粥作用较慢，需要频服久食方可有效，应现煮现吃，不宜久放。脾胃虚弱、大便溏薄者不宜选用；本品有杀精之力，可使精子减少，活力下降，故男子不宜多食。本品可作为主食食用。

（2）苦瓜炒肉（《中国食疗大全》）

【组成】鲜苦瓜 500g，瘦猪肉 200g，食盐、葱花、料酒、味精各适量。

【制法与用法】猪肉切片备用，将苦瓜切片后在沸水中余 2～3 分钟去其多余苦味。起油锅，放入肉片，加入料酒、葱花煸炒片刻，倒入余好的苦瓜，后放食盐，武火炒片刻即可。

【功效】清热祛湿。

【适宜人群】阴虚质、瘀血质、湿热质者。

【方解】《随息居饮食谱》称苦瓜："青则涤热，明目清心。熟则养血滋肝，润脾补肾。"《泉州本草》言苦瓜："主治烦热消渴引饮，风热赤眼，中暑下痢。"苦瓜炒肉，清热养血，是湿热内盛糖尿病患者的餐补良品。

【注意事项】脾胃虚寒者慎用。

（二）热盛伤津

**1. 症状**　口干咽燥，渴喜冷饮，易饥多食，尿频量多，心烦易怒，口苦，溲赤便秘，舌干红，苔黄燥，脉细数。

**2. 食养原则**　清热生津。

**3. 推荐食物**　木瓜、苦瓜。

**4. 饮食宜忌**　饮食宜清淡、易于消化食材；少食辛温助热的食物。

**5. 应用举例**

（1）绿豆汁（《圣济总录》）

【组成】绿豆 100g，水 500mL。

【制法与用法】将绿豆洗净置入锅中，加水，武火煮沸后改文火至绿豆软烂为度。早晚餐前服用一小盏。

【功效】清热益津。

【适宜人群】阴虚质、瘀血质、湿热质者。

【方解】《本草经疏》载绿豆："甘寒能除热下气解毒。阳明客热则发出风疹，以胃主肌肉，热极生风故也，解阳明之热，则风疹自除。胀满者，湿热侵于脾胃也，热气奔豚者，湿热客于肾经也，除湿则肿消，压热则气下，益脾胃而肾邪亦自平也。"绿豆汁是清热利湿的良品。

【注意事项】脾胃虚寒者慎用。

（2）冬瓜羹（《医学入门》）

【组成】冬瓜 200g，豆豉 10g，粳米 50g，水 500mL，食用盐、葱白、味精适量。

【制法与用法】冬瓜去皮切块，粳米洗净，同豆豉置入锅中，加水 500mL，煮沸后加入调味品。空腹食用。

【功效】清热利湿，养阴生津。

【适宜人群】阴虚质、瘀血质、湿热质者。

【方解】《本草图经》云："冬瓜主三消渴疾，解积热，利大小肠。"《本草经疏》认为豆豉"味苦寒无毒，能治烦躁满闷，又能下气调中辟寒，主虚劳、两脚疼冷"。二者合用，清热除烦，益气生津。

【注意事项】脾胃虚寒者慎用。另外，本品可以作主食食用。

（三）气阴两虚

**1. 症状**　咽干口燥，口渴多饮，神疲乏力，气短懒言，形体消瘦，自汗盗汗，五心烦热，心悸失眠，舌红少津，苔薄白干或少苔，脉弦细数。

**2. 食养原则**　益气养阴。

**3. 推荐食物**　主食以黄豆、玉米面粉为主。副食建议洋葱、莲藕、豆腐、胡萝卜、黄瓜等。

**4. 饮食宜忌**　饮食宜清淡，少食辛辣之品。

**5. 应用举例**

（1）黄芪山药粥（《遵生八笺》）

【组成】黄芪 30g，山药 60g，水 500mL。

【制法与用法】将黄芪洗净打粉，山药洗净切片，同煮成粥。每日 2 次食养。

【功效】益气养阴。

【适宜人群】阳虚质、阴虚质、血虚质、气虚质者。

【方解】黄芪味甘，性微温，补脾肺之气。《本草新编》言山药味甘、气温平，能入脾、胃。治诸虚百损，益气力，开心窍，益智慧，还可止梦遗，健脾开胃，止泻生精。二者合用，共奏益气养阴之功。

【注意事项】湿热内盛者慎用。

（2）黄精炒鳝丝（《家常保健菜典》）

【组成】冬笋100g，鳝鱼150g，黄精6g，料酒5g，大葱10g，姜2g，酱油5g，花生油15g，盐2g。

【制法与用法】黄鳝丝洗去血水，切段备用，冬笋、姜、葱洗净切丝，笋丝过沸水焯熟，捞出晾干备用，黄精浸泡1小时，捞出剪碎至冷水，旺火煮沸后改文火去渣收汁备用，黄鳝丝、笋丝放入姜、葱、料酒、酱油、精盐、黄精汁拌匀置盘中，放入蒸锅内蒸15～20分钟，取出淋上麻油，撒上葱花，即可食用。

【功效】补肺益气，滋阴强精。

【适宜人群】阴虚质、瘀血质、血虚质、气虚质者。

【方解】黄鳝性温味甘，补气血，强筋骨，能调节血糖。竹笋性微寒味甘，滋阴凉血，是一种高蛋白、低淀粉的美味食材。配以养阴健脾、润肺益肾的黄精，三者合一具有滋阴益气、补肺强精作用。

【注意事项】冬笋含较多草酸，尿酸高的人群适量进食。

（四）肝肾阴虚

**1. 症状**　小便频数，浑浊如膏，腰膝酸软，眩晕耳鸣，五心烦热，低热颧红，口干咽燥，多梦遗精，皮肤干燥，舌红少苔，脉细数。

**2. 食养原则**　补益肝肾。

**3. 推荐食物**　黑豆、玉米、薏米、粳米、竹笋、莴笋、韭菜、黑木耳等。

**4. 饮食宜忌**　少食辛温助热的食物。

**5. 应用举例**

（1）玉米须饮（《浙江民间草药》）

【组成】玉米须10g。

【制法与用法】将玉米须沸水泡5～10分钟，代茶饮。

【功效】利尿消肿，清肝利胆。

【适宜人群】阴虚质、痰湿质者。

【方解】对于本品，《滇南本草》："性微温，味甘。"《现代实用中药》："为利尿药，对肾脏病、浮肿性疾患、糖尿病等有效。又为胆囊炎、胆石、肝炎性黄疸等的有效药。"有降血糖、降压、降血脂作用。

【注意事项】脾胃虚寒者慎用。

（2）枸杞明目茶（《圣济总录》）

【组成】枸杞子5g，桑叶5g，菊花5g。

【制法与用法】将上三味沸水泡5～10分钟，代茶饮。

【功效】补肾益精，平肝明目。

【适宜人群】阴虚质、阳虚质、血虚质、气虚质者。

【方解】《食疗本草》言枸杞能"坚筋耐老，除风，补益筋骨，能益人，去虚劳"。配合桑叶、菊花，既能补益肝肾，又可清肝明目。

【注意事项】湿热内盛者慎用。

# 第三节 血脂异常易发人群饮食养生

血脂异常指血清中胆固醇（TC）和（或）甘油三酯（TG）水平升高，俗称高脂血症。血脂异常一般血黏度增高，易成为心脑血管病的危险诱因，易引发动脉粥样硬化、心绞痛、心肌梗死和脑血栓、脑动脉硬化等。近年来，我国人群的血脂水平逐步升高，血脂异常患病率明显增加。血脂异常易发人群（血浊病易发人群）定义为：在成年人中，具有下列任何一个及以上者：①存在多项动脉粥样硬化性心血管疾病（ASCVD）危险因素：高血压 [ 收缩压 ≥ 140mmHg 和（或）舒张压 ≥ 90mmHg]，或正在接受降压治疗；糖尿病；吸烟的人群。②肥胖：超重（BMI ≥ 24kg/m$^2$）、肥胖（BMI ≥ 28kg/m$^2$）和（或）中心型肥胖（男性腰围 ≥ 90cm，女性腰围 ≥ 85cm）。③有家族性高脂血症病史患者，或曾经诊断血脂异常，现已治愈患者，或有早发性心血管病家族史者。④已诊断动脉粥样硬化性疾病（AS）伴曾经患有血脂异常者。⑤近两年内，体检发现两次以上血清中胆固醇和（或）TG 水平进行性升高，接近正常值高限。血脂异常易发人群一般无典型临床症状，多在健康体检或因其他疾病检查时发现，部分存在眩晕、胸闷、头目昏蒙等状。血脂异常高危人群多形体肥胖或超重，其他体征不明显。血脂异常与饮食、情志、体质及生活方式有密切关系，饮食治疗和改善生活方式是治疗的基础措施。血脂异常属于中医"眩晕""中风""胸痹""痰湿""血瘀"等范畴。常见于气虚质、痰湿质、湿热质与血瘀质等体质偏颇人群。

## 一、病因病机

中医学认为血脂异常的发生常与饮食、情志、体质等有关。嗜食肥甘厚腻，嗜酒无度，脾胃受损，脾失健运，水谷不化，化生痰湿，痰浊中阻，精微物质输布失司，酿生本病。《素问·通评虚实论》中曾提及："凡治消瘅仆击，偏枯痿厥，气满发逆，甘肥贵人，则膏粱之疾也。"血脂异常的发病与过食肥甘厚味、运动量少、生活过于安逸有关。其基本病理变化多为本虚标实，本虚即肾、脾、肝虚，标实则为痰浊、血瘀。《诸病源候论·痰饮病诸候》："诸痰者，此由血脉壅塞，饮水积聚而不消散，故成痰也。"痰浊、瘀血既是病理产物，又是致病因素，因痰致瘀，瘀为痰之渐。痰和瘀贯穿于血脂异常病程的始终，中老年患者表现尤为突出。

## 二、食养原则

1.总原则是限制总热量，限制肥甘厚味。痰浊证、血瘀证、脾肾亏虚证是临床主要证类，应辨证和辨体食养。实证以活血化痰、通络降脂为主，虚证以滋补肝肾、阴虚兼以补脾和胃为主。

2. 饮食控制为治疗血脂异常的手段，纠正不良的饮食习惯，控制饮食的总热量，多吃蔬菜、水果，限制高糖、高脂食物的摄入。无论是否进行药物调脂治疗，都必须坚持控制饮食和改善生活方式。良好的生活方式包括坚持健康饮食、规律运动、远离烟草和保持理想体重。

## 三、推荐食材

**1. 降低胆固醇**　绿豆芽、苹果、花生、芝麻、葛根等。

**2. 降低胆固醇和甘油三酯**　三文鱼、鲤鱼、蒲公英、桑叶、决明子、山楂等。

## 四、辨证食养

### （一）脾虚痰湿

**1. 症状**　身体沉重，肢体倦怠，形体略胖，心悸健忘，伴头晕，神疲倦怠，食少纳呆，腹胀便溏，面色少华，舌质淡胖或大，苔白腻，脉濡或滑。

**2. 食养原则**　健脾消脂，化痰除湿。

**3. 推荐食物**　陈皮、薏苡仁、山楂、荷叶、赤小豆等。

**4. 饮食宜忌**　饮食宜软，忌油腻、生冷及酒、咖啡、浓茶等刺激性食物和饮料。

**5. 应用举例**

（1）荷叶茶（《随息居饮食谱》）

【组成】荷叶 9g，山楂 9g，陈皮 9g。

【制法与用法】三者洗净混合，沸水冲泡。每日代茶饮，不拘时，3 个月为一疗程。

【功效】健脾消脂，化痰除湿。

【适宜人群】痰湿质、湿热质者。

【方解】荷叶甘平，入肝、脾、胃经，有破血止渴之效，具降脂化浊之功；山楂味甘酸，性平，入脾经，李中梓谓其能"健胃消食，散结气，行滞血"，现代研究也表明其具有降血脂之功；陈皮辛苦温，归肝、心、肺经，《神农本草经》记载其有"利水谷，下气、通神"之效，即具有消食化滞、行气宽中之能。三味合用，俾湿去滞除，食消脂降，常服保健，妙不可言。

（2）枳术饭（《脾胃论》）

【组成】枳实 10g，白术 10g，粳米 150g。

【制法与用法】枳实、白术分煎 3 次，去药渣，以汁同粳米煮饭，待饭将熟时，将洗净荷叶 1 张盖于饭上，继续煮至饭熟。每日早餐或晚餐食用。

【功效】健脾燥湿，行气化痰。

【适宜人群】痰湿质、湿热质者。

【方解】本食疗方最初见于张仲景《金匮要略·水气病》，用以治疗水停胃中出现"心下坚，大如盘，边如旋盘"之证。李东垣在此基础上调整白术与枳实的用量比例，组成枳术汤。又在枳术汤的基础上加入粳米，成为一道药膳。其中粳米健脾利湿，白术健脾燥湿，枳实行气破滞，三味食材均具有祛湿化痰之功，又化痰与补脾胃结合，以杜生痰之源，祛痰不伤正，为脾虚湿盛调补之平剂。

### （二）肝郁血瘀

**1. 症状**　体态胖，少动，喜太息，胸闷胁满，面晦唇暗，肢端色泽不鲜，甚或青紫，可伴便干，健忘失眠，男子性欲下降甚至阳痿；女性月经不调、量少甚或闭经，经血色黯或有血块，舌质暗或有瘀斑、瘀点，舌苔薄，脉或滑或涩。

**2. 食养原则**　疏肝解郁，活血化瘀。

**3. 推荐食物**　玫瑰花、菊花、山楂、陈皮、香附等。

**4. 饮食宜忌**　饮食宜清淡，开胃。忌肥甘厚味、辛辣生冷，以及酒、咖啡、浓茶等刺激性食物和饮料。

**5. 应用举例**

（1）玫瑰花汤（《饲鹤亭集方》）

【组成】玫瑰花初开者 30 朵。

【制法与用法】玫瑰花去心蒂，洗净，放入砂锅内，加清水煮，后入冰糖适量即成。每日 2 次。

【功效】疏肝解郁，健脾和胃。

【适宜人群】痰湿质、湿热质者。

【方解】玫瑰花性温和，能够温养血脉，温胃养胃，清热养肝，理气解郁，调经止痛，抒发体内郁气，起到镇静、安抚、抗抑郁的功效。

【注意事项】玫瑰花具有收敛的作用，便秘者不适合饮用；玫瑰花活血散瘀的作用比较强，月经量过多的人在经期不宜饮用；胃寒、腹泻、常感觉到疲倦、身体虚弱者不宜服用。

（2）菊苗粥（《遵生八笺》）

【组成】甘菊花 30g，粳米 30g。

【制法与用法】将粳米淘洗干净，将甘菊新鲜嫩芽洗净切细，与粳米、冰糖适量同煮成粥。早晚服食。

【功效】养肝明目，健脾和胃。

【适宜人群】痰湿质、湿热质者。

【方解】菊花甘平微苦，入肺、脾、肝、肾四经，李中梓谓其"能补阴益气，明目聪耳，清头风及胸中烦热"，故菊花重在养肝明目。加粳米为粥，增健脾养胃之效，奏清肝培土之功。

### （三）肾阳虚

**1. 症状**　身体畏寒喜暖，肢体倦怠，腰背酸痛，心悸健忘，遗精，伴头晕，食少纳呆，腹胀便溏，面色苍白，舌质淡胖，苔淡白，脉沉迟。

**2. 食养原则**　温补肾阳。

**3. 推荐食物**　肉桂、杜仲、肉苁蓉、蚕蛹、韭菜、粳米等。

**4. 饮食宜忌**　饮食宜软，健脾开胃。忌油腻、生冷，以及酒、咖啡、浓茶等刺激性食物和饮料。

**5. 应用举例**

（1）人参薤白粥（《圣济总录》）

【组成】人参 10g，薤白 6g，鸡蛋 1 个，粳米 100g。

【制法与用法】先将人参单煮，取汁备用；鸡蛋放入碗中，搅拌均匀，备用；粳米如常法煮粥，米熟时放入鸡蛋、人参汁，再煮至熟。每日 1 次。

【功效】温补肾阳，补脾益气。

【适宜人群】痰湿质、气虚质、气郁质者。

【方解】人参为补药之王，《神农本草经》记载其"味甘，微寒。主补五脏，安精神，定魂魄，止惊悸，除邪气，明目，开心益智。久服，轻身延年"，具有大补元气、补脾益气之功效；薤白辛温，有宣通阳气之功；鸡蛋味甘，属生命之初，阴阳未判，又是血肉有情之品，最补阴血；以粳米为主做粥，重在健脾。本方对于肾阴阳不足，尤其伴有失眠者最佳。

（2）桂心茯苓粥（《普济方》）

【组成】桂心 0.9g，茯苓 30g，桑白皮 60g，粳米 50g。

【制法与用法】桂心、茯苓、桑白皮取汁，加粳米熬粥。每日 1 次，晨起空腹食用。

【功效】健脾利水，温通阳气。

【适宜人群】痰湿质、阳虚质者。

【方解】本方药膳重在化气利水。其中茯苓健脾利水，桑白皮清热利水，粳米化浊利水。以上三味药材均属寒凉之品，都具利水之能。《素问·灵兰秘典论》曰："膀胱者，州都之官，津液藏焉，气化则能出矣。"加入少量桂心，旨在取少火生气，温通气化之效，因此本食疗方对湿胜于内，有浮肿者最佳。

### （四）肾阴虚内热

**1. 症状**　精神萎靡，腰膝酸软，少寐多梦，形体略胖，心悸健忘，伴头晕，两目干涩，视力减退，耳鸣齿摇，颧红咽干，五心烦热，舌红少苔，脉细数。

**2. 食养原则**　滋补肝肾，益精填髓。

**3. 推荐食物**　牛奶、黑芝麻、山药、桑葚、杏仁、松子仁等。

**4. 饮食宜忌**　饮食宜清淡爽口。忌油腻、生冷，以及酒、咖啡、浓茶等刺激性食物和饮料。

**5. 应用举例**

（1）地仙煎（《饮馔服食笺》）

【组成】山药 50g，牛奶 200mL，甜杏仁 20g。

【制法与用法】杏仁用水浸泡，去皮尖，研细；山药洗净，去皮切碎，与杏仁、牛奶混合，绞取汁液，加热煮沸，停火。用法：每日 1～2 次，15 天为一个疗程。

【功效】补肾，健脾和胃。

【适宜人群】痰湿质、阴虚质者。

【方解】本方是为肾之阴精不足，精血无源，皮肤失养而设。其中牛乳为血肉有情之品，最补精血；山药平补肺、脾、肾之阴而养胃；杏仁入肺经，具有润肺之效，又可引诸食材之性入肺，达到润泽皮肤之效。

（2）桑葚蜜膏（《医学大辞典》）

【组成】鲜桑葚 100g（或干品 500g），蜂蜜适量。

【制法与用法】桑葚煎煮，30 分钟取煎液 1 次，加水再煎，共取煎液 2 次，合并煎液，再以小火煎熬浓缩，至较黏稠时，加入蜂蜜，至沸停火，待冷装瓶备用。每次一汤匙，以沸水冲化饮用，每日 2 次。15 天为一个疗程。

【功效】健脾肾，和胃，明目。

【适宜人群】痰湿质、阳虚质、阴虚质者。

【方解】桑葚甘平，入肝、膀胱经，有生津止渴，消肿利水之功，李中梓谓其"安魂魄，乌须发，明耳目"。蜂蜜味甘，重在和里缓急，《神农本草经》记载其能"安五脏，诸不足，补中益气"。桑葚与蜂蜜炼膏使用，有补脾肾、明目之效。

扫一扫，看课件

# 第四节　临界高血压人群饮食养生

临界高血压即血压略高于正常水平，但机体内器官并未发生损害。通常也叫作边缘型高血压，该病的范围指血压在正常至确诊高血压之间。按照世界卫生组织规定，临界高血压的标准为舒张压 85 ～ 89mmHg，收缩压为 130 ～ 139mmHg。根据临床经验与数据统计发现，在临界高血压患者中，大约有 2/3 的患者发展到高血压病。此病以中老年人群体为主，属于中医"眩晕""心悸""中风""头痛""痰湿""血瘀"等疾病范畴。常见血瘀质、气虚质、阴虚质、气郁质、湿热质与痰湿质等偏颇体质。

## 一、病因病机

临界高血压发病与先天髓海不足，气血亏虚等内因有关，同时外邪火、痰、瘀所致清窍被扰。轻者闭目即止，重者会有天旋地转，不能站立，甚或伴有恶心、呕吐、汗出。发病与肝、脾、肾三脏功能失调密切相关。风、火、痰、湿、瘀、虚为致病的主要因素。

## 二、食养原则

1. 总的原则为实则泻之，虚则补之，热者寒之，寒者热之。首先根据体质与证型选用化瘀、行气、活血、补气、健脾、滋阴、潜阳等不同的食养方。虚证以气血亏虚、肝肾亏虚较多，宜温养。气血亏虚者，益气养血，调补脾肾；肝肾亏虚者，填精生髓，滋补肝肾。实证者，饮食当清淡甘凉，祛湿化痰除瘀。虚实夹杂者，虚实兼治。注意寒热、温凉、阴阳平衡；酸、苦、甘、辛、咸五味平衡；食物之间的合理搭配。其次遵循因人而异、因时而异、因地制宜的原则。

2. 控制钠盐摄入，每人钠盐摄入量逐步降至 < 6g/d。尽量少食用腌制、卤制、泡制的食品，烹调时尽可能用量具（如盐勺）称量加用的钠盐，用替代产品，如代用盐、食醋等。戒烟限酒。

3. 注意合理膳食，均衡营养。植物油（素油）每人 < 25g/d；少吃或不吃肥肉和动物内脏；其他动物性食品也不应超过 50 ～ 100g/d；多吃蔬菜，400 ～ 500g/d，水果 100g/d；每人每周可吃蛋类 5 个；适量豆制品或鱼类，奶类 250g/d；注意补充钾、钙、镁，如绿叶蔬菜、马铃薯、香蕉、橘子、牛奶、粗粮、果仁、海藻等。

## 三、推荐食材

**1. 降压食物**　芹菜、蘑菇、海带、卷心菜、番茄、茄子、胡萝卜等。

**2. 含钾食物**　瘦牛肉、鱼、海藻类、贝类、花生、木耳、黄豆、蘑菇、番茄、豌豆、土豆、萝卜干、茶叶、咖啡、菠菜、山药、莴苣、橘子等。

NOTE

**3. 含钙丰富的食物**　豆类及豆制品、牛奶、虾皮、海带、芝麻、杏仁、瓜子、红枣、芹菜、白菜、荠菜、莴苣等。

**4. 富含镁的食物**　小麦、小米、香菇、豆类、杏仁、花生、核桃仁、绿叶蔬菜等。

## 四、辨证食养

### （一）肝肾亏虚

**1. 症状**　头晕或头痛，精神萎靡，腰膝酸软，少寐多梦，心悸健忘，两目干涩，视力减退、耳鸣，或颧红咽干，五心烦热，或四肢不温，夜尿多，舌红少苔，脉细数。

**2. 食养原则**　益精填髓，滋补肝肾。

**3. 推荐食物**　黑木耳、黑米、黄精、黑芝麻、山药、海参、杏仁、松子仁等。

**4. 饮食宜忌**　饮食宜营养丰富，容易消化。忌油腻、生冷，以及酒、咖啡、浓茶等刺激性食物和饮料。

**5. 应用举例**

（1）龟板煲猪脊（《中藏经》）

【组成】龟甲、巴戟天各15g，牛膝10g，胡桃肉、海参各20g，猪脊髓1条，盐3g，料酒3mL，葱、姜各10g，味精2g，胡椒粉适量。

【制法与用法】海参用水浸发好，洗净切丝，姜、葱洗净，姜切片，葱切段；猪脊髓洗净，除去血筋，用开水汆过；龟甲、牛膝、巴戟天、胡桃肉洗净，与猪脊髓、料酒、姜、葱一齐放入锅内，加水适量，先用武火煮沸后，改用文火煲1小时，下海参再煲1小时，调入盐、料酒、胡椒粉、味精即成。佐餐食用，3天1次。

【功效】补益肝肾，强筋骨。

【适宜人群】痰湿质、湿热质、阳虚质者。

【方解】方中龟甲有滋阴潜阳、益肾强骨、养血补心、固经止崩之功效。巴戟天性微温，味甘、辛，归肾、肝经，有补肾阳、强筋骨、祛风湿之功，属补虚药中的补阳药。牛膝味苦、甘、酸，性平，归肝、肾经，有活血通经、补肝肾、强筋骨、利水通淋、引火（血）下行的作用。胡桃肉甘温，入肾、肺、大肠经，可补肾固精，温肺定喘，润肠通便。海参具有补肾益精、滋阴健阳的药用价值。上述五药与猪脊同煲，可补益肝肾，强筋骨。

（2）金髓煎（《寿亲养老书》）

【组成】枸杞子、米酒。

【制法与用法】枸杞子500g捣烂，米酒500mL，文火熬膏，每早服1汤匙（约15g）；或枸杞子50g，水适量，炖或蒸至熟烂，早晚空腹两次食完。

【功效】填精补肾，延年益寿。

【适宜人群】痰湿质、湿热质者。

【方解】枸杞子味甘、性平，具有补肝益肾之功效，《本草纲目》载"久服坚筋骨，轻身不老，耐寒暑"。米酒具有补养气血、助消化、健脾养胃、舒筋活血、祛风除湿等功能，明代李时珍《本草纲目》将米酒列入药酒类之首。两味合用，可填精补肾，延年益寿。

### （二）气血亏虚

**1. 症状**　头晕或头痛，劳累即发作，精神萎靡，食欲不振，面色萎黄，唇口色淡，少寐多梦，心悸健忘，短气，舌淡苔白，脉细濡。

**2. 食养原则**　益气补血，健脾和胃。

**3. 推荐食物**　大枣、山药、鸡肉、黄芪、陈皮、香菇、蜂蜜等。

**4. 饮食宜忌**　饮食宜温软、滋补。忌油腻、生冷，以及酒、咖啡、浓茶等刺激性食物和饮料。

**5. 应用举例**

（1）黄精蒸鸡（《随息居饮食谱》）

【组成】黄精、党参、山药各 30g，母鸡 1 只（重约 1000g）。

【制法与用法】将母鸡宰杀，去毛及内脏，洗净剁成 3cm 见方的块，放入沸水中烫 3 分钟捞出，洗净血沫，装入汽锅内，加入葱、姜、食盐、川椒、味精，再加入黄精、党参、山药，盖好汽锅盖，蒸 3 小时即成。佐餐服食，15 天为一个疗程。

【功效】益气补虚。

【适宜人群】气虚质、血虚质者。

【方解】黄精性平，味甘，归脾、肺、肾经，有健脾益肾、补气养阴、润肺之功；党参味甘，性平，归脾、肺经，功效与人参相似，唯药力薄弱，有补中益气、止渴、健脾益肺、养血生津的功效；山药味甘，性平，归脾、肺、肾经，具有益气养阴、固精止带的功效。三药与母鸡同蒸，可达益气补虚之效。

（2）桂圆红枣茶（《本草纲目》）

【组成】龙眼、红枣各 5 颗。

【制法与用法】龙眼、红枣加入少许红糖，泡水喝。每日 2 次。

【功效】安神养心，补血益脾。

【适宜人群】气虚质、血虚质者。

【方解】红枣历来有补血养气的功能；桂圆含有丰富的葡萄糖、蔗糖、蛋白质及多种维生素和微量元素，有良好的滋养补益作用，可用于贫血、病后体弱、妇女产后调养。两者同用，能改善心脑血管循环，安定精神状况，纾解压力和紧张。

（三）肝阳上亢

**1. 症状**　头晕或头痛，口苦，失眠多梦，遇烦劳郁怒而加重，颜面潮红，急躁易怒，舌红苔黄，脉弦数。

**2. 食养原则**　平肝潜阳，清火息风。

**3. 推荐食物**　芹菜、绿豆、菊花、荷叶等。

**4. 饮食宜忌**　宜苦凉甘淡、爽口，忌油腻、生冷，以及酒、咖啡、浓茶等刺激性食物和饮料。

**5. 应用举例**

（1）天麻鸡蛋汤（验方）

【组成】天麻 15g，鸡蛋 1～2 个。

【制法与用法】天麻水煎 1 小时后去渣，加入打匀的鸡蛋，隔水蒸熟。每日分 2 次食用。

【功效】平肝息风，补益肝肾。

【适宜人群】痰湿质、阴虚质者。

【方解】天麻味甘性平，入肝经，能平肝潜阳，息风止惊，通经活络，主治头痛眩晕、肢体麻木、小儿惊风、癫痫抽风等。加入鸡蛋既能缓解头痛，又能预防头晕目眩。

（2）绿豆衣茶（验方）

【组成】绿豆衣10g，鲜桑叶50g，鲜荷叶50g。

【制法与用法】绿豆洗净晾干，鲜桑叶、鲜荷叶洗净，加水一起煎煮。代茶饮。

【功效】清肝明目，健脾和胃。

【适宜人群】痰湿质、湿热质者。

【方解】绿豆性味甘寒，入心、胃经，具有清热解暑、除烦、解毒等功效；桑叶味甘、苦，性寒，归肺、肝经，功能疏散风热，清肺润燥，清肝明目；荷叶清暑化湿，升发清阳，凉血止血。三者煎水合用，可起清肝明目、健脾和胃的作用。

### （四）痰湿中阻

**1. 症状**　头晕或头痛，头重昏蒙，伴胸闷恶心，呕吐痰涎，食少多寐，舌苔白腻，脉濡滑。

**2. 食养原则**　化痰祛湿，健脾和胃。

**3. 推荐食物**　扁豆、薄荷、陈皮、薏苡仁等。

**4. 饮食宜忌**　饮食宜少食多餐，宜清淡、易消化的食物。忌肥甘厚味和油腻煎炸、生冷，以及酒、咖啡、浓茶等刺激性食物和饮料。

【应用举例】

（1）荷叶茶　见"第十一章 病前状态人群饮食养生 第三节 血脂异常易发人群饮食养生"。

（2）糖渍金橘（《随息居饮食谱》）

【组成】金橘250g，白砂糖250g。

【制法与用法】将金橘洗净，放入锅中，用勺将每个金橘压扁，去核，撒入白糖腌渍1日，待金橘浸透糖后，再以小火煨熬至汁液耗干，停火待冷，再拌入白砂糖，放盘中风干数日，装瓶备用。作为零食食用。

【功效】化痰开郁，散结除痞。

【适宜人群】痰湿质、湿热质者。

【方解】金橘又称"金柑"，性甘温，能理气解郁、化痰，《本草纲目》称"酸、温、甘、无毒"，"疗呕哕反胃嘈杂，时吐清水，痰癖，痰疟，大肠闭塞，妇人乳痈"。与白糖腌渍，可起清肝明目、健脾和胃之功。

### （五）瘀血阻窍

**1. 症状**　头晕或头痛，兼见健忘、失眠、心悸，精神不振，耳鸣耳聋，面唇紫暗，舌暗有瘀斑，脉涩或细涩。

**2. 食养原则**　活血祛瘀。

**3. 推荐食物**　桃仁、红花、山楂、红糖、玫瑰花、月季花等。

**4. 饮食宜忌**　饮食宜苦凉甘淡，爽口，忌油腻、生冷，以及酒、咖啡、浓茶等刺激性食物和饮料。

**5. 应用举例**

（1）月季花茶（《泉州本草》）

【组成】鲜月季花 20g。

【制法与用法】将鲜月季花剥瓣，入盐水中反复清洗、沥干，放入茶杯中，以沸水冲泡，10～15 分钟即可。代茶饮。

【功效】活血化瘀，通经活络。

【适宜人群】瘀血质、痰湿质者。

【方解】月季花具有活血调经、疏肝解郁、消肿解毒之功效，适用于月经不调、痛经等。《本草纲目》："活血，消肿，敷毒。"《泉州本草》："通经活血化瘀，清肠胃湿热，泻肺火，止咳，止血止痛，消痈毒。"

（2）加味桃仁粥（《食医心鉴》）

【组成】桃仁 21 枚（去皮尖），生地黄 30g，粳米 100g，生姜适量，桂心末 10g。

【制法与用法】桃仁、生地黄、生姜用 50L 清水浸泡，绞取汁备用，砂锅加水适量煮粳米成粥，加入备好的汁液，稍煮，调入桂心末即成。佐餐服食。

【功效】活血祛瘀，滋阴清热。

【适宜人群】痰湿质、瘀血质者。

【方解】桃仁性甘平、味苦，入肺、肝、大肠经，有破血行瘀、润燥滑肠的功效；生地甘寒，归心、肝、肾经，有清热凉血、养阴生津的作用；粳米味甘，性平，专补脾胃；生姜辛、微温，归肺、脾、胃经，有发汗解表、温中止呕、温肺止咳、解鱼蟹毒、解药毒之功；加入散寒止痛、温通经脉的桂心末，五药合用，共奏活血祛瘀、滋阴清热、清肝明目、健脾和胃之功。

扫一扫，看课件

# 第五节　超重状态人群饮食养生

超重与肥胖目前在全世界成流行趋势，其中超重状态与高血压、糖尿病、血脂异常等危险因素聚集具有明显相关性。2015 年发布的《中国居民营养与慢性病状况报告》中指出，我国 18 岁及以上成人超重率为 30.1%，比 2002 年上升了 7.3 个百分点，因此对于超重人群进行干预，防止超重人群进一步进展为肥胖症及罹患其他相关疾病，是疾病预防的重要任务。身体质量指数（BMI）介于 24.0～27.9kg/m² 之间的人群为超重状态人群；男性腰围介于 80～85cm 之间，女性腰围介于 75～80cm 之间者为超重；男性体脂率介于 25%～30%，女性体脂率介于 30%～35% 属超重。超重状态发生与遗传因素、社会环境因素（包括进食过量、体力活动过少、不良生活方式、社会因素等）、心理因素有关。超重状态可诱发多种疾病，如 2 型糖尿病、高血压、冠心病、脂肪肝、睡眠呼吸问题、某些癌症（肝癌、肾癌、乳腺癌等）等。轻度超重者可无自觉症状，重度超重者常有头痛头晕、动作迟缓、疲倦乏力、多汗气短、不耐高温、腰背及下肢疼痛、腹胀便秘，甚或情绪压抑、性功能减退等。常见体质有痰湿质、气虚质、阳虚质、血瘀质等。

NOTE

## 一、病因病机

先天禀赋、饮食不节、久卧久坐、年老体弱、情志所伤，均可导致脾胃虚损，气虚阳微，津液的生成、输布和排泄失常，凝聚成痰，痰湿弥漫周身而导致超重。元代朱丹溪首次提出"肥白人多痰湿"的观点，明代张景岳提出"肥人多有气虚之证"。

## 二、食养原则

1.总的原则宜益气健脾、化痰祛湿，根据人群体质辨证食养。气虚质者宜食用健脾益气食物，忌肥甘厚腻、苦寒生冷、破气耗气之品；阳虚质者宜食用温补阳气食物，忌生冷苦寒之品；痰湿质者宜食用健脾利湿、化痰祛湿食物，宜甘淡、清淡食物，忌膏粱厚味之品；瘀血质者宜食用活血化瘀、行气散结食物，忌食寒凉、收涩之品；其他体质或兼夹体质者，根据具体情况进行食养选择。

2.加强饮食指导。除了加强运动，必须减少总摄入量；减少食品和饮料中能量的摄入；避免餐间零食；避免睡前进餐；避免暴饮暴食，饮食规律。能量限制应该考虑个体化原则，兼顾营养需求、体力活动强度及原有饮食习惯。

3.平衡营养饮食，提倡以蔬菜瓜果为主，米饭面食为辅。蔬菜类，夏秋两季多吃南瓜、冬瓜、茄子、四季豆、豆芽、大蒜、蘑菇、西红柿、韭菜、小白菜等；冬春两季多吃白萝卜、胡萝卜、青菜、莴笋、菠菜、芹菜、花菜、白菜等。少吃或不吃牛乳、羊肉、鹅肉、猪蹄及动物内脏。同时，应适当补充富含蛋白质的食物，如猪瘦肉、鸡蛋、鱼类、黄豆及豆制品等。饮食中适量增加植物粗纤维，如麦麸、果胶、麦糟、甜菜屑等，可降低血脂及减少糖的吸收，通利大便，减少钠及水的滞留。保证足够的维生素和矿物质，蔬菜、水果富含维生素和膳食纤维，可增加饱腹感，可适量多食。

## 三、推荐食材

葛根、蒲公英、桑叶、山楂、决明子、山药、紫苏、荷叶、莱菔子、薏苡仁、红曲等，可辅助降血脂。

## 四、辨证食养

### （一）胃热滞脾

**1.症状**　形体肥胖，脘腹胀满，面色红润，心烦头昏，口干口苦，胃脘灼痛嘈杂，得食则缓，舌红苔黄腻，脉弦滑。

**2.食养原则**　清胃泻火。

**3.推荐食物**　白菜、圆白菜、芹菜、莴苣、竹笋、莼菜、莲藕、苦瓜、马齿苋、马兰头、荸荠、鸭梨等。

**4.饮食宜忌**　饮食宜软烂，以养脾胃。以清淡为主，少食甜腻冰冷之物。

**5.应用举例**

（1）苦瓜炒肉　见"第十一章 病前状态人群饮食养生 第二节 糖尿病高危人群饮食养生"。

（2）赤豆连翘汤（《伤寒论》）

【组成】赤小豆 30g，连翘心 10g。

【制法与用法】连翘洗净、用纱布包好，与赤小豆加水煎汤，约 30 分钟，去药包饮用。

【功效】清胃除热。

【适宜人群】阴虚质、瘀血质、湿热质者。

【方解】《本草新编》云赤小豆"味辛、甘、酸，气温而平，阴中之阳，无毒。入脾经。下水，治黄烂疮，解酒醉，燥湿浸手足肿大"。《中国药典》载连翘可"清热解毒，消肿散结"。两者同用煎汤，清热祛湿，泻火和胃。

【注意事项】脾虚者适当减量进食。

（二）痰湿内盛

**1. 症状** 形体肥胖，腹部肥满，面部皮肤油脂较多，多汗且黏，胸闷，痰多，口黏腻或甜，喜食肥甘甜黏，舌苔腻，脉滑。

**2. 食养原则** 祛湿化痰，健脾助运。

**3. 推荐食物** 薏苡仁、冬瓜、茯苓等。

**4. 饮食宜忌** 不宜过食寒凉生冷之品，如寒凉水果、冷饮等。

**5. 应用举例**

（1）山药薏米燕麦粥（《家庭中医食疗法》）

【组成】山药 30g，薏米 30g，燕麦 10g，调味盐适量。

【制法与用法】将山药洗净，切 5～8cm 小段，薏米、燕麦洗净，一起放入锅中，加 500mL 水。武火煮沸后，改文火 20～30 分钟，煮浓稠后盛放入碗中，待温，即可食用。

【功效】健脾化湿。

【适宜人群】阳虚质、痰湿质、湿热质、气虚质者。

【方解】山药性甘，味平，归脾、肺、肾经，补中益气，健脾益胃，用于脾胃气虚、体倦乏力，头晕者。薏米味甘、淡，入脾、肺、肾经，利水除湿，健脾益胃，用于脾胃虚弱之老人、产妇、儿童。燕麦性味甘平，能益脾养心、敛汗，用于气虚导致的自汗、盗汗等多汗、易汗者。

【注意事项】脾虚甚者，薏米宜炒用。

（2）白茯苓粥 见"第六章 因时饮食养生 第三节 长夏饮食养生"。

（三）脾虚不运

**1. 症状** 肥胖臃肿，神疲乏力，身体困重，胸闷脘胀，四肢轻度浮肿，晨轻暮重，劳累后明显，饮食如常或偏少，既往多有暴饮暴食史，小便不利，便溏或便秘，舌淡胖，边有齿印，苔薄，脉濡缓。

**2. 食养原则** 健脾化湿。

**3. 推荐食物** 扁豆、蚕豆、豌豆、赤小豆、绿豆、黄豆芽、绿豆芽、玉米、冬瓜、冬瓜皮、黄瓜、黄瓜皮、西瓜、西瓜皮、白菜、鲤鱼等。

**4. 饮食宜忌** 饮食应以清淡、易于消化之物为主。

**5. 应用举例**

（1）山楂麦芽粥（《中国食疗大全》）

【组成】山楂 10g，麦芽 10g，谷芽 10g，粳米 50g。

【制法与用法】先将山楂、麦芽、谷芽洗净，加水 500mL，煎后取汁，与粳米煮粥食。

【功效】健运脾胃。

【适宜人群】痰湿质、气虚质者。

【方解】山楂、麦芽、谷芽均为健脾开胃之品，三者同用煮粥，可健运脾胃，消食化滞，对于脾失健运者可增加食欲，加强吸收功能。

【注意事项】胃溃疡及胃酸分泌过度者应减少山楂用量。

（2）期颐饼（《医学衷中参西录》）

【组成】生芡实 180g，鸡内金 90g，白面粉 200g，适量咸盐。

【制法与用法】先将芡实用水淘去浮皮，晒干，研细末，过箩备用；再将鸡内金洗净晾干，研细末，过箩。将芡实细粉和鸡内金细粉与面粉加水拌匀，可加少量咸盐制薄饼，热锅烙至两面发黄。

【功效】健运脾胃。

【适宜人群】阳虚质、瘀血质、气虚质、气郁质者。

【方解】《本草经百种录》言芡实："甘淡，得土之正味，乃脾肾之药也。"《滇南本草》言鸡内金可"宽中健脾，消食磨胃"。这两者共用可增强健运脾胃之功。

**（四）脾肾阳虚**

**1. 症状** 形体肥胖，颜面虚浮，神疲嗜卧，下肢浮肿，尿昼少夜频，舌淡胖。

**2. 食养原则** 温补脾肾。

**3. 推荐食物** 豇豆、刀豆、枸杞子、虾仁、羊乳、牛乳、羊瘦肉、狗瘦肉、雀肉、胡桃仁等。

【饮食宜忌】饮食应以清淡为主，少食助热之物。

【应用举例】

（1）虾仁炒黄瓜（《粤菜大全》）

【组成】虾仁 300g，黄瓜 500g，蛋清、藕粉、麻油、黄酒、葱花、调味盐适量。

【制法与用法】虾仁洗净，加入黄酒、盐、蛋清、藕粉拌匀；黄瓜洗净，去瓤切条。先将虾仁炒熟起锅，再将黄瓜炒熟，加入虾仁炒匀，加麻油即成。

【功效】温补脾肾。

【适宜人群】阳虚质、血虚质、气虚质者。

【方解】《中药大辞典》言虾可"补肾壮阳，通乳，托毒"。《本草求真》载黄瓜"性味甘寒，服此除热利水"。虾仁炒黄瓜，温阳益气而不燥烈，适合脾肾阳虚者食用。

（2）豆腐木耳汤（《家庭中医食疗法》）

【组成】豆腐 250g，黑木耳 20g，食用盐适量。

【制法及用法】豆腐切块，黑木耳洗净切丝，加水煮约 10 分钟后加入豆腐，煮约 3 分钟即可食用。

【功效】健脾益肾。